U0382519

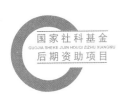

国家社科基金
后期资助项目
GUOJIA SHEKE JIJIN HOUQI ZIZHU XIANGMU

大规模应急医用物资
配置策略及其优化研究

The Scheduling Strategy and
Optimization Method for Large-scale Medical
Materials Allocation under Emergency Environment

叶 永 赵林度 庞海云 逯长翔 庄彦清 著

中国社会科学出版社

图书在版编目(CIP)数据

大规模应急医用物资配置策略及其优化研究/叶永等著. —北京：
中国社会科学出版社，2022.12
ISBN 978 - 7 - 5227 - 1097 - 6

Ⅰ.①大… Ⅱ.①叶… Ⅲ.①医疗卫生服务—资源配置—研究—
中国 Ⅳ.①R199.2

中国版本图书馆 CIP 数据核字(2022)第 236204 号

出 版 人	赵剑英
责任编辑	王 曦
责任校对	殷文静
责任印制	李寡寡

出 版	中国社会科学出版社
社 址	北京鼓楼西大街甲 158 号
邮 编	100720
网 址	http://www.csspw.cn
发 行 部	010 - 84083685
门 市 部	010 - 84029450
经 销	新华书店及其他书店

印 刷	北京君升印刷有限公司
装 订	廊坊市广阳区广增装订厂
版 次	2022 年 12 月第 1 版
印 次	2022 年 12 月第 1 次印刷

开 本	710×1000 1/16
印 张	15.75
插 页	2
字 数	282 千字
定 价	85.00 元

国家社科基金后期资助项目

出 版 说 明

后期资助项目是国家社科基金设立的一类重要项目，旨在鼓励广大社科研究者潜心治学，支持基础研究多出优秀成果。它是经过严格评审，从接近完成的科研成果中遴选立项的。为扩大后期资助项目的影响，更好地推动学术发展，促进成果转化，全国哲学社会科学规划办公室按照"统一设计、统一标识、统一版式、形成系列"的总体要求，组织出版国家社科基金后期资助项目成果。

全国哲学社会科学规划办公室

序

郁建兴

在人类历史长河中，地震、海啸等重大自然灾害，鼠疫、新冠疫情等重大突发公共卫生事件，始终如影随形，让人类付出了沉重代价。如今，人类在重大突发公共事件应对方面已取得巨大进展，但仍面临严峻挑战。重大突发公共事件发生后，灾区对药品、粮食、帐篷等物资的需求在短时间内激增。应急医用物资，特别是消毒、抗感染、麻醉、止血、医用防护服、医用外科口罩、医疗器械等物资的短缺或延迟供应，会造成灾民或患者伤病得不到及时医治的严重后果。比如，在 2006 年印度尼西亚大地震中出现了病患因药品短缺而病亡的案例。面对重大突发公共事件，采取科学合理的应急医用物资配置策略，确保医用物资不被挤兑，是成功应对重大突发公共事件的必然选择。

目前关于应急物流的研究已比较丰富，包括对应急物资储备选址、应急物资配置和应急物资配送路径选址等的研究。然而，相对一般应急物资，应急医用物资有"量少意大"的特点，其配置具有更强的时间紧迫性等特征。基于应急医用物资在重大突发公共事件应对中的关键性、特殊性、重要性，我们需要对大规模应急医用物资配置问题进行专门研究。同时，应考虑重大突发公共事件发展态势不确定、物资有限、信息不充分等特点，我们需要系统研究大规模应急医用物资的配置策略及其优化方法，以在重大突发公共事件应对中制定出最优的配置方案。

叶永博士于 2014 年毕业于浙江大学，一直从事应急管理研究，他应用随机规划、贝叶斯决策和模糊数学等理论和方法，致力于解决面向突发公共事件的不确定环境下的科学决策问题。目前，叶永博士主持完成了 2 项应急管理相关的国家级项目、6 项省部级项目，并在国内外重要期刊发表相关论文 30 余篇。2020 年，叶永博士专著《大规模应急医用物资配置策略及其优化研究》，获得了国家社会科学基金后期资助重点项目立项，我很高兴看到这部专著的出版。

本书针对重大突发公共事件发生后的大规模应急医用物资配置问题，开展配置策略及其优化方法研究，全书共分为四篇：策略的提出篇、策略的优化篇、策略的应用篇和策略的启示篇。其中，策略的提出篇，主要是在对研究背景、国内外研究现状进行分析的基础上，提出大规模应急医用物资配置的关键问题和优化策略。策略的优化篇，主要是针对风险均衡、多阶段协同、全球多方供应协同三大配置策略和政企能力期权合作下的联合储备策略，建立具体的优化模型。策略的应用篇，主要是以重大突发公共卫生事件为背景，应用第二篇所建立的优化决策模型，进行救治物资和防护物资配置和储备的应用仿真分析，并开展策略应用的实证研究。策略的启示篇，总结了提高重大突发公共事件大规模应急医用物资配置能力的管理启示，并提出了健全统一的重大突发公共事件大规模应急医用物资配置体系的对策建议。

作为一名公共管理学者，我多年来以医疗卫生服务体制改革为重要研究方向，担任浙江大学应急管理学科负责人之一。在已有研究中，我多关注重大突发公共卫生事件应对中的信息机制、决策机制、执行机制、政策工具整合等议题，较少关注应急医用物资配置等议题。蒙叶永博士厚爱，让我先睹为快读到这部著作，我也因此大大拓展了关于重大突发公共卫生事件应对的知识和理解。本书是国内外为数不多的关于大规模应急医用物资配置问题研究的著作，与同类书籍相比，本书突出了重大突发公共事件特别是重大突发公共卫生事件发生后大规模应急医用物资配置问题，针对决策信息不完备、需求时变、供需适配、配置风险均衡、多阶段协同和全球多方供应协同等，提出并量化界定了供需适配效用损失的贝叶斯风险，并以此建立了组群信息刷新下的配置策略优化方法，该方法综合应用了历史信息和样本信息，实现了配置方案的实时动态更新。同时，本书建立的优化决策方法，可以为国家应急资源管理平台提供"供需匹配""仓储优化""智能决策"的新思路和具体量化方法，提高应急物资保障水平。不仅如此，本书还提出了健全我国重大突发公共事件大规模应急医用物资配置体系的对策建议，亦可供应急管理部等职能部门参考。我非常乐意向读者推荐叶永博士的这部著作，衷心期待这部著作对于应急管理理论、学科以及公共政策发展做出贡献！

2022 年 11 月 28 日于杭州

（郁建兴，浙江工商大学党委书记、校长，浙江大学社会治理研究院院长）

目　　录

第一篇　策略的提出

第二篇　策略的优化

第三篇　策略的应用

第四篇　策略的启示

第一篇

策略的提出

本篇主要采取定性研究的方法，提出重大突发公共事件大规模应急医用物资的三个优化配置策略和一个储备策略。全篇包括第一、第二、第三章。首先，根据国务院发布的《国家突发公共事件总体应急预案》中关于突发公共事件的分类，以及本书的研究主体，对人类历史上的一些重大突发公共事件进行简述，并在此基础上简述应急医用物资优化配置的重要意义。其次，对应急物流研究和一些优化方法在应急物流领域的国内外研究现状进行分析。最后，从决策信息的不完备性、需求的时变性、供需的适配性、配置风险的均衡性、多阶段间的协同性、全球多供应方的协同性和物资产能储备等出发，分析不确定环境下的应急医用物资优化配置问题。在此基础上，对重大突发公共事件发展态势感知及其信息刷新、供需适配效用损失及其量化界定、供应延迟时间损失及其量化界定，以及两种损失的贝叶斯风险表达等进行分析。进而提出突发公共事件大规模应急医用物资的风险均衡配置策略、多阶段协同配置策略、全球多方协同配置策略，以及政府—企业能力期权合作的应急医用物资联合储备策略。

第一章 绪论

在人类漫长的历史长河中，重大突发公共事件始终如影随形，深刻困扰着人类的繁衍和健康。从人类记录最早的大禹治水，到中世纪的黑死病，再到现代的大规模地震、重大突发公共卫生事件，人类付出了沉重的代价。虽然，随着科技和医疗水平不断提升，以及大规模应急医疗物资的快速配送能力的不断提高，人类在突发公共事件处理中已取得了巨大成就，并将天花等曾经肆虐地球的恐怖病毒消灭；但是，重大突发公共事件由于其突发性以及重大性，一直威胁着人类的生命健康和财产安全。本章将从人类历史上发生的重大突发公共事件概述出发，阐明重大突发公共事件大规模应急医用物资配置策略及其优化的重要意义，进而简述本书的相关研究内容和结构。

第一节 人类历史上的重大突发公共事件

2006 年 1 月国务院颁布的《国家突发公共事件总体应急预案》指出，根据突发公共事件的发生过程、性质和机理，突发公共事件主要分为以下四类：公共卫生事件、自然灾害、事故灾难和社会安全事件。从历史来看，公共卫生事件和自然灾害的影响较大，而事故灾难和社会安全事件的影响相对较小。鉴于本书着重研究大规模应急医用需求物资的配置问题，因此本书着重阐述重大公共卫生事件和地震等重大自然灾害。特别的，近年来，重大突发公共卫生事件一旦发生，对应急医用物资的需求特别大也特别关键，因此，本书将着重研究重大突发公共卫生事件下的大规模应急医用物资配置问题。

一 重大突发公共卫生事件

在人类的历史进程中，疾病谱在不断地发展变化，在不同的疾病谱的状态下或者是不同时期，人类对于传染病的认识及应对方式是完全不同的，因此，所造成的结果也不一样。根据人类与重大突发公共卫生事件对抗的主观能动性，大致可以分成三个时期：第一个时期为被动承受期（19世纪之前），第二个时期为主动承受期（19世纪初到20世纪80年代），第三个时期为主动防治期（20世纪80年代至今）。

首先，被动承受期。19世纪以前，人类对传染病的影响基本处于被动承受的局面。人们缺乏对于传染病的认识，没有行之有效的方式来应对突如其来的灾难，大多都会任由传染病传播，并在很多年内反复流行、暴发，所造成的结果非常惨烈，甚至在某种程度上影响了一个国家或者文明的历史进程。

第一个重大突发公共卫生事件是公元前430年至公元前427年在雅典暴发的瘟疫，这场瘟疫使得大概1/4的军队人员死亡，城邦人口死亡也几乎达到了1/4，雅典执政官伯利克里也染疫而亡（张大庆，2020）。当时的人们对于传染病基本是束手无策（张大庆，2020）。第二个重大突发公共卫生事件是古罗马"安东尼瘟疫"，发生在公元2世纪中期（164—180年），估计总死亡人数高达500万（张大庆，2020）。之后由于瘟疫反复暴发以及人口数量的下降，导致强盛的罗马帝国遭受重击。第三个重大突发公共卫生事件是拜占庭"查士丁尼瘟疫"，发生在541—542年，致使大约1/4的罗马人在这场突如其来的瘟疫中病死（刘榕榕等，2012）。人们对于瘟疫的强烈的恐惧心理使得对宗教和生活的观念发生了改变（陈志强，2008）。第四个重大突发公共卫生事件是欧洲黑死病。"黑死病"是现代历史学家给予14世纪中叶那场肆虐亚洲部分地区、中东、北非和欧洲的鼠疫大流行的名称。这场由中亚席卷而来的传染病从近东到地中海再到北欧，影响了整个欧洲（张大庆，2020）。黑死病的到来，引发了欧洲宗教、政治、经济、社会结构等一系列危机，人们开始对宗教重新审视与思考（李荷，2004）。第五个重大突发公共卫生事件是欧洲人带给美洲的瘟疫。这场瘟疫使得美洲印第安人人口受到极大的打击。哥伦布抵达美洲之前，印第安人人口为5000万至1亿，16—18世纪欧洲殖民者将天花、麻疹、伤寒、鼠疫等传染病带入美洲，导致90%的美洲印第安人死亡，人口骤减至几百万（孙文轩，2020）。

其次，主动承受期。从19世纪初到20世纪80年代，人类对传染病的认识逐渐增多，并从被动承受逐渐转变为主动承受。经过很长一段时间，人们逐渐认识到了传染病的危害，了解到很多疾病的原因。随着公共卫生的建立以及现代医学技术的进步等，人类有了一系列应对传染病的措施，传染病开始得到控制，不再是威胁人类健康的头号因素。同时，非传染病、慢性病、退行性病增加。在 19 世纪下半期，人们认识到很多传染病的来源是病原生物体，提出"病因—环境—宿主"模式，成为传染病防治的科学基础。

在这个时期，最先开始的重大突发公共卫生事件是 19 世纪的霍乱。霍乱共有 7 次全球性的大流行，其中有 6 次是在 19 世纪，因此也被称为"19 世纪的世界病"。多次的霍乱大流行所造成的损失是难以计算的，仅印度死亡人数就超过了 3800 万人（毛利霞，2016）。第二个重大突发公共卫生事件就是第三次鼠疫大流行（19 世纪 90 年代至 20 世纪 50 年代）。在当时造成的死亡人数在中国和印度就超过 1200 万人（孟庆云，2003）。值得一提的是其中发生于 1910 年的流行鼠疫对中国现代医学产生了很重要的影响，奠定了中国公共卫生的基础，促使中国初步建立了现代防疫体系。第三个重大突发公共卫生事件是在 1918 年爆发的甲型流感病毒 H1N1，是人类历史上迄今为止造成灾难最大的一次流感，席卷了全球，史称"西班牙流感"。"西班牙流感"第一拨在 1918 年 3 月暴发于欧洲和美国（李秉忠，2010），然后被传播到亚洲和非洲。第二拨在 1918 年 8 月，与第一拨相比死亡率增加了 10 倍。高死亡率发生在青壮年身上，这一点非同寻常，因为一般疾病的攻击对象往往是老人和孩子。值得注意的是，1918 年西班牙流感造成全世界死亡人数在 5 千万到 1 亿之间。天花病毒是人类遇到的最古老、死亡率最高的病毒之一。19 世纪末，英国免疫学家琴娜发明了"牛痘"，人类开始广泛地接种天花疫苗。经过一百多年的努力，终于在 1980 年宣布消灭了天花病毒。

最后，主动防治期。20 世纪 80 年代开始，人类科技水平不断提升，人类逐步对传染病疫情进行主动监控、干预、防治，标志着人类与传染病的抗争进入主动防治阶段。在这个时期，人类已经掌握了丰富的传染病相关知识，开始主动对重大传染病的发生发展采取相关策略。在该时期，虽然慢性病、退行性病、老年病变成疾病主流，但也出现了一些重大新发传染病。

第一个重大传染病是 SARS，2002 年 11 月到 2003 年 8 月 5 日，29 个国家报告临床诊断病例 8422 例，死亡 916 例。报告病例的平均死亡率为 9.3%。2003 年 4 月 16 日，WHO 宣布，一种新型冠状病毒是 SARS 的病原，并将其命名为 SARS 冠状病毒。该病毒很可能来源于动物，由于外界环境的改变和病毒适应性的增加而跨越种系屏障传染给人类，并实现了人与人之间的传播。到了 2003 年 7 月下旬，已经不再有新增 SARS 病例，

WHO 宣布全球 SARS 疫情已经结束。第二个重大传染病是中东呼吸症候群（Mers），Mers 于 2012 年在中东地区首次暴发，大部分病例集中在阿拉伯半岛地区。Mers 也是属于冠状病毒，其病毒传染途径是从骆驼传染给人类。在 2015 年 5 月，韩国首尔出现首例境外移入个案，至 2015 年 6 月，在韩国遭到 Mers 感染的患者已经超过百例。据 WHO 网站公布的数据，截至 2015 年 6 月 6 日，Mers 患者分布在全世界 25 个国家，主要流行国家为沙特阿拉伯、阿拉伯联合酋长国、约旦、卡塔尔、伊朗等中东（西亚）地区以及东亚的韩国，全球有 1190 名患者，其中有 444 人死亡（死亡率 37.3%）。

二 地震等重大自然灾害

自然灾害主要包括地震灾害、水旱灾害、气象灾害、地质灾害、海洋灾害、生物灾害和森林草原火灾等。2021 年我国发生的各种自然灾害共造成 1.07 亿人次受灾，因灾死亡/失踪 867 人，紧急转移安置 573.8 万人次；倒塌房屋 16.2 万间，不同程度损坏房屋 198.1 万间；农作物受灾面积 11739 千公顷；直接经济损失 3340.2 亿元。

我国是大陆地震最频繁、地震灾害最严重的国家之一，世界上约 35% 的 7 级以上大陆地震发生在我国。据中国地震台网统计，1949 年 10 月 1 日至 2016 年 1 月 25 日，我国共发生 5 级以上地震 4210 次；其中在一次地震中死亡人数过百人的有 17 次，过千人的有 9 次，过万人的有 3 次。另外，仅 2021 年，我国大陆地区共发生 5 级以上地震 20 次，主要集中在新疆、西藏、青海、云南、四川等西部地区，该年地震灾害共造成 14 省（区、市）58.5 万人受灾，9 人死亡，6.4 万间房屋倒塌和严重损坏，直接经济损失约 106.5 亿元。可见，我国防震减灾工作仍然十分艰巨。

1976 年 7 月 28 日在我国河北省唐山市丰南区一带突然发生里氏 7.8 级强烈地震——唐山大地震，民用建筑中有 656136 间倒塌和受到严重破坏，损毁率达到 96% 以上，并造成了 24 万多人死亡，16 万多人重伤，4000 余孩子成为孤儿，直接经济损失达 30 亿元以上。地震发生在城市集中、工业发达的京、津、唐地区，震级大，灾害严重。党中央、国务院决定实施国家级救灾，成立了各级指挥部，以解放军为主体对口支援，有组织地进行自救、互救活动。十余万解放军官兵紧急奔赴灾区救援；全国各地 5 万名医护人员和干部群众紧急集中，救死扶伤和运送救灾物资；危重伤员由专机、专列紧急疏散到 11 个省（市、区）治疗。在危机后关键的第一周，许多人因缺乏医疗而死亡。地震时正值盛夏，天气炎热，阴雨连绵，疫情严峻，唐山防疫工作采取突击治疗、控制疫病传染源、改善环境、消除病菌传染媒介、预防接种等极大提高人员抵抗力的综合措施，实行军民结合、专群结合、土洋并举的办法，把疫病消灭在发生之前，从而创造了灾后无疫的人间奇迹（阎丽，2020）。

世界其他国家和地区也曾发生很多触目惊心的大地震。比如，1960年5月22日，在智利西海岸发生了世界地震史上罕见的大地震——智利大地震，又称为瓦尔迪维亚大地震，是观测史上记录到的规模最大的地震，其矩震级为9.5级。该国连续遭受数次地震袭击，地震期间，造成智利2万人死亡。与此同时，这次地震还引起了巨大的海啸，智利沿海建筑物大部分被海浪卷走，破坏房屋16万栋。海啸以每小时600千米至700千米的波速扫过太平洋，到达太平洋彼岸的日本列岛时波高最高达到8.1米。数百名日本人被突如其来的波涛卷入大海，几千所住宅被冲走、冲毁，2万多亩良田被淹没，15万人无家可归，港口、码头设施多数被毁坏。海啸还波及太平洋沿岸的俄罗斯以及菲律宾群岛等地。地震过后，从智利首都圣地亚哥到蒙特港沿岸的城镇、码头、公用及民用建筑或沉入海底，或被海浪卷入大海，仅智利境内就有5700人遇难。地震后48小时引起普惠山火山爆发。地震形成的海浪15小时后高达10米，袭击了夏威夷群岛（龙吉泽，2013）。

2011年3月11日在日本宫城县以东太平洋海域发生强烈地震——东日本大地震。此次地震的矩震级达到9.0级，为历史第五大地震。震中距仙台约130千米，震源深度20千米。此次地震引发的巨大海啸对日本东北部岩手县、宫城县、福岛县等地造成毁灭性破坏，导致15900人死亡，2523人失踪。世界银行估计的经济损失为2350亿美元，是历史上损失最大的自然灾害（Kim，2011）。地震引发福岛第一核电站核泄漏，随后1号机组发生氢气爆炸。日本政府把福岛第一核电站人员疏散范围由原来的方圆10千米上调至方圆20千米，把第二核电站附近疏散范围由3千米提升至10千米。国际原子能机构表示日本从两座核电站附近转移17万人。Diavino（2011）表示福岛灾难没有切尔诺贝利灾难严重，但比三里岛事故严重。地震还破坏了日本的交通网络。服务于日本北部的东北高速公路的许多路段遭到破坏，直到2011年3月24日，高速公路才重新向公众开放。东京的所有铁路服务都暂停了，估计有20000人滞留在全市的主要车站（Chu and Sakamaki，2011）。

第二节　大规模应急医用物资配置策略研究的意义

一　大规模应急医用物资配置的实践意义

从近年来发生的一些重大突发公共事件来看，如何建立更完善的大规模应急医用物资配置体系仍然是急需解决的现实问题。特别是在重大突发公共卫生事件中，保障充足的应急医用物资供应，对灾民和患者救治极其关键。本书关于重大突发公共事件大规模应急医用物资配置策略及其优化的研究在实际应用方面的主要贡献在于：构建可供应用系统研发的重大突发公共事件大规模应急医用物资配置策略及其优化模型，以及提出健全重大突发公共事件大规模应急医用物资配置体系的对策建议这两个方面。

（1）从重大突发公共事件大规模应急医用物资配置的七个关键问题出发，提出三个优化配置策略和一个联合储备策略。首先，针对应急医用物资需求激增、供应不足等问题，提出大规模应急医用物资的风险均衡配置策略，并构建需求时变下、均衡配置策略的多目标随机规划模型。其次，针对应急医用物资多阶段协同配置等问题，提出大规模应急医用物资的多阶段协同配置策略，并构建多阶段协同配置策略的协同共享优化模型。再次，针对应急医用物资的全球多方供应协同等问题，提出大规模应急医用物资的全球多方供应协同配置策略，并构建全球多方供应协同的时间—空间一体化配置模型。最后，根据实物储备与产能储备问题，提出了政府—企业能力期权合作的应急医用物资联合储备策略，并应用能力期权契约和博弈论，建立该储备策略的优化模型，对最优储备量、期望成本和合作条件等方面的内容进行分析。

（2）从某地区发生重大突发公共卫生事件，对该地区救治物资的配置问题进行应用仿真研究和优化配置策略应用的实证研究出发，总结提高重大突发公共事件大规模应急医用物资优化配置能力的管理启示和健全重大突发公共事件大规模应急医用物资配置体系的对策建议。为了进一步验证相关策略及其优化模型的科学性、可靠性和实用性，在应用仿真分析的基础上，应用仿真数据，以某些重要救治物资和防护物资为对象，应用本书提出的配置策略及其优化模型进行仿真分析，求得具体物资的配置策略和动态优化方案。然后应用分析结果，以重大突发公共事件相关物资的供需匹配程度、是否被挤兑、效用发挥程度和公平程度为标准，设计调查问卷，对相关工作人员进行访谈和调研。进而应用搜集的数据进行假说建立和实证分析，并应用 PLS 进行验证分析，证明实证分析结果的合理性。进而总结提升重大突发公共事件大规模应急医用物资配置能力的管理启示，提出健全重大突发公共事件大规模应急医用物资配置体系的对策建议，供相关部门在开展相关工作时参考。

二　大规模应急医用物资配置的理论意义

纵观历史上发生的重大突发公共事件，无论是公元前的雅典瘟疫，还是中世纪的黑死病，或是 21 世纪发生的东日本大地震等，其发生发展是一个充满不确定性的过程。其不确定性给重大突发公共事件的大规模应急医用物资配置带来了巨大的挑战。针对如何根据重大突发公共事件发展情况和预测结果等信息，做出最优应急医用物资配置的研究目前还非常少。本书在分析重大突发公共事件大规模应急医用物资配置研究现状、核心问题和优化配置策略的基础上，综合采用 Bayes 组群信息刷新、多目标随机规划、期权契约和 PLS 等技术、理论和方法，构建优化配置策略的决策模型和实证分析模型，以实现配置策略优化和实践应用的目标。在理论上的贡献主要在于：深化并拓展了重大突发公共事件大规模应急医用物资配置研究的范畴，以及扩展了 Bayes 组群信息刷新、随机规划、期权契约等理论和方法在该领域的应用和发展。

（1）随着全球经济技术合作的不断发展，重大突发公共事件呈现范围更广、影响更大、不确定因素更多等新特点和困难。因此，本书应用 Bayes 组群信息刷新技术等，提出了一套包含配置风险均衡、多阶段协同、多方供应协同等内容的重大突发公共事件大规模应急医用物资优化配置新策略，并构建应急医用物资均衡、多阶段协同和全球多方供应协同配置策略的决策模型，以解决全球经济一体化时代的重大突发公共事件大规模应急医用物资配置的新问题。深化并拓展了重大突发公共事件大规模应急医用物资配置研究的范畴。

（2）扩展了 Bayes 组群信息刷新、风险均衡、期权契约等相关理论和方法在该领域的应用和发展。考虑到不确定性和信息不充分性，本书引入 Bayes 组群信息刷新、多目标随机规划、期权契约和 PLS 等技术、理论和方法，构建了一套大规模应急医用物资配置策略优化新方法，这对进一步丰富和拓展传统的应急物资配置策略优化的理论和方法体系有一定的理论意义。同时，应急管理、流行病学和 Bayes 决策等相关理论和技术等都在日益发展，本书的研究需要综合运用这些理论和技术，反过来也可以进一步提升这些理论和技术在相关领域的应用和多学科交叉融合中的发展。

第三节　本书的主要内容与框架结构

一　本书的主要内容

本书从重大突发公共事件大规模应急医用物资配置实践中存在的七个核心问题出发，提出三个配置策略和一个储备策略，并构建相应策略的优化决策方法，以解决应急医用物资配置问题。在此基础上，以重大突发公共事件大规模应急医用物资配置为背景，对一些重要应急医用物资的配置问题进行仿真分析，验证相关配置策略和优化模型的科学可靠性，并得出可供相关部门参考、应用的科学配置策略、管理启示和对策建议。主要内容包括：

（1）重大突发公共事件大规模应急医用物资短缺的严重后果及科学配置的重要意义。在对人类历史上的重大突发公共事件进行概述的基础上，总结应急医用物资短缺可能造成更高的伤亡率、引起社会恐慌情绪、影响救灾的进程等严重后果。因此，重大突发公共事件大规模应急医用物资配置及其优化的研究，不仅可以为健全统一的应急医用物资保障体系提供科学可靠的配置策略和量化方法支撑，确定重要应急医用物资的储备方式和储备量等，更有利于丰富和扩展应急医用物资配置的理论方法，扩大流行病学、贝叶斯分析等相关理论在应急管理领域的应用，并促进这些理论在多学科交叉融合中的发展。

（2）重大突发公共事件大规模应急医用物资优化配置的核心问题和策略。在重大突发公共事件发生后，灾区对患者救治物资和医护人员防护物资的需求在短时间内爆发式增长，日常储备难以满足激增的需求。而且灾情的发生发展具有很大的不确定性，但是应用已有的地震预警系统、传染病直报系统等，可以对重大突发公共事件的发展演化态势进行感知。因此，如何根据感知的演化态势，建立科学的大规模应急医用物资配置体系是重大突发公共事件应对体系建设的重点内容之一。通过历史救灾实践经验总结和相关文献整理，重大突发公共事件大规模应急医用物资配置存在七大核心问题：决策信息不完备问题、需求时变问题、供需适配问题、配置风险均衡问题、多阶段协同配置问题、全球多方供应协同问题和实物储备与产能储备问题。在此基础上，本书提出了三大配置策略和一个储备策略：大规模应急医用物资的风险均衡配置策略、大规模应急医用物资的多阶段协同配置策略、大规模应急医用物资的全球多方协同配置策略、政府—企业能力期权合作的应急医用物资联合储备策略。力求通过不同的策略，切实解决重大突发公共事件发展不确定情况下的七大核心问题。

（3）重大突发公共事件感知信息刷新技术研究。针对灾情发生发展的不确定性问题，应用 Bayes 分析理论，构建不确定环境下组群信息刷新技术，实现配置策略方案的实时动态更新。在灾情发生发展过程中，可供制定应急医用物资优化配置策略的信息总是不完备的，这些信息包括地震强度、传染率、重症率、病死率、物资需求与供应等。本书通过统计分析提取影响配置策略优化的关键组群信息，并应用 Bayes 组群信息刷新技术，融合历史相关信息、灾情样本信息和预测信息，构建不确定环境下信息刷新的配置策略优化模型，使得通过相关模型制定的配置策略可以随着灾情演化而实时动态更新，实现大规模应急医用物资的优化配置。

（4）大规模应急医用物资的风险均衡配置策略优化研究。在重大突发公共事件发生后，患者救治物资的短缺会造成病例病情恶化、ICU 病房等资源被挤兑的严重后果。本书针对应急医用物资需求时变和"量少意大，运输方便"的特点，以配置失误风险和不及时风险均衡为目标，建立确定环境下、不确定环境下和组群信息刷新下的风险均衡配置策略优化模型。同时，应用仿真数据，对患者救治物资的配置策略开展应用仿真分析，结果表明：不确定环境下信息刷新计算和两种配置风险的均衡可以提高物资配置的效用。

（5）大规模应急医用物资的多阶段协同配置策略优化决策方法。在一些应急医用物资的配置过程中，需要考虑整个应对期内多个阶段的协同共享问题。针对应急医用物资配置的长期多阶段协同等问题，提出多阶段协同的优化配置策略，并构建不确定环境下多阶段协同配置策略的后续共享优化模型。本书应用多目标随机规划理论等，定义由于供应与需求不匹配和供应延迟而导致的配置效用损失，并以两种损失最小为目标，建立确定环境下的优化决策方法、不确定环境信息刷新下的多阶段协同配置策略优化方法，应用仿真分析结果表明：在供应难以满足需求的情况下，应视不同需求点的长期供需情况，协同配置相关物资，以提高配置策略的协同鲁棒性。

（6）大规模应急医用物资的全球多方协同配置策略优化决策方法。首先，针对应急医用物资的全球多方供应协同配置等问题，提出全球多方供应协同的优化配置策略，并构建全球多方供应协同配置优化决策模型；然后应用 Bayes 决策理论等，构建信息刷新下的全球多方供应协同配置策略优化决策方法，以及多维信息刷新下的多阶段协同配置策略优化决策方法，应用分析结果表明：全球多方供应虽然可以缓解灾区的物资短缺问题，但若不能实现多方供应的协同，会降低物资配置效用；同时，还要注意应急医用物资的多阶段协同配置问题，避免后续阶段物资供应间断的风险。

（7）政府—企业能力期权合作下的大规模应急医用物资储备策略优化方法。面对重大突发公共事件发生发展的极大不确定性，如何在重大突发公共事件爆发前，储备适量的防疫医疗物资，既能满足潜在灾害应对需求，又能将成本控制在适当的范围，一直是管理实践和学术研究的重大挑战。针对该问题，本书就大规模应急医用物资的应急储备问题，提出基于能力期权契约的政府—企业联合储备的模式。在构建政府期望成本函数和企业期望利润函数的基础上，建立了有资金约束和无资金约束下的不同储备模型，并对不同条件下的最优储备问题进行比较分析，进而提炼影响政府决策的关键因素。最后，以 W 城市的医用防护物资 Z-1 储备为例，进行仿真分析，研究两种储备模型的期权价格和执行价格的取值范围，并针对重大突发公共事件发生的概率和缺货成本对模型的鲁棒性进行分析。研究表明，在应急医用物资储备问题中，政府和企业之间基于能力期权契约的合作，不仅可以降低政府的单位应急保障成本，还可以增加企业利润，并提高重大突发公共事件应对体系的保障能力和效率。

（8）重大突发公共事件大规模应急医用物资的应用仿真分析和应急医用物资配置策略优化应用的实证研究。为了进一步验证相关策略及其优化模型的科学性、可靠性和实用性，使用仿真数据，以患者救治物资和医护人员防护物资等为对象，应用本书提出的配置策略优化及其决策模型进行分析，求得具体物资的配置策略和动态优化方案。然后应用分析结果，采用技术接受模型为理论基础，设计调查问卷，对相关工作人员进行访谈和调研。通过应用搜集的数据进行假说的建立和实证分析，并开展结构效度与信度分析，证明实证分析结果的合理性。最后讨论本书所提出的重大突发公共事件大规模应急医用物资优化配置策略及其优化方法应用的前景。

（9）在仿真分析和实证研究的基础上，提出健全重大突发公共事件大规模应急医用物资配置体系的管理启示和对策建议。通过重大突发公共事件下大规模应急医用物资配置的应用仿真研究，以及重大突发公共事件大规模应急医用物资优化配置策略应用的实证研究，总结提高重大突发公共事件大规模应急医用物资配置能力的管理启示，提出健全重大突发公共事件大规模应急医用物资配置体系的对策建议，供相关部门在开展相关工作时参考。具体管理启示包括：精确量化方法可以提高配置策略的精准性、鲁棒性、协同性和科学性，配置失误损失与不及时配置损失的均衡是策略实施时间确定的重要指标，前后多阶段的供应协同可以提高配置策略应对未来不确定风险的能力，全球应急供应网络的构建可以加强配置策略的全球协同应对能力，政企联合产能储备模式可以提升应急物资保障能力和效率，实现双赢。具体对策建议包括：完善应急资源管理平台，优化关键应急物资生产调度体系，推进应急医用物资的全球多方供应网络建设，推行实物期权和产能期权的应急物资储备策略，开发重大突发公共事件大规模应急医用物资配置决策支持子系统，加强保障机制建设。

二　本书的框架结构

本书内容分为四个部分，第一部分：策略的提出，优化配置策略的提出；第二部分：策略的优化，配置策略优化决策方法的建立；第三部分：策略的应用，重大突发公共事件的应用仿真分析与实证研究的开展；第四部分：策略的启示，管理启示和对策建议的提出。

第一部分包括第一章、第二章和第三章，主要是对研究背景、现状、问题、配置等进行探讨，其中问题部分在分析历史传染病和相关文献的基础上，总结重大突发公共事件发生发展的不确定性和组群信息的动态更新方法，进而分析大规模应急医用物资配置存在的七大核心问题：需求时变问题、供需适配问题、风险均衡问题、多阶段协同配置问题、全球多方供应网络协同问题和实物储备与产能储备问题。在此基础上，提出了三大配置策略：大规模应急医用物资的风险均衡配置策略、大规模应急医用物资的多阶段协同配置策略、大规模应急医用物资的全球多方供应协同配置策略，以及针对应急医用物资储备问题的政府—企业能力期权合作的应急医用物资联合储备策略。

第二部分包括第四章、第五章、第六章和第七章，主要是针对重大突发公共事件演化的不确定性带来的诸多问题，在提出不同类型物资配置策略和储备策略的基础上，对相关策略进行优化，以发挥有限物资的最大效用。因此，本书综合应用包括应急管理、流行病学、贝叶斯分析和计算机科学等理论和方法，分别建立了确定环境下、信息刷新下的均衡配置策略优化决策方法、多阶段协同配置策略优化决策方法、全球多方供应协同配置策略优化决策方法，并应用博弈论和能力期权契约理论，建立政府—企业能力期权合作下的应急医用物资联合储备策略优化方法。

第三部分包括第八章、第九章和第十章。为了进一步验证相关策略及其优化模型的科学性、可靠性和实用性，应用仿真数据，以患者救治物资和医护人员防护物资等为对象，应用本书提出的配置策略及其优化模型进行分析，求得具体物资的配置策略和动态优化方案。然后用分析结果，以重大突发公共事件防控中，相关物资的供需匹配程度、是否被挤兑、发挥最大效用和公平为标准，设计若干份调查问卷，对相关工作人员进行访谈和调研。进而应用搜集的数据进行假说建立和实证分析，并应用 PLS 进行验证分析，以证明实证分析结果的合理性。最后对相关配置策略及其优化模型进行修正，确保本书所提出的配置策略、优化模型和对策建议的实用性和有效性。以期实现研究结果可以供相关部门直接参考。

第四部分包括第十一章和第十二章，主要是根据通过重大突发公共事件下患者救治物资和医护人员防护物资的仿真研究，和重大突发公共事件大规模应急医用物资优化配置策略应用的实证研究，提出提高重大突发公共事件大规模应急医用物资配置能力的管理启示和健全重大突发公共事件大规模应急医用物资配置体系的对策建议，并对全书内容进行总结和展望。具体框架如图 1-1 所示：

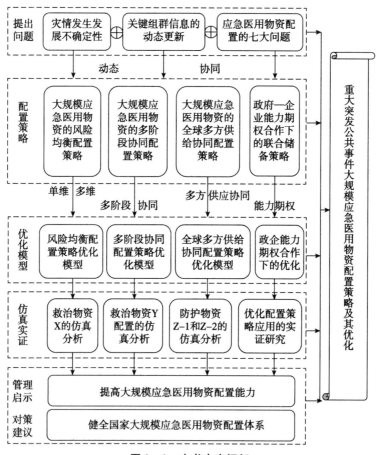

图 1-1 本书内容框架

第二章 国内外研究现状

第一节 文献检索方法与名词解释

一 文献检索方式

本书主要开展大规模应急医用物资的配置策略、优化与实证研究，通过主题和关键词交错检索，挖掘相关文献。本章主要对应急物流、Bayes决策理论等在应急物流中的应用等方面的国内外研究动态进行整理、分析和总结。（1）国内外研究现状分析。了解与本书相关研究的国内外研究现状，具体包括应急选址与存储、应急物资配置、应急配送路径选择、运筹学及其在应急物流中的应用、Bayes决策理论及其在应急物流中的应用、期权契约及其在应急物资配置中的应用等内容。通过该部分研究，阐明本书选择相关理论和方法的依据和原因，并说明相关理论和方法应用于本书研究是必要的，也是可行的。（2）对现有研究进展进行分析和展望。通过分析当前研究的不足之处，表明本书采用了前沿的理论方法对大规模应急医用物资配置策略优化等问题进行研究，亦说明了本书的研究方向确实拓展了现有的研究范畴。检索数据库包括：中国知网、万方数据、SCI数据库（Web of Science）和 Google scholar 等。

检索结果表明，大规模应急物资相关研究成果非常丰富，特别是近10年来的研究成果占了很大比例（中文文献主要集中在2003年之后）。在中国知网的期刊数据库中，加入与本书相关的态势感知、协同和贝叶斯等词为主题进行检索，则相关成果非常少。因此，本书的研究方向确实拓展了现有的研究范畴。同时，为了更有效地分析国内外研究动态，提升国内外研究现状分析的可信度，需要在相关文献检索时，对期刊来源进行严格的筛选。因此，本书从当前国内外公认的权威和主流期刊中筛选文献，进行综述。具体期刊包括《管理世界》《中国管理科学》《管理学报》《系统工程理论与实践》《控制与决策》等，以及 *Nature*、*Science*、*Man-*

agement Science、*Operations Research*、*The Lancet* 等。检索结果表明，国内外权威和主流期刊刊出了一些相关的研究，佐证了本书国内外研究动态分析和研究选题的可信性和可行性。

二　名词解释

1. 突发公共事件的相关概念

突发公共事件：是指突然发生，造成或者可能造成重大人员伤亡、财产损失、生态环境破坏和严重社会危害，危及公共安全的紧急事件。突发公共事件主要分为以下四类：自然灾害、事故灾难、公共卫生事件以及社会安全事件（见《国家突发公共事件总体应急预案》）。

自然灾害：是指给人类生存带来危害或损害人类生活环境的自然现象，主要包括水旱灾害、气象灾害、地震灾害、地质灾害、海洋灾害、生物灾害和森林草原火灾等（见《自然灾害救助条例》）。常见的自然灾害包括地震、台风、洪水、雪灾、海啸等。

突发公共卫生事件：是指突然发生，造成或者可能造成社会公众健康严重损害的重大传染病疫情、群体性不明原因疾病、重大食物和职业中毒以及其他严重影响公众健康的事件（见《突发公共卫生事件应急条例》）。

突发公共卫生事件分级：根据突发公共卫生事件性质、危害程度、涉及范围，突发公共卫生事件划分为特别重大（Ⅰ级）、重大（Ⅱ级）、较大（Ⅲ级）和一般（Ⅳ级）四级（见《国家突发公共卫生事件应急预案》）。

国际关注的突发公共卫生事件（Public Health Emergency of International Concern，PHEIC）：指通过疾病的国际传播，造成了对其他国家的公共卫生风险，以及可能需要采取协调一致的国际应对措施的不同寻常事件（见《国际卫生条例》）。

应急物资：是指为应对严重自然灾害、事故灾难、公共卫生事件和社会安全事件等突发公共事件应急全过程中所需的物资保障。

应急医用物资：关于应急医用物资的定义，学术界并未达成高度一致的详细描述。综合现有关于应急物资定义的描述，本书将应急医用物资定义为应对严重自然灾害、事故灾难、公共卫生事件和社会安全事件等突发公共事件应急全过程中所需的医用物资保障，包括常用物资（如手术用品、常用医疗器械、氧气袋等），防护物资（如防护服、防护口罩和防护眼镜等），特殊物资（根据突发公共事件的类型和特点所需的如药品、特殊医疗器械等物资）。

2. 决策风险相关概念

决策风险：指在决策活动中，由于主体、客体等多种不确定因素的存在，而导致决策活动不能达到预期目的的可能性及其后果（王凤彬等，2007）。

配置失误风险：指因配置策略失误，导致不必要的经济损失和对社会稳定造成的不利影响等而产生的决策风险。

配置不及时风险：指因配置过晚，导致灾情扩散的严重后果而产生的决策风险。

风险均衡：指在配置策略优化模型中，根据灾情发展态势，对配置失误风险和配置不及时风险两种风险进行均衡，力求做出最优配置策略。

3. 效率与公平

效率：指最有效地使用社会资源以满足人类的愿望和需要（萨缪尔森，2014）；社会能从其稀缺资源中得到更多东西（曼昆，1999）。

公平：指这些资源的成果公平地分配给社会成员（曼昆，1999）。

效率与公平几乎涉及人文社会科学各个领域，覆盖面广，渗透力强，相互关系错综复杂（郭志鹏，2001）。多数情况下效率与公平存在悖反，萨谬尔森等（2014）主张效率与公平的权衡。

4. 组群信息刷新

组群信息：指决策中，将影响决策的重症率、传染率、病死率等信息以向量的形式表达，由多组向量信息构成组群信息。

组群信息刷新：指随着灾情的演化和时间的推移，组群信息将不断刷新，相关信息越来越充分（Lodree 等，2009；Ye 等，2019）。一些学者应用贝叶斯理论，使用最新的样本观测信息来提高信息参数分布的估计精度，以使得相关决策更加有效（Azoury 等，1984；Ye 等，2017）。

第二节 应急物流研究进展

应急管理是国内外学者关注的热点领域之一，国外学者如 Venkat、Haghani、Özdamar、Carmen、Becker 和 Aror 等，国内学者如范维澄、汪寿阳、张辉、邱晓刚、李湖生、余廉、薛澜、赵林度、史培军、王红卫、韩传峰、寇纲、刘南等，分别从平台体系、决策分析、模拟仿真、应急预案、应急处置、顶层设计等方面对应急管理进行研究，并取得丰富的研究成果。以下分别从应急选址与存储、应急物资配置、应急配送路径选择三个方面对应急物流的研究现状进行总结。

一 应急选址与存储研究

应急服务设施选址问题主要研究应急系统中服务设施（如出救点、服务点）的选址，包括单一选址问题、多元选址问题、含限制期的选址问题等。比如，Yi 和 Özdamar（2007）提出了一个整合的选址—分配模型用于解决应急活动中的物流供应和人群疏散的协调问题。Chang 等（2007）针对洪水灾害提出了一个不确定情景下的应急物资规划方法，包括物资存储点选址、救援设备需求量及其分配选择，是一个灾前准备模型。Jia 等（2007）则建立了一个医疗物资存储设施的选址模型。Balcik 等（2008）以世界粮食计划署所实施的全球救援仓库战略部署为背景，建立了一个基于随机规划方法的选址模型，以最大限度地覆盖灾区的需求。Horner 和 Downs（2010）针对飓风灾害，建立应急物资分配和仓储设施选址模型。李钧（2012）对应急物资库的选址方法进行了总结和介绍，并研究推介一种简单实用的新方法——图解法。Erman 等（2013）针对应急物资库存和应急物流系统，在实时追溯应急物资供应和需求的基础上，提出了一种全面的应急管理框架，并通过使用 RFID 技术集成了一个多应急物资库存管理随机模型。以上这些研究主要是针对应急物资配置与选址的一般情况，并未进一步考虑灾害时间点的差异。然而，根据灾害的不同时间点，应急物资的配置与存储均有不同的规划与方式。

因此，一些学者从不同的视角，构建应急物资选址与配置的最优化模型。比如，Chakravarty（2014）从社会价值的角度构建了一个灾前储备、灾后应急的物资配置模型。Barzinpour 等（2014）提出了一个求解应急选址—配置的多目标混合整数线性规划模型。Das 等（2014）在假设提前期和需求都服从均匀分布的前提下，提出了应急物资存储的随机规划模型。Khaya（2015）以土耳其地震为例，提出了一个临时救援点选址的混合整数线性规划方法。Renkli 等（2015）针对灾前应急准备阶段的设施选址问题，提出了一个混合整数规划模型，并考虑不确定因素和时间窗限制的影响。Najafi 等（2015）构建了一个应急救援中心选址的多目标模型，并提出了一个遗传算法对模型进行求解。Nappi 等（2015）提出了一个灾害管理中临时救援点选址的多指标决策方法。

另外，根据突发公共事件的灾害情境不同，学者们也在数学模型中，增加应急选址与存储的影响因素。比如，刘诚等（2014）将时间满意度引入应急物资储备库选址问题中，建立了时间满意度最大与总费用最小为目标的双目标混合整数规划模型。付德强等（2014）根据具体选址问题特点，采用带精英策略的非支配排序遗传算法，以解决储备库多目标选址问题。王亮等（2015）构建了两级应急物资库存系统协同预先配置的随机混合整数规划模型。该模型利用历史数据解决了潜在灾害的不确定性，求得了突发自然灾害前两级应急物资储备仓库选址及选定应急物资储备库库存水平的最优解决方案。郭继坤等（2015）依据应急物资储备的特点，构建了应急物资储备点选址目标模型，为应急物资储备点选址决策提供定量参考。高淑春（2017）探讨了需求不确定条件下的应急物资储备库选址问题，通过模糊数与非支配排序多目标遗传算法以解决这个问题。Rancourt 等（2015）对肯尼亚的应急粮食储备和物流问题进行研究。Albareda-Sambola 等（2015）对普通中心选址问题进行扩展，对被选择的中心可能被破坏情况下的选择问题进行建模，并设计相应的算法进行求解。Florez 等（2015）在考虑灾害对物资和设施影响的情况下，针对应急设施选址问题，构建了一个随机多情景规划模型，并设计相应算法进行求解。Gutjahr 等（2016）提出了一个解决应急物流中心选址问题的双目标双层优化模型。Geng 等（2020）在考虑救援物资的预存对避难所位置的影响情况下，提出了一种多标准约束选址模型，以优化灾前避难场所的选址问题。Kong 等（2020）基于"智慧园区"理念的建设需求和发展趋势，提出了应急物资管理一体化流程。Yan 等（2021）对于大地震应急需求分级的物资储备选址与布局，设计了一种启发式多中心聚类定位算法对模型进行求解。

　　近年来，突发公共事件的发生，凸显了应急医疗系统韧性不足的问题，即大规模应急医疗物资供应不足。公共事件的突发性难以预料，学者们从应急物资存储的角度着手研究问题。比如，Mete 等（2010）针对灾前医疗物资存储选址与存储量问题，建立了随机规划模型。Taskin 等（2011）运用贝叶斯决策方法构建了一个飓风预测信息刷新下的应急物资存储管理模型。Ozguven 等（2013）应用 RFID 技术实现对应急物资供应与需求的实时跟踪，在此基础上，提出了一个多物资随机存储管理模型。应用 RFID 技术实现对应急物资供应与需求的实时跟踪，并在此基础上，提出了一个多物资随机存储管理模型。Davis 等（2013）在考虑公平配置、交通拥堵和时间约束的情况下，构建了一个随机规划模型，用于解决应急物资存储规划问题。Ozguven 等（2015）提出了一个基于 RFID 的应急物资存储随机规划方法和框架。李春茹（2017）构建了应急物资储备分类指标体系，通过模糊聚类分析法进行合理分类，从而为突发事件应急物资储备分类决策提供科学依据。刘亮光（2018）从区域性应急物资储备视角出发，对应急物资储备中心备选址、布局和物资配置进行研究。黎玲（2019）从区域应急管理角度出发，以应急物资储备与调度理论为指导，对区域应急物资储备库的选址与储备物资调度展开系统性的研究。张毅（2019）在考虑需求缺口的情况下，研究应急物资二次分配问题。郭影（2020）分析了应急物资库存管理相关研究，并结合实践观察与归纳出应急物资储备治理策略理论。杨茜（2020）基于元治理理论视角，研究了应急物资社会化储备机制构建。席月等（2021）提出层次分析法的应急物资储备库选址决策模型。张爱琳（2021）针对灾害情况下应急物资运输调度的时效性特点，提出基于免疫优化算法的应急物资储备库选址模型。刘晋等（2021）从需求点及应急设施服务质量视角，构建基于覆盖满意度和经济性的应急设施选址与物资调配优化模型。

　　总的来说，应急物资存储问题是目前主要的研究方向，且多数研究仍然主要关注应急物资储备的机制与存储管理方法。然而，当遇到突发公共事件，产生大规模应急物资的需求缺口时，应急医疗物资存储模式仍然需要更多的研究讨论。另外，政府—企业联合储备又称协议储备，是一种新兴的应急物资储备模式，政府通过与企业签订协议的方式，将某类应急物资交由协议企业以实物、生产能力等形式进行储备，政府给予协议企业一定的储备补贴；当重大突发公共事件发生后，政府按照协议直接调运企业储备的应急物资或者在规定时间内生产提供协议价格的应急物资。这种模式既可以充分利用社会资源又可以调动相关企业生产活力，既降低应急物资储备成本又减轻政府财政负担，既增强应急物流响应能力，又增强应急物资供应持续能力。

　　任何合作的基础都是互利共赢，政府为了激励企业积极参与到储备应急物资的合作中，需要在突发事件发生前签订平等有效的应急物资储备协议。对于政企联合储备的协议内容以及参与方的协调问题，学者们已经展开了相关研究。Egan（2010）主要是根据灾害社会学、合同法理学、组织理论等方面的原理，分析在应急资源储备过程中（或救援的过程中）国家与企业联合储备方面的优越性与风险所在，提出采用诸如应急供应关键物资条款、逆向期货等方式的国家与企业应急物资联合储备的合作模式，作为应对国家与企业合作可能存在风险的处理方法；Balcik 等（2010）分析了物资储备与供应中，国际救援组织、政府、军队、地方救援组织以及企业间的合作与协调机制；张自立等（2009）为解决突发事件中的物资供求矛盾，提出政府、企业要使用应急经费，共同进行生产能力储备，引导企业承担社会责任；丁斌和邹月月（2012）研究当政府向企业支付一定比例的预付款，企业代储并在物资的质量有效期内动态更新，利用合作博弈理论解决政府最优订货量问题；陈业华和史开菊（2014）建立了一种实物储备和生产能力储备共有的政企联合储备模式，并验证这种模式可以实现应急物资供应链的协调，政府和企业的双赢；罗静和李从东（2015）研究政府和企业生产能力共同储备的演化博弈模型，分析影响合作的关键因素；吴勇刚等（2015）根据灾害响应时间和物流专业化水平提出以最小化社会损失为目标的政企合作最优订货量模型；艾云飞等（2015）分析政企合作联盟参与者之间的博弈关系，建立了联盟收益模型。

　　以上这些研究中通过建立博弈模型，确定订货的数量和价格，使政府和企业达到双赢。但是在应急救援中应急物资的需求具有很大的不确定性，上述学者提出的契约模型必须在突发事件发生前就做出储备决策，这必然给政府带来很大风险，继而有些学者提出采用期权契约来解决这一问题，来降低政府决策风险，允许政府推迟决策。Rabbani 等（2015）为了激励契约双方参与期权契约，提出了一种基于二叉树的期权定价模型，该模型在四种不同情况下优化了期权和执行价格；Wang 等（2015）分析了即时购买应急物资存在的问题，认为灾前预采购具有更好的优越性，而文中提出的期权契约能够协调人道主义供应链和实现帕累托改进；田军等（2013）考虑到单纯政府采购可能带来的供应不足和资源浪费风险，提出把期权契约应用于政府和供应商合作储备应急物资的策略，在提出应急物资采购模型的基础上分析不同价格策略、市场供应能力等对供应双方决策的影响；扈衷权等（2018）认为通过市场化的契约机制实现政企联合储备可以克服行政强制手段带来的弊端，建立了基于期权采购的政企联合储备应急物资模型，通过推导获得政企双方的最优决策后，给出了企业参与联合储备的条件，以及在不同的现货市场条件下，与政府单独储备模式相比，政企联合储备模式能够提高物资总储备量且降低政府库存水平时契约参数的取值范围。庞海云等（2020）针对适合实物期权契约的应急物资特性，构建了政府期望成本函数和企业期望利润函数，以提出政企联合储备模型。刘阳等（2020）构建了政企联合储备应急物资模型，并推导出政企应急物资最优储备决策。张乃平等（2020）针对政企联合应急储备过程中双方决策行为对联合应急储备效率存在影响的问题，利用影响决策行为的政府政策性优惠、企业储备成本、企业违约金、政府补偿等因素构建模型，对双方决策行为进行演化博弈分析。

二　应急物资配置研究

应急物资配置是灾后应急物流系统运作的主要内容，主要研究灾害发生后，针对灾情及应急物资需求与供应情况对应急物资进行分配并根据应急车辆及交通运输状况规划具体的配送方案。Haghani 和 Oh（1996）以物资配送中涉及的总成本最小为目标，建立了一个带时间窗限制的时空网络模型来解决应急救援中大规模、多商品应急物资配送问题，并提出了两个启发式算法对模型进行求解。Fiedrich 等人（2000）讨论了在时间、物资的数量和质量有限的情况下，地震后多个需求点分配和运输物资的最优化模型，该模型通过物资的有效使用提高了救援的质量，使死亡人数降至最低。Özdamar 等人（2004）探讨了在当前需要的物品数量已知，当前和将来一段时间内物资供应量有限，且将来需要的物品数量可以预测的情况下，应急物资的运输调度情况。Sheu 等（2005）以时间最短为目标，建立了一个模糊线性规划模型来获得地震灾害的物资配置方案。Sheu（2007）运用模糊聚类、动态规划等方法对供应点—配送中心—需求点结构的三层应急物资供应情形进行建模规划，提出了一种新的应急物资配置方法。Tzeng 等（2007）以费用、运输时间、满足率为目标，建立了应急物资配置的多目标规划模型。

Sheu（2010）建立了一个动态应急物资需求管理模型，该模型对灾害发生后，在信息不完全的情景下对需求点物资需求进行分析。Arora 等（2010）针对公众健康应急问题，建立了区域最优的医疗物资分配模型。Holguín-Veras 等（2013）提出灾后应急物流模型必须结合经济福利原则，以确保最多数量的人能得到最大效用。应用社会成本作为首选目标函数，定义人们缺少物资或服务的经济评估为损失成本，建立应急物流模型，并通过数值仿真分析验证模型的可行性。Thompson 等（2009）分析了紧急情况下的医疗卫生物资配置问题。Ortuño 等（2011）提出了一个应急物资配置的目标规划模型。Vitoriano 等（2011）提出了一个应急物资配置的多目标优化模型。Holguín-Veras 等（2012）探讨了 Katrina 飓风发生后的应急物资需求问题。Tan 等（2012）分析了 2009 年苏门答腊地震的医疗需求情况。Jacobson 等（2012）以救助最多伤员为目标，同时考虑伤员分类和物资限制，构建了相关物资的配置模型。Rennemo 等（2014）提出了一个应急选址、物资配置和运输的三阶段混合整数随机规划模型。Sheu（2014）提出了一个幸存者弹性最大化的灾后应急物资配置模型。Lubashevskiy 等（2014）提出了一个重特大灾害发生后的应急物资重新分配方法。Barzinpour 等（2014）根据灾前准备阶段的城市应急物资选址—配置问题，提出了一个多目标混合整数规划模型。

Vitoriano 等（2015）从智能决策的角度，对应急管理的决策问题进行了分析，提出了一个灾害早期的灾情评估模型和一个应急物资配置模型。Huang 等（2015）以救援效用、延迟成本和公平为目标，构建了一个应急物资配置的时空网络模型。Lassiter 等（2015）应用鲁棒优化的方法，构建了一个灾害应急中的人员配置模型。Camacho-Vallejo 等（2015）构建了一个应急物资配置的双层规划模型。Sheu 等（2015）构建了一个两阶段时变多物资供应商选择模型和一个多物资配置的随机动态规划模型。Diaz 等（2015）针对灾后重建物资配置问题进行研究。Duque 等（2016）考虑灾后应急交通网络的损毁情况，提出了一个基于道路修复的应急物资配送模型，设计了一个动态规划算法和一个迭代贪婪随机构建过程对其进行求解。Wang 等（2019）提出了一种应急物资分配到多个受影响地点的多期模型，并说明了分配公平与应急响应成本之间的关系。Wang 等（2021a）在不确定条件下考虑路网破坏和风险的多期应急物资优化配置问题。Dutzmann 等（2021）探讨在重症和紧急医疗护理中分配有限资源的问题。Wang 等（2021b）针对重大突发事件发生后应急物资的调度，设计了一个双目标混合整数非线性规划（MINLP）模型对其进行求解。Liu 等（2021）提出了一种重大突发公共卫生事件中的医疗物资调度方法。

还有学者研究了不同情境下的应急物资配置问题。刘春林等（2001）、何建敏等（2001）系统地研究了应急系统的物资调度问题，对连续消耗系统和一次性消耗系统分别进行了深入分析。刘春草等（2003）考虑不同缺货风险情形，构造 k 个城市应急物资库存中心的最大调整时间最小的算法。计雷等（2006）、杨继君等（2008）分别应用博弈论分析灾害的物资分配。潘郁等（2007）基于粒子群算法的连续性分析应急物资分配和调度问题。包兴等（2008）、刘阳等（2005）将供应链理论引入应急物资分析，并进行了优化研究。王苏生等（2008）将公平优先原则引入应急物资配置中。赵林度等（2008）分析了面向脉冲需求的应急物资调度问题。姜卉等（2009）研究了情景演变情况下如何进行应急决策。方磊（2008）从应急系统中应急救援物资投入产出的整体相对效率考虑，提出了新的物资优化配置非参数 EDA 模型。

姚广洲（2012）结合模糊综合评判法与层次分析法，以综合评价结果为基础拟定了应急物资配置级别标准，并对高速公路 15 种应急物资的配置模式进行分级研究。赵喜等（2012）以连续性消耗应急过程为背景，运用量子行为粒子群算法求解多目标的应急物资调度数学模型。朱莉等（2012a）提出了应用超网络理论研究面向灾害的应急物资调配运作的方法，并分析了超网络结构亟须解决的问题及可采取的应对方案。朱莉等（2012b）针对应急网络中具有不同属性特征的各主体以及灾害风险演变与应急物资调配间的相互作用，构建了一个以物资调配量和灾害风险度为网络流，包含出救点、分发中心、需求点的三层超网络结构，并将其转化成等价结构进行定量建模。胡信布等（2013）研究物资约束下的突发事件应急救援鲁棒性调度优化问题，构建了问题的0—1整数规划优化模型，针对其NP-hard属性，基于问题特征设计双环路禁忌搜索启发式算法，并指出随着物资可用量的增加，计划的鲁棒性呈上升趋势，而当救援期限延长时，计划的鲁棒性单调增加。文仁强等（2013）基于灾后应急物资调度的特点建立了考虑多需求点、多供应点、多物资类型且多个物资供应点能为多个物资需求点协同配备物资的多目标优化调度模型，该模型对调度路线的可靠度进行了考虑，增强了实用性，并设计了多蚁群优化算法对模型进行求解。王旭坪等（2013）在前景理论的基础上建立了应急响应时间的感知满意度函数以衡量灾民对救援响应时间的满意程度，并将量化后的时间满意度、需求满意度和效用满意度作为模型的3个目标函数构建了一个多目标非线性整数规划模型描述大规模突发事件发生后的初始阶段应急物资分配问题。周广亮（2013）在分析应急物资一体化配置的微观与宏观环境基础上，提出了应急物资一体化配置应从体制与机制建设、政府的物资配置执行力建设、应急点建设与物资联动等方面进行。暴丽玲等（2013）以待救点的获救有效性最大化为目标，通过估算人员可延迟时间和群体救援时间的区间以及该区间的概率分布函数，建立多点救援物资配置优化模型。杨琴等（2013）在分析应急物资系统特征的基础上，将该类问题描述为存在瓶颈环节的动态FJSP问题，提出了基于DBR理论的优化调度方法。田忠琴等（2014）考虑次生灾害因素，构建了一个两阶段的多资源多受灾点资源配置模型。

陈钢铁等（2015）考虑惩罚成本和应急配送成本，构建了在需求不确定性条件下应急物资的调度模型，然后利用启发式算法对模型进行求解。贺俊杰等（2016）针对灾时消防应急救援的物资配置决策问题，构建了物资组合优化数学模型和最优路径规划数学模型，并选用合适的算法求解。黄锐等（2017）提出在同一区域不同单位结合集中储存供应和单元基本配置两种模式进行应急物资优化配置。曹策俊（2018）针对面向可持续发展的应急资源配置策略，设计了融入分支定界法（BBA）的混合全局准则法（HGCM）、新的带精英策略的改进遗传算法（IGA）来求解此模型。卢逸群（2019）分析了突发事件环境下应急物资调度问题的限制条件，建立应急物资调度模型，提出了基于拐点的差分进化算法（Differential Evolution，DE）求解模型，通过基于信息熵的 TOPSIS 方法对应急物资调度的方案进行评估，并提出基于前景理论的应急方案动态调整方法，实现应急物资调度的动态优化配置。

张钰林（2020）提出模糊需求下跨区域应急物资调度模型，并以调度时间最短与需求满足率最大化为目标函数，通过遗传算法得到跨区域应急物资调度分配方案。董银红等（2021）构建了以整个供应链系统收益最大化为目标函数，以供应风险最小化为目标函数的双层规划模型，对不同情景下物资采购订单的分配进行研究。张玲等（2021）考虑受灾点和临时避难所两类不同物资需求点，针对不确定需求下应急物资储备库选址及物资储备问题，建立了一个基于情景的两阶段随机规划模型。谢晓君等（2021）基于韧性视角，展开了对城市应急资源选址及调度模型的研究。郭芳芳等（2021）针对应急物资配置对慈善商誉促进存在的延迟效应，构建了延迟动态微分模型。王付宇等（2021）对于疫情事件下多灾点应急资源最优化配置问题，提出了多目标人工蜂群算法。

从上述国内外研究发现，应急物资配置的问题是基于不同应急背景下，应用运筹学、多准则决策等方法，从不同的分析视角构建数学规划模型进行最优化求解，包括供应风险最小化、韧性视角、慈善商誉、次生灾害等。

三 应急配送路径选择研究

在应急配送路径选择方面，Ball 等（1993）构建应急救援情况下的应急服务车辆规划模型。Elise 等（1998）提出了两种应急环境下的随机路径选择算法。Özdamar 等（2004）以所有应急物资的未满足需求之和最小为目标，将多商品应急物资分配问题与车辆调度问题结合起来建模，并用拉格朗日松弛算法进行求解。Chiu 和 Zheng（2007）建立了一个应急救援下的动态交通分配模型。Balcik 等（2008）针对应急物资配置最后阶段（当地应急配置中心到需求点）建立了基于车辆调度的应急物资配送系统。Özdamar 和 Yi（2008）针对应急物流背景，建立了人群疏散、物资配置与车辆路径规划的混合整数规划模型，并设计了贪婪搜索算法对其进行求解。Haghani 等（2009）建立了灾害发生后应急物资配送的道路修复和配送路径选择的时空网络模型。Jotshi 等（2009）提出了一个基于数据融合的应急救援中的车辆调度和路径选择模型。

Aharon 等（2011）运用鲁棒最优化、线性规划等方法，建立了系统最优的动态交通分配模型，并将其应用到应急物流规划上。Hu（2011）提出了一个免疫偏好的多式联运集装箱应急物资运输模式；并建立了一个整数线性规划模型来对应急环境下的集装箱运输路径进行规划。Rath 等（2014）针对灾后应急物资的设施选址—路径选择问题，提出了一个多目标启发式算法。Abounacer 等（2014）针对应急物流中心数量、位置和任务三个问题，对灾害应急救援中的选址—运输问题进行研究，构建了一个多目标规划模型，并设计相应算法进行求解。Na 等（2015）针对灾害应急疏散车辆的规划问题，构建了一个分类—分配—运输模型。Edrissi 等（2015）构建了一个应急救援中的交通网络可靠性评估模型，并提出了一个启发式算法。

Gralla 等（2015）探讨了应急交通规划的建模和求解机制问题。Zhu 等（2019）研究了应急救援配送的路线选择和运输时刻选择以及灾害信息更新，并提出了一个蚁群优化算法来解决这个问题。Liu 等（2020）针对救援效率视角下的灾后救援路径问题，构建了扩展数据包络分析（DEA）模型，通过最大化救援效率来解决这个问题。Wang 等（2021c）构建了基于状态—时空网络的双目标混合整数规划模型来优化车辆路线。Lu 等（2021）针对现有应急物流模型不能完整描述整个应急物流过程的缺陷，提出了一种利用 GERT 随机网络的新型应急物流配送模型。Zhu 等（2020）提出了一个蚁群优化算法，用于解决应急救援配送的路线选择和运输时刻选择以及灾害信息更新。

国内也有学者对这方面的问题进行研究，如刘妍（2012）研究了基于 GIS 的应急交通网络拓扑结构模型、突发事件条件下基于改进 LPA 算法的路径选择模型、突发事件条件下基于参数优化的路径选择模型及突发事件条件下基于交叉口的控制策略。仝倩（2013）通过分析突发事件的属性及其对道路交通状态的影响，从道路路段阻抗函数和交叉口延误函数两个方面，对城市路网的动态交通分配予以研究，搭建了突发事件下城市路网应急动态交通分配模型。应夏晖等（2014）研究了模糊环境下应急物资配送路径优化问题，并建立了该问题的机会约束规划模型；然后结合模糊模拟技术和遗传算法，设计了解决该模型的混合智能算法。孙妮娜（2015）针对地震灾区城乡应急物流配送问题，构建了具体的应急物流配送路径优化模型，并提出求解该模型的粒子群与蚁群混合的群智能算法。

杨福兴等（2016）针对突发事件后应急物资的配送路径规划问题，应用改进蚁群算法对模型进行了求解。王菲（2017）基于 GIS 突发事件，建立了应急物资配送路径规划模型，并用蚁群算法对模型进行求解。杨然然（2017）研究了突发事件发生后不确定环境下的应急物资配送选址—路径问题，构建了基于情景的选址—路径动态多目标优化模型。吴腊梅（2018）依据洪灾灾后特点，建立了一个基于道路畅通性的应急物流配送模型，并用遗传算法对模型进行求解。姚红云等（2019）构建了基于模糊层次分析法的应急物流中心选址模型与应急物资配送路径优化模型，最后利用案例解析证明模型的可靠性。赵建有等（2020）构建了层次分析法与遗传算法以求解考虑与不考虑需求紧迫度的医疗物资应急物流配送路径优化模型。李志红（2020）考虑了城镇突发事件发生后受灾点应急物资亟待配送的实际情况，并且结合各受灾点的需求时间窗约束展开分析，进行灾后应急物资调配及车辆路径规划问题的研究。韩孟宜等（2021）构建了带时间窗约束的应急物资配送路径优化模型，通过一种混合遗传算法对模型进行求解。万孟然等（2021）考虑备灾的双层规划应急资源调度选址，设计了一种改进的双层遗传算法。梁永梅等（2021）考虑时效的应急物资配送路径，建立了基于遗传算法的应急医疗物资配送模型求解方法。

从上述国内外研究发现，应急配送路径的选择问题是基于不同应急背景，从不同的数据源中，应用运筹学、多准则决策等方法，构建数学规划模型进行最优化求解。

四 小结

应急物流是国内外研究关注的热点领域之一，其中包括应急物流规划、应急选址与存储、物资配置与路径选择等。在应急选址问题中，主要是在应急物资配置与选址的一般基础上，进一步考虑灾害时间点与灾害情境等问题，应用运筹学与决策分析方法，构建数学规划模型，获得最优化方案。然而，近年来，突发公共事件的发生，凸显应急医疗系统韧性不足，大规模应急物资存储是目前主要的研究方向之一。特别的，政府—企业联合储备，是一种新兴的应急物资储备模式，学者们也在此基础上进行更多的研究与模式探讨。

另外，应急物资配置也是应急物流研究方向之一，其研究内容是针对灾后应急物流系统运作模式进行探讨与分析，从灾情背景、应急物资供需及交通运输等方面，构建应急物资配置的最优化模型，并应用多种方法求解。主要是从不同的分析视角构建模型，包括供应风险最小化、公平与效率平衡等。此外，应急配送路径选择研究，则是基于不同应急背景与不同数据源，构建最优化模型来求解配送路径的最佳方案。

第三节 Bayes 决策等理论方法在应急物流中的应用

一 运筹学及其在应急物流中的应用

运筹学中的建模思想为解决应急物流系统的优化问题提供了思路，因而受到学者们的广泛关注。应急资源布局与应急资源调度是应急物流的两个重要问题。其中，应急资源布局主要解决应急设施选址与应急资源存储问题。一开始，应急设施选址大多是针对交通和火灾事故等常规突发事件，其主要包括 P - 中位选址（徐先瑞等，2011）、P - 中心选址（Hedetniemi et al.，1981；蒋建林等，2011）、集覆盖选址（Toregas et al.，1971；翁克瑞等，2006）等模型。然而，面对若干不同类型、不同级别的重大突发公共事件，应急设施选址问题所涉及的因素很多，也比较复杂，显然这些传统模型已不能适应这类问题。目前的研究立足于不同问题对模型进行了扩展，扩展模型包含分层选址（赵雪峰等，2017）、不确定性选址（Soheil et al.，2013）、多目标选址（郭鹏辉等，2019）、模糊选址（胡超芳等，2018）等。

应急资源存储所解决的是位置选择、资源配置等问题。目前关于运筹学在应急资源存储方面的研究，多通过对不同类型、不同级别突发公共事件需求的情景分析，来确定合理的应急资源存储方案，构建的数学模型大都是整数规划、多目标规划、随机规划等。Mete 等（2010）针对灾前医疗物资存储选址与存储量问题，构建了随机规划模型。Horner 和 Downs（2010）针对飓风灾害，建立应急物资分配和仓储设施选址模型。Erman 等（2013）针对应急物资库存和应急物流系统，在实时追溯应急物资供应和需求的基础上，提出了一种全面的应急管理框架，并通过使用 RFID 技术集成了一个应急物资库存管理随机模型。Ozguven 等（2013）应用 RFID 技术实现对应急物资供应与需求的实时跟踪，并在此基础上，提出了一个多应急物资随机存储管理模型。Davis 等（2013）在考虑公平配置、交通拥堵和时间约束的情况下，构建了一个随机规划模型，用于解决应急物资存储规划问题。Chakravarty（2014）从社会价值的角度构建了一个灾前储备、灾后应急的物资配置模型。刘诚等（2014）将时间满意度引入应急物资储备库选址问题中，建立了时间满意度尽量大与总费用最小为目标的双目标混合整数规划模型。

应急资源调度问题的两个主要方面是资源的分配与运输工具的分配。当前应急资源调度的优化问题已经引起了众多学者的关注，结合应急物流的突发性、不确定性、紧急性等特点，相关文章结合运筹学方法对这些特性展开了探索。目前，不确定信息下的应急资源调度问题受到越来越多的关注。Chang 等（2007）针对洪水灾害提出了一个不确定情景下的应急物资规划方法，包括物资存储点选址、救援设备需求量及其分配选择，是一个灾前准备模型。陈钢铁等（2015）考虑惩罚成本和应急配送成本，构建了在需求不确定性条件下应急物资的调度模型，然后利用启发式算法对模型进行求解。杨然然（2017）研究了突发事件发生后不确定环境下的应急物资配送选址—路径问题，构建了基于情景的选址—路径动态多目标优化模型。总的来看，相关研究一般是用随机变量、模糊数或鲁棒优化来处理不确定的量。同时，这些方法运用于不确定信息下的应急资源调度问题仍有值得进一步改进与发展的空间。

二　Bayes 决策理论及其在应急物流中的应用

1763 年，英国统计学家托马斯·贝叶斯（Thomas Bayes）发表论文《论有关机遇问题的求解》，在此文中提出了著名的贝叶斯法则。该法则能够利用新证据修改已有的经验看法（Papoulis，1984）。此后，经过其他统计学家的深入研究，发展成一种系统的统计分析方法，于 20 世纪 30 年代形成贝叶斯统计学派，并于 20 世纪 50—60 年代发展成一个有影响的统计学派（茆诗松，1999）。贝叶斯统计在概率理解上具有"主观性"，这是与经典统计学派认为概率必须是科学"客观的"的不同之处，也是一直以来经典统计学派对贝叶斯统计学派的批判之处（熊立文，2005）。Berger（1985）指出，现实中通过大量重复试验去获得事件概率是不现实的，但是，人们可以根据对此事件的认识和以往经验做出此事件发生可能性的判断，这就表现为一种信念。所以，贝叶斯学派具有更强的实用性。在强调应用的近二十年来，贝叶斯理论也得到了迅速的发展（张应山等，2004）。

贝叶斯决策主要用于解决现实中信息不完全情况下的决策问题，包括三个步骤：首先，对部分未知的状态进行主观概率估计，即先验概率；其次，利用贝叶斯法则对先验概率进行修正，计算该事件的后验概率；最后，再利用期望值和修正概率做出最优决策（茆诗松，1999）。

贝叶斯统计实现了人类经验信息与系统数据的协调，共同计算后得到后验分布，并作为行动选择的依据（张应山等，2004）。在现实中，客观因素并不会因人们的意志而变化，决策者必须根据历史相关数据的统计分析，来获取相关的可能状况及其分布情况，进而去预测未来最可能发生的变化。因此，贝叶斯决策理论具有很强的实用性，在自然科学、经济管理和军事等领域得到非常广泛的应用（Bradley，2007），有了非常丰富的研究成果。比如，叶永等（2013）将贝叶斯决策理论应用于地震救援物资配置的优化决策中，使得配置方案可以根据观测信息进行动态刷新。周丽莉等（2016）认为贝叶斯统计模型对于描述复杂市场环境下的决策行为具有重要意义，并应用贝叶斯决策理论构建了考虑市场学习行为的决策模型。惠飞等（2018）构建了基于动态概率网格和贝叶斯决策网络的车辆变道辅助驾驶决策方法。Insua 等（2020）对贝叶斯决策理论的应用研究进行了综述，并对决策问题的关键因素进行探讨。

近几十年，贝叶斯决策理论被广泛地应用于经济、管理、生物等领域。在国外研究中，贝叶斯决策理论及其应用研究成果非常丰富。在 Web of Science 数据库中，以 "Bayes/Bayesian Decision Theory/Method/Approach" 为主题进行检索，检索到 11969 条结果，而且部分研究结果发表在 *Nature* 和 *Science* 等顶级期刊上。但是，将贝叶斯决策理论应用于应急优化决策中的研究则非常少，以 "bayesian decision Theory + disease control and prevention" 为主题进行检索，检索结果为 5；但是其中并没有将贝叶斯决策理论用于传染病防控策略优化决策的论文。目前，贝叶斯决策理论在应急优化决策领域有了一些研究成果。比如，应用贝叶斯决策理论建立抗台风物资储备模型（Lodree et al.，2009；Taskin et al.，2011）等。Nejat 等（2020）则针对灾害救援中的临时血库选址问题，应用贝叶斯决策理论，构建确定临时血液设施位置的选址模型。

国内学者对贝叶斯决策理论的相关研究也日益丰富。在中国知网上，以 "贝叶斯决策" 为主题进行检索，有 582 条相关文献，部分文献发表在《中国管理科学》等权威期刊上。但是，将贝叶斯决策应用于应急优化决策中的研究则非常少，以 "贝叶斯决策 + 传染病/疫情" 为主题进行检索，检索结果为 0。不过，已经有学者将贝叶斯决策理论应用于应急领域，以 "贝叶斯决策 + 应急" 为主题进行检索，检索结果为 15 个。其中，詹沙磊（2013）应用贝叶斯决策理论，针对应急物资配送问题，构建了灾情信息刷新下的多目标随机规划模型。Zhan 等（2014）应用贝叶斯决策理论构建了组群信息刷新下公平与效率均衡的应急物资配置方法。王剑等（2016）应用贝叶斯方法，并引入 Agent 思想，构建了基于 BDN 和 Multi-Agent 的突发事件应急风险决策方法。Ye 等（2017）应用贝叶斯决策理论，针对全球多方供应的应急物资配置问题，构建了需求和交通运输信息刷新下的决策模型。2019 年，Ye 等又将应急物资配置问题进一步扩展，应用贝叶斯决策理论，构建了考虑前后多阶段协调共享下的应急物资配置决策模型，研究结果表明：应用贝叶斯方法融合历史信息、样本信息，能提高应急物资配置决策的有效性。

三 期权契约及其在应急物资配置中的应用研究

期权契约主要源于金融领域，因此目前有关期权契约的研究成果相对较少。关于常见的供应链契约（比如批发价格策略、数量折扣契约、收益共享契约、回购契约、数量弹性契约等）的著述比较丰富，学者们从供应链管理的不同领域及方向对这些契约进行了详细的探究。随着金融衍生工具——期权应用于供应链契约的管理实践，期权契约在供应链管理领域中的地位愈加重要，期权契约在供应链管理中的运用正在成为学术界新的研究热点。

Ritchken 与 Tapiero（1986）首次把期权引入到供应链协调中来规避需求与价格的不确定性，以降低产品的价格和产量对价值链造成的影响；Zhao 等（2010）使用合作博弈构建了零售商与供应商的期权契约决策模型，结论显示期权契约能够使整体供应链达到协调，同时可实现供应链中各方收益的帕累托改善；Xu（2010）考虑了由单一供应商与单一制造商构成的分散供应链，对其建立期权契约模型并讨论了生产及采购的相关问题，同时求解出供应链各方的最佳决策，结论表明期权契约能够提高整体供应链和每个成员的收益。

期权契约中的能力期权契约在供应链管理中也有一些应用研究。Serel 等（2001）将期权用于能力储备协议中，Jin 等（2007）将能力期权储备模型用于高新技术制造业中，为了鼓励制造商扩大生产能力，提出了一种风险分担机制下的能力期权契约模型，研究最优期权购买价格，并与其他模型进行了比较。Inderfurth 等（2013）研究了基于能力期权和现货市场的双重采购问题，比较两种采购选择组合的成本效益管理问题，重点研究了具有固定采购价格的期权契约，考虑需求和现货价格随机的多期问题，利用随机动态规划方法，导出了最优组合采购策略的结构。Hellermann 等（2013）和 Yi 等（2017）认为期权合约能够降低资产提供商的产能利用风险，将期权合约应用于航空货运行业，货运代理公司与航空货运公司在市场需求不确定时签订能力期权合同，在签订合同时保留一定的运力，在市场需求实现后按照实际情况履行部分或全部合同，执行期权，研究解决了航空货运中期权合同下的运力定价和预订问题，建立了一个模拟航空货运承运人行为的以其期望利润最大为目标的 Stackelberg 博弈模型，分别推导了两种关系的最优定价和能力预定策略。

Li（2017）等将能力期权用于由一个制造商和一个零售商组成的季节性产品供应链的生产和采购策略中，建立了能力期权契约下关于生产和采购决策的博弈模型，该模型解决了零售商的最优订货策略和制造商的最优生产策略，并分析了期权合约的需求不确定性、产量随机波动性、即时采购价格波动性以及期权合约价格参数对双方最优经营策略和绩效的影响。Hu 等（2019）在救灾供应管理中引入看跌期权合约，探讨了看跌期权合约的特点，并证明它可以提供救济供应链的协调。Liu（2019）将期权合同引入救济供应管理，建立了通过期权合约的救灾物资采购（RSP）模型，并推导出政府最优的救灾物资订货量和各供应商的救灾物资预置量。Wan（2020）研究了期权合约在一个供应商和一个零售商组成的多期 VMI 供应链中的作用，允许进行紧急生产以补充未满足的需求。

国内学者研究了基于期权契约在不同情境下的供应链管理和应急管理问题。扈衷权等（2018）建立了基于期权采购的政企联合储备应急物资模型，推导出政企双方的最优决策后，给出了供应链达到协调以及政企双方实现合作共赢时的条件。王晶等（2019）以政府和供应商双方签订期权契约为前提，建立了多种采购方式协调优化模型，并通过优化算法求解模型。鲁声威（2019）将双向期权契约与数量弹性契约相融合，协调批发价、市场价格和市场需求均随机波动的供应链，寻找最优的供应链决策，并进行了算例仿真。庞海云等（2020）研究了基于实物期权契约的应急物资政企联合储备模式，并针对适合实物期权契约的应急物资特性，构建政府期望成本函数和企业期望利润函数，提出了政企联合储备模型。刘阳等（2020）构建了基于期权契约的政企联合储备应急物资模型，推导出政企应急物资最优储备决策，并分析供应商风险规避特性与契约参数对政企最优决策策略及成本收益的影响。郑思远等（2020）基于供应链契约理论，提出了三种基层应急物资储备的政企合作模式。刘阳等（2021）引入期权契约到政府与医药企业组成的两级供应链系统，构建了期权契约机制下一些防控救治物资的储备模型，该模型得出政企最优决策策略与双方成本收益，给出了实现供应链协调与政企双赢的条件。张琳等

（2021）着眼于原材料储备成本和风险，构建了一个基于期权契约的应急物资供应协议合作模型，分析研究了协议企业可以在应对政府灾后采购需要时使用用于商业生产的原材料进行加急生产，但需向供应链中的下游企业进行一定额度的补偿。

四　小结

运筹学中的建模思想为应急物流系统的优化问题提供了解决思路，因而受到了学者们的广泛关注。其中，应急资源布局与应急资源调度是应急物流的两个重要问题。应急设施选址问题中主要运用包括 P – 中位选址、P – 中心选址、集覆盖选址、最大覆盖选址、分层选址、不确定性选址、多重覆盖选址、多目标选址、模糊选址等模型。应急资源存储问题的文章大多涉及整数规划、多目标规划、随机规划等数学模型。结合应急物流的突发性、不确定性、紧急性等特点，相关文章结合运筹学方法对这些特性展开了探索。目前，不确定信息下的应急资源调度问题受到越来越多的关注。总的来看，相关研究一般是采用随机变量、模糊数或鲁棒优化来处理不确定的量。然而，这些方法运用于不确定环境下的应急资源调度问题仍有值得进一步改进与发展的空间。

贝叶斯决策主要用于解决现实中信息不完全情况下的决策问题。贝叶斯方法融合历史信息、样本信息，能提高应急物资配置决策的有效性。目前，贝叶斯决策理论在应急优化决策领域有了一些研究成果。然而，这些研究还相对较少，将贝叶斯方法运用于应急优化决策仍有值得进一步研究与发展的空间。另外，随着金融衍生工具——期权应用于供应链契约的管理实践，期权契约在供应链管理领域中的地位愈加重要，期权契约在供应链管理中的运用正在成为学术界新的研究热点。但是，目前将期权契约理论直接应用于应急优化决策中的研究则较少。

第四节　现有研究分析与展望

一　现有研究分析

重大突发公共事件大规模应急物资配置在应急管理中有着重要的地位，政府在灾难发生后能否迅速做出适当的反应体现了一个政府的应急管理能力，而应急管理能力是由可得物资和资源的多少，以及有效发挥这些物资最大效用的能力决定的。在应急物资配置方面，目前的研究主要是以地震、飓风等重特大灾害发生后进行的应急救援为背景，结合应急物资配置的多物资、多运输方式、多目标、多出救点、多需求点等多属性特质，针对应急物资配置中供应不确定、需求不确定、运输时间不确定等不确定性，开展模型构建和算法设计方面的研究。

首先，与帐篷、粮食、水等生活类物资不同，应急医疗物资，特别是消毒、抗感染、麻醉、止血等救援药品的短缺或延迟供应，会造成灾民伤病得不到及时医治的严重后果。因此，相对一般应急资源，应急医用物资有"量少意大"的特点，其配置具有更强的时间紧迫性。而且，不同类型的物资生产、储备、运输等的要求也是不同的。但是，目前的相关研究很少去考虑不同类型应急物资的配置特征。

其次，应急物资配置决策模型主要是在需求激增、供应不确定等环境下，应用随机规划、鲁棒优化、贝叶斯分析、时空网络和混合整数规划等理论，建立寻求最大化满足灾区需求、兼顾效率与公平的救援物资分配与调度模型。

再次，在应急物资配置模型的求解算法研究方面，考虑到灾害救援物资配置问题是一个 NP-Hard 问题，相关决策模型的求解算法有：拉格朗日松弛算法、启发式算法、遗传算法、仿生算法、蚁群算法、粒子群算法等。

最后，运筹学、贝叶斯决策和期权契约等理论已经建立了一套完整的体系，而且已被成功地应用于自然科学、经济管理、工业工程等领域，有了非常丰富的研究成果。然而，在重大突发公共事件决策中，影响决策的一些信息虽然可以预测，但是始终是不充分的，其预测结果也存在很多的不确定性和主观性，给科学决策带来巨大的挑战。而那些影响决策的相关信息可以以向量的形式表达，多个向量形成组群信息，随着时间的推进和疫情的演化，相关信息越来越充分，决策组群信息也不断刷新，应用贝叶斯决策理论，融合历史信息、监测信息和预测信息，再结合运筹学等理论，构建基于组群信息刷新的动态优化决策模型，可以实现应对策略随灾情变化而实时刷新。

二　深化研究方向

综上所述，当前对应急物资配置问题已经有了一定的研究，可以从以下几个方面对大规模应急物资配置策略及其优化模型进一步深入研究：

（1）针对重大突发公共事件的特征，特别是考虑不同类型的物资配置特征，对大规模应急物资配置的关键问题进行分析，并提出相关配置策略。

（2）在重大突发公共事件应对中，应急医用物资的短缺会造成特别严重的后果，而且与生活类物资的生产、运输、储备等都不相同，有其特殊性，需要根据应急医用物资的特殊性，开展专门研究。

（3）大部分研究都是对应急物资进行事前配置决策或事后单阶段配置决策，即研究灾害发生前如何进行应急物资的储备，或研究灾害某一假设情景下应急物资如何进行单阶段配置，而很少考虑灾害的演化过程和规律。因此，可以将突发公共事件演化过程及其规律结合到模型当中进行研究。

（4）灾害发生后的应急物资配置研究成果已经颇为丰富，既有从不确定性出发建立的随机模型，也有多阶段、多目标的多属性模型，然而却少有文献考虑应急物资配置中前后阶段之间的协同配置关系。可以从突发公共事件过程前后阶段的协同关系出发，研究其大规模应急物资的配置问题。

（5）许多文献基于多物资、多运输方式进行建模，导致模型结构复杂，增加求解难度；在模型上结构复杂，基本需要采用进化算法进行求解，结果只能获取满意解，而难以得到最优解和解析解。因而可以从模型求解的可靠性、便捷性对突发公共事件大规模应急物资配置策略进行系统建模。

（6）可以根据突发公共事件发生后的各类信息进行应急物资配置优化，建立更加符合重大突发公共事件的演化规律和防控过程及其模式的配置策略。

（7）重大突发公共事件的大规模应急物资配置是一个全球事件，应考虑从供应中心到转运点，以及从转运点到需求点的两阶段物流过程，以及多个供应中心和转运点的全球多方供应协同配置问题。

（8）针对应急物资储备问题，无论是政府单独储备，还是政企联合储备，以往的研究基本都是采用实物储备的模式。而考虑到突发公共事件发生及其严重程度的极大不确定性、医用物资需求的不确定性及其在突发公共事件防控中的重要性，以及医用物资组织生产的特殊性（包括生产材料、组织生产和灾情影响等），采用基于能力期权契约的政府—企业联合储备模式，对医用物资的联合储备策略进行研究，不仅可以降低政府采购成本、提高企业收益，还可以减弱突发公共事件不确定性带来的灾情影响，提高政府应对突发公共事件灾情的能力。

第三章 大规模应急医用物资配置的关键问题和优化配置策略

重大突发公共事件的发生发展具有极大的不确定性，对应急医用物资配置策略制定起着决定性的影响，需要对不确定环境下的重大突发公共事件发生发展演化态势，以及影响大规模应急医用物资优化配置的关键问题进行分析。同时，在重大突发公共事件应对过程中，需要总结患者救治物资和医护人员防护物资等不同类型应急医用物资的需求特征和配置特点，并综合考虑重大突发公共事件发展演化态势防控背景下，重大突发公共事件发展演化态势的感知以及如何应用群组信息刷新技术实现应急医用物资优化配置的问题，本书提出了三种优化配置策略和一个储备策略。

第一节 大规模应急医用物资优化配置的关键问题

一 决策信息的不完备问题

重大突发公共事件应对的最大挑战源于灾情发展态势的不确定性和相关信息的不充分性。对于地震等自然灾害来说，具有突发性、大破坏性、难预测、难防御等特点，特别是在事件发生的初期，能供决策者参考的信息非常有限。对于突发公共卫生事件来说，具有突发性、续发性、长期性、广泛性等特征，特别是针对人类首次碰到的群体性传染性不明原因疾病，人类对其认识很少，更难对未来的新发传染病发展态势做出准确预测。但是若不及时做出决策，采取相关措施，一旦所遇到的不明原因传染性疾病无法控制，就会造成疫情扩散的严重后果。

因此，在重大突发公共事件应急决策过程中，必须综合应用所有可以应用的信息，包括重大突发公共事件相关的历史信息、不断获取并刷新的样本信息以及最新的预测信息等，进行动态优化决策。本书应用贝叶斯分析理论，建立组群信息刷新技术，在决策模型中融合历史信息和样本信息，以实现配置方案的实时更新。

二　需求时变问题

一般的应急物资需求特性包括突发性、不确定性、滞后性以及时效性等（王兰英等，2015），这些特点大多是基于应急物资的使用场景以及一般应急物资的普遍特征所形成的，因此适用于所有的应急物需求产生的场景。但是在不同的环境和条件下产生的应急物资需求，往往也会具有其特殊的性质（方嘉奇，2021）。孙超（2016）则提出地震灾害中的应急物资需求具有六个特点：时效性、不确定性、滞后性、不可替代性、关联性以及阶段性。对于突发公共卫生事件来说，它的应急物资需求，也是包括时效性、不确定性、滞后性、不可替代性等特征，同时还具有长期性。

事实上，重大突发公共事件发展态势不确定性的影响下，大规模应急医用物资的需求也是随重大突发公共事件演化而不断变化的。因此，对于重大突发公共事件应急医用物资配置来说，影响优化决策的最重要特征在于需求的时变性，即灾民和医护人员对应急医用物资的需求是根据灾情发展态势实时变化的。

三　供需适配问题

重大突发公共事件有突发性、长期性、续发性、难预测等特征，一些应急医用物资的配置必须考虑应急医用物资的特殊性以及重大突发公共事件应对措施对配置过程的影响。相对一般应急物资，应急医用物资，特别是患者救治物资具有"数量少，但意义大"的特征，"数量少"指的是其相对于一般应急物资，运输数量、体积、质量都少，必要时可以采取特殊的运输方式（空运）；"意义大"体现在其对病患的治疗作用上，一旦缺失，即会造成病情加重甚至病亡的严重后果。对于重大突发公共事件应对而言，在事件发生之后，决策者应立即制定应对策略。然而，由于重大突发公共事件发展演化态势的不确定性和相关信息的不完备性，预测结果会呈现不确定、相关信息不完备等特征，对重大突发公共事件应对造成了一定的影响。

此外，应急医用物资短缺或延迟供应会造成患者病情的恶化，导致重大突发公共事件更难应对，后续需求变得更大，因此应急医用物资配置具有更强的时间紧迫性。而随着重大突发公共事件的演化，相关信息不断刷新，据此制定的应急医用物资配置策略也应该动态更新。总而言之，大规

模应急医用物资配置策略及其优化必须解决信息不完备、配置时间紧迫
和灾情演化不确定、物资供应不足下的供需适配问题，包括适量配置、
适时配置、适地配置，对部分运输量大的物资，还需要考虑适运配置，
如图3-1所示。

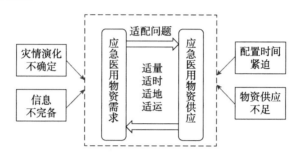

图3-1 大规模应急医用物资供需适配问题

四 配置风险均衡问题

大规模应急医用物资配置的效率不仅与配置策略及其优化模型有关，
还与相关信息是否充分有关。对于同一个应急医用物资配置策略及其优化
模型，其决策感知信息越充分，优化配置策略越有效。而这些信息具有明
显的时间特征，随着灾情的演化和时间的推移，决策信息就越充分。因
此，应急医用物资配置的效率也具有明显的时间特征。一方面，配置时间
越早，相关信息越缺乏，配置的效率可能越低，但提前配置可以减少后
期配置时间的紧迫性、执行的无效性和问题的复杂性；另一方面，配置
时间越晚，相关信息越充分，配置效率往往会更高，但可能因为灾情的
进一步恶化而延误最佳配置时机。因此，大规模应急医用物资配置需要
考虑决策信息的准确度和配置时间这两个重要因素。

随着时间的流逝，本书提出配置提前期（Allocation Lead Time，根据
配置信息而提前进行配置的时间）的概念。因此，配置时间和相关信息
直接的关系可表达为：配置提前期越短，相关信息刷新越多、越准确，配
置效率可能就越高，配置无效风险（因配置不当而导致应急医用物资配
置效用降低的风险）越小，但配置不及时风险（因延后配置而导致错过
最佳应急医用物资配置的风险）越大。可见，如何在配置提前期和配置
风险之间做出均衡，并考虑重大突发公共事件发展演化态势感知组群信
息刷新过程，做出最优的大规模应急医用物资优化配置策略，是一个关
键问题。

五　多阶段协同配置问题

大规模应急医用物资配置策略及其优化是一个多阶段的问题。根据重大突发公共事件的突发性、多阶段性、续发性等特征，结合大规模应急医用物资配置特征，总结历史上不同类型重大突发公共事件（主要是指地震等重大自然灾害和黑死病等一些重大突发公共卫生事件）的演化规律与防控救治实践经验，提取需求相关的时间特征要素，生成应急医用物资配置的多个阶段。在实践中，可以通过重大突发公共事件发展态势的预测结果，分析并预测未来需求产生的时间节点，生成各类物资配置的配置阶段，并在决策过程中综合考虑前后各阶段的供需适配问题。

鉴于大规模应急医用物资的有限性，决策者不仅需要考虑当前阶段的适配结果，还需综合考虑后续阶段的供应与需求情况，以保证整个救援过程中患者救治物资供需的平衡配置（为最大化应急医用物资的效用，后续阶段可以共享部分前面阶段的物资，即使前面阶段的物资也供应不足）。因此，大规模应急医用物资配置策略不仅要考虑何时配、何地配、配多少、如何配等问题，还要考虑多阶段间的协同配置问题。而传统研究基本是根据当前阶段的供需情况进行配置，不注重多阶段协同共享的关系。通过多阶段协同配置的思想，在确定当前阶段配置量的同时，综合考虑后续多个阶段的供需情况，提出后续阶段可以视情况共享部分前面阶段的物资这一策略，使得相关配置方案可以应对更多未来的不确定性，同时减小后续阶段无物资可用的风险，增加配置方案的鲁棒性。

可见，如何将配置策略的供需最优匹配和前后多阶段协同配置量化表达，并应用重大突发公共事件发展演化态势感知的组群信息刷新方法，实现多阶段应急医用物资协同配置，是一个关键问题。本书提出面向疫情动态演化的多阶段协同配置策略，并以此为基础，从大规模应急医用物资配置的多阶段协同共享性出发，在构建确定环境下的多阶段协同决策方法后，应用重大突发公共事件发展演化态势感知的组群信息刷新方法，融合历史信息和感知演变信息，构建重大突发公共事件发展演化态势感知下的大规模应急医用物资配置的多阶段协同决策方法。

六　全球多方供应协同配置问题

重大突发公共事件发生后，一个省（市、自治区），甚至一个国家都难以应对事件发生后激增的物资需求，而需要全世界各国的援助，共同为灾区提供应急医用物资。因此，大规模应急医用物资配置还是一个应急情况下全球性的物流问题，其供应物流网络不仅仅是"多对多"网络，还是一个全球范围内的"多层多对多"网络。在重大突发公共事件大规模应急医用物资配置决策过程中，必须考虑供应中心、转运点和需求点之间的协同供应关系。

可见，如何考虑全球众多供应中心之间的协同合作，并考虑重大突发公共事件发展演化态势感知的组群信息刷新过程，做出将大规模应急医用物资配送至需求点的最优方案，是一个关键问题。本书提出动态演化的全球多方三层网络协同配置策略，并以此为基础，从大规模应急医用物资配置的全球多方三层网络协同供应特点出发，构建确定环境下的全球多方三层网络协同配置策略及其优化模型，并应用重大突发公共事件发展演化态势感知的组群信息刷新技术，构建重大突发公共事件发展演化态势感知信息刷新下的大规模应急医用物资配置的全球多方三层网络协同配置策略优化模型。

七　实物储备与产能储备问题

在重大突发公共事件应对中，具体工作是由政府部门组织完成的，如中国的应急管理部门、美国的 CDC、日本的厚生劳动省等。为了应对重大突发公共事件，相关部门需要存储一些重要的应急医用物资。而重大突发公共事件的发生具有极大的不确定性，即便是重大突发公共事件爆发后，对灾情的发展预测也是不确定的。因此，在重大突发公共事件发生之前，如何科学确定应急医用物资的储备量，是一个巨大的挑战。

首先，从重大突发公共事件应对的角度，需要储备尽可能多的应急医用物资，需要投入大量的资金，还存在资源浪费的风险；其次，从成本控制的角度，需要储备尽可能少的应急医用物资，一旦发生重大突发公共事件，特别是重大突发公共卫生事件，会造成应急医用物资的短缺，还会造成疫情扩散、医护感染等重大风险。同时，不同于帐篷等生活类应急物资，医用物资对重大突发公共事件应对更重要，但是它的保质期更短、材料供应和生产组织更难。重大突发公共事件的发生，更是凸显了一些基本应急医用物资储备制度面临的挑战（Wang et al.，2020）。为了更有效地应对重大突发公共卫生事件，必须提高应急医用物资储备和储备企业应急产能（Shen et al.，2020）。

第二节　重大突发公共事件发展态势与组群信息刷新

一　重大突发公共事件发展态势的不确定性

重大突发公共事件的发展具有极大的不确定性，人们只有根据有限的信息，对重大突发公共事件发展进行预测，而预测结果具有模糊不确定性，且相关决策信息也是不充分的，这给重大突发公共事件应对策略的科学决策带来巨大的挑战。比如，对于地震等重大自然灾害来说，事前难以预测，且地震发生后，还往往伴随余震以及一些山体滑坡等次生灾害，其发展态势具有巨大的不确定性。而对于重大突发公共卫生事件来说，由于在事件发生初期，对表征病原体特点的传染力、致病力、毒力等指标，以及表征传染过程的传染源、传播途径、易感人群等相关指标的认识不足，导致对疾病的准确监测和及时预警极具挑战，进而使得事件的发展充满了不确定性。

为了减小重大突发公共事件发展演化态势的不确定性带来的影响，管理者必须针对重大突发公共事件发展的演化态势的信息，不断更新事件应对策略和应急医用物资的配置策略。通过应用地震灾情感知系统和传染病疫情网络直报系统等，可以实现对地震灾情和重大突发公共卫生事件的实时监测，采集影响应急医用物资配置决策的关键信息。

对于大规模应急医用物资优化配置来说，重大突发公共事件发展演化态势带来的不确定性主要体现在对应急医用物资的需求和供应上：

①因灾民伤患率、重症率、危症率等不确定，导致救治患者的物资需求的不确定。

②因重大突发公共事件发展，对投入重大突发公共事件应对的医生、护士、一线工作人员数量以及每个工作人员上班的时间都会产生影响，同时受到物资供应能力的影响，对相关工作人员使用医用物资的频率、数量等也会产生影响，因而导致医护人员使用的物资需求的不确定。

③特别的，因重大突发公共卫生事件防控需要，会实行停工停产等措施，导致大规模应急医用物资的供应中断等，进而导致应急医用物资供应的不确定。

二　发展态势关键组群信息的向量表达

重大突发公共事件大规模应急医用物资配置策略及其优化的一个特点是灾情及相关信息是不完备的，这些信息主要包括重大突发公共事件发展情况、地震等级、灾民伤害率、重症率、病死率等信息以及应急医用物资的储备、供应、运力、运输方式等相关信息。这些具有类似特性的信息可以以向量（vector）形式表达，由一组或多组向量信息构成组群信息（group information）。同时随着突发事件的不断演化，用于物资配置决策的重大突发公共事件发展态势组群信息可以被不断感知、获取和刷新，应急医用物资配置策略也得到动态优化。

因此，应用重大突发公共事件发展态势组群信息刷新技术，进行应急医用物资配置策略优化，更加符合重大突发公共事件发展的演化规律和大规模应急医用物资配置策略制定过程，以保证应急医用物资配置的科学性、动态性和连续性，更好地为重大突发公共事件防控救治的各项任务提供物资保障。若是能够获取准备完备的物资需求信息、物资供应信息以及交通运输信息等，那么只要做一个简单的规划便可得出理想的应急医用物资配置计划。然而，重大突发公共事件发生发展充满着诸多不确定性，难以获得完备的灾情信息。因此，为了尽可能地做出科学合理的应急医用物资配置计划，决策者需要尽可能多地应用可用信息，包括当前疫情获取的感知信息和相关重大突发公共事件的历史信息。

重大突发公共事件发展态势的感知信息是可以通过观测不断更新的，即大规模应急医用物资配置感知信息刷新性：用多维向量来描述大规模应急医用物资配置决策过程中的相关信息，即态势感知组群信息（situation awareness group information）。比如，影响重大突发公共卫生事件响应决策的信息包括传染性、严重性、防治难度等疾病信息，以及风险评估信息。通过政府部门、疾控体系和医院等收集相关数据，再应用相关性分析、因子分析、多元回归分析等方法，并考虑数据可得性，确定影响响应决策的关键信息。再将不同类别的信息进行分组，每组信息以向量的形式表达，由多组向量信息构成组群信息。重大突发公共卫生事件发展态势关键组群信息如图3-2所示。

三　先验分布确定

考虑到应急情况下的信息不完备性和可更新性，以及大规模应急医用物资配置复杂性、动态性等特点，大规模应急医用物资配置策略需要综合运用重大突发公共事件历史信息和感知样本信息，是一个"感知—优化配置"的多阶段过程。本书以随机变量的形式记录重大突发公共事件发展态势感知关键信息和应急物资收集时间等物资供应态势感知关键信息，通过相关历史信息确定先验分布，进而应用样本信息和预测信息实现组群

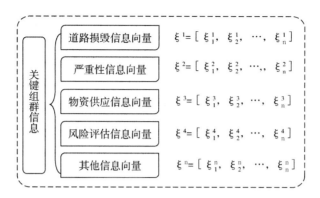

图 3-2　重大突发公共卫生事件发展态势关键组群信息

信息刷新，并在此基础上构建组群信息刷新下的大规模应急医用物资配置策略及其优化模型。

在组群信息刷新下的大规模应急医用物资配置策略的优化模型中，描述灾情和物资供应态势的各种可能状态集 $\Omega^i = \{\xi^i\}$，决策者可采取各种物资配置策略集 $\mathscr{A}^i = \{a^i\}$（方案主要为：各供应点配送至各需求点各类物资量），则配置规则 $\delta^i(x^i)$ 表示当 $X^i = x^i$ 为信息的观测值时所采取的行动 $[\delta^i(x^i)$ 为 x^i 到 $\mathscr{A}^i$ 的函数]，其损失函数和风险函数是基于以下假设的。

假设：不确定环境下重大突发公共事件发展态势感知信息和物资供应态势感知信息是服从某一分布的，即其先验分布的密度函数 $\varphi^i(\xi^i)$ 已知，并可以周期 T 不断获取关于 ξ^i 的样本信息，周期 T 期间可以多次观测，取综合观测值。

Bayes 决策方法综合利用了参数的先验信息与样本信息来做出决策。根据重大突发公共事件相关数据库可以分析出重大突发公共事件发展态势感知信息和物资供应态势感知信息先验分布的密度函数 $\varphi^i(\xi^i)$。

四　组群信息刷新过程

将道路损毁信息（ξ^1）、严重性信息（ξ^2）、物资供应信息（ξ^3）、风险评估信息（ξ^4）和其他信息（ξ^5）的各种可能状态集分别设为：$\Omega^i = \{\xi^i\}$（$i = 1, 2, \cdots, 5$），其中，ξ^i 为多维随机变量，它们的先验概率密度函数分别为 $\varphi^i(\xi^i)$。可以利用来自政府机构的重大突发公共事件数据库中的历史数据得到先验概率密度函数 $\varphi^i(\xi^i)$。但是，仅仅使用历史数据来计算 $\varphi^i(\xi^i)$ 是不够的。因此，在决定配置之前，需要进行一系列的

调查来获得关于 φ^i（ξ^i）的更多信息。

应用 Bayes 分析理论，将道路损毁信息、严重性信息、物资供应信息、风险评估信息和其他信息的第 k 次观测信息分别用 $M^{i,k}$（$i=1$，2，…，5）表示，其中 $M^{i,k}=(M_1^{i,k}$，$M_2^{i,k}$，…）为第 k 阶段对第 i 个信息进行观测所得样本，$m^{i,k}=(m_1^{i,k}$，$m_2^{i,k}$，…）为具体的观测值，它的条件概率密度函数为 $f_{i,k}$（$m^{i,k} \mid \xi^{i,k}$），定义在 $\mathscr{M}^{i,k}=(\mathscr{M}_1^{i,k}$，$\mathscr{M}_2^{i,k}$，…）上。那么关键组群信息 $\xi^{i,k}$ 在经过第 k 阶段获取的观测信息刷新后，获得后验概率密度函数 φ_*^{ik}（$\xi^{i,k} \mid m^{i,k}$）。其中第 i 个信息的第 j 个分量的后验概率密度的函数为

$$\varphi_*^{i,j,k}\left(\xi^{i,j,k} \mid m^{i,j,k}\right)=\frac{\varphi^{i,j,k}\left(\xi^{i,j,k}\right) \cdot f_{i,k}\left(m^{i,j,k} \mid \xi^{i,j,k}\right)}{h^{i,j,k}\left(m^{i,j,k}\right)} \qquad (3-1)$$

其中，$h^{i,j,k}$（$m^{i,j,k}$）为边缘概率密度函数。

第三节　两种损失的量化界定及其贝叶斯风险表达

一　供需适配效用损失及其量化界定

在不确定环境下，应急医用物资需求是与重大突发公共事件发展演化态势相关的。从需求方角度，大规模应急医用物资的需求方可以分为：（1）伤员和患者需求的相关医用物资；（2）灾区居民需求的普通医用防护物资和生活保障物资等；（3）医护人员等需求的特殊医用防护物资。不同的需求主体，会受到不同重大突发公共事件发展态势的影响，需要用不同的随机变量对其需求时变情况进行表达。比如，对于重大突发公共卫生事件来说：（1）病患率、重症率、危症率等表达不同患者数量的随机变量，可以用来表达患者对救治物资的需求；（2）灾区居民出行率等表达出行人数和物资使用率的随机变量，可以用来表达该区居民对普通医用防护物资的需求；（3）出勤率等影响相关工作人员对物资需求数量的随机变量，可以用来表达相关人员对特殊防疫物资的需求。不同模型可以根据不同主体的物资需求，确定具体的需求影响随机变量。不妨设 θ 为表达重大突发公共事件发展态势的随机变量，则应急医用物资需求可表示为

$$d=d\left(\theta\right) \qquad (3-2)$$

同时，考虑到重大突发公共事件环境下的决策信息不完备、需求时变等因素，物资配置量与实际需求量常常存在出入。一般地，在重大突发公共事件发生的初期，相关应急医用物资会出现供不应求的状况，如果配置过量，会导致其他需求点的配置不足，进而降低有限物资的效用；如果配

置过少，不能满足需求，也可能会降低有限物资的总体效用。因此，不论是配置过量，还是配置不足，都会降低有限物资的效用，而且配置误差越大，配置效用损失越大。本书提出用供需适配效用损失来描述供应与需求之间的配置误差，如定义 3 - 1 所示。

定义 3 - 1：供需适配效用损失是指应急医用物资配置给需求点的配置量与需求点的实际需求量存在差异而导致有限物资效用减小带来的损失。

根据物资边际效用递减规律，物资效用与满足需求量之差成反比，即随着物资供给量接近需求量，单位物资发挥的效用会递减；而当供给量超出需求量时，势必造成其他需求点供应不足，应给予适当惩罚。不妨设需求点的应急医用物资需求量为 $d(\theta)$，供给量为 s，供需适配效用损失函数 $LU(\theta, \delta)$ 可表达为

$$LU(\theta, \delta) = |d(\theta) - s|^{\alpha}, \quad \alpha \in R \qquad (3-3)$$

其中 α 为具体的损失参数，可根据建模需要设定。

二　供应延迟时间损失及其量化界定

在不确定环境下，供应延迟时间是与物资供应态势相关的。影响供应延迟时间的因素主要来自两个方面，其一是供应方在重大突发公共事件环境下，收集应急医用物资所用的时间，其二是不同配置方案下的交通运输时间。供应方的物资供应态势，包括组织能力、工业生产能力等，直接影响其收集应急医用物资的时间。

首先定义运输物流时间损失如下：

定义 3 - 2：运输物流时间损失是指物资配送的总物流时间，包括运输、装卸和调度等时间，它可以衡量其物流效率的高低，是造成供应延迟的因素之一。

考虑到重大突发公共卫生事件并不会对道路、铁轨等基础设施产生破坏，只要行政部门出台相关的保障机制，运输基本上不会产生较大问题。而对于地震等会对基础设施产生破坏的重大突发公共事件来说，由于应急医用物资需求量相对较少，可以采用直升机等工具进行运输。因此，运输时间的影响因素主要为运输距离、运输工具和供应量等，而运输距离和运输工具的影响可以设为参数。不妨设从供应点 A 到需求点 B 的运输物流时间损失 t 为

$$t = t(s) = t^{0} \cdot s \qquad (3-4)$$

其中，t^{0} 为常规环境下的运输时间，s 为供应量。

在此基础上，定义应急物资收集时间损失如下：

定义 3-3：应急物资收集时间损失是指在重大突发公共事件期间，供应主体在应急状态下临时收集相应物资，其收集物资的过程所需要的时间。

重大突发公共事件对供应时间的影响，主要体现在应急物资收集时间的损失上。不妨设 ξ 为表达供应方的物资供应态势的随机变量，则应急物资收集时间损失 τ 可以表示为

$$\tau = \tau\ (s,\ \xi) \tag{3-5}$$

定义 3-4：供应延迟时间损失包括运输物流时间损失和应急物资收集时间损失。

总的供应延迟时间可表示为运输物流时间和重大突发公共事件影响下的应急物资收集时间之和，因此单位物资的供应延迟时间损失可表示为

$$LT\ (\xi,\ s) = t\ (s) + \tau\ (s,\ \xi) \tag{3-6}$$

三　供需适配效用损失的贝叶斯风险

根据文献（Berger，1985）对贝叶斯风险定义的公式，定义供需适配效用损失贝叶斯风险函数如下：

$$rLU\ (\pi^{*},\ \delta) = \mathrm{E}^{\pi^{*}} \mathrm{E}^{x}_{\theta}\ \big[LU\ (\theta,\ \delta) \big] \tag{3-7}$$

其中，$\pi\ (\theta)$ 为 θ 的先验分布，$f\ (x|\theta)$ 为样本信息的概率密度函数，$\pi^{*}\ (\theta|x)$ 为 θ 的后验分布。

四　供应延迟时间损失的贝叶斯风险

根据文献（Berger，1985）对贝叶斯风险定义的公式，定义供应延迟时间损失贝叶斯风险函数如下：

$$rLT\ (\varphi^{*},\ \delta) = \mathrm{E}^{\varphi^{*}} \mathrm{E}^{y}_{\theta}\ \big[LT\ (\xi,\ \delta) \big] \tag{3-8}$$

其中，$\varphi\ (\xi)$ 为 ξ 的先验分布，$g\ (x|\xi)$ 为样本信息的概率密度函数，$\varphi^{*}\ (\xi|y)$ 为 ξ 的后验分布。

第四节　重大突发公共事件大规模应急医用物资配置和储备策略

一　大规模应急医用物资的风险均衡配置策略

相对于一些生活类应急物资，大规模应急医用物资配置具有更强的时间敏感性。一方面，配置时间越早，获取的决策信息越缺乏，决策效率可能就越低，虽可减少后期决策时间的紧迫性、执行的无效性和问题的复杂

性，但配置失误风险越高，还会耗费大量的人力物力；另一方面，配置时间越晚，获取的决策信息越充分，决策效率往往会更高，虽可降低配置失误风险，但可能因为重大突发公共事件的进一步恶化而延误最佳决策时机，增加不及时配置的风险。同时，若是能够获取完备的需求信息、供应信息以及其他相关信息，那么只要做一个简单的规划便可得出理想的配置计划。因此，决策者在应急医用物资配置过程中不仅要关心何时配、何地配、配多少、如何配等问题，更要关心不确定环境下配置时间和配置风险之间的均衡问题。本书综合考虑配置失误风险和配置不及时风险之间的均衡，提出大规模应急医用物资的风险均衡配置策略，如图 3 - 3 所示。

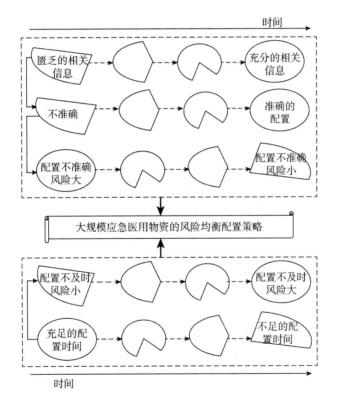

图 3 - 3　大规模应急医用物资的风险均衡配置策略

二　大规模应急医用物资的多阶段协同配置策略

重大突发公共事件大规模应急医用物资配置是一个不确定环境下多阶段、多目标、多出救点、多需求点、多物资、多运输方式（六多）的复杂问题。许多关于应急物资配置的文献都是基于不确定性或"六多"属性进行建模的,虽然模型符合现实却需要通过进化算法求解,只能获得满意解,难以获得全局最优解或解析解。大规模应急医用物资配置决策模型需要实用可靠、科学合理,即要全面考虑不确定性和"六多"属性。不确定性主要体现在需求点物资需求、出救点物资供应和配置时间三个方面。在需求不确定方面,Sheu(2010)考虑灾后信息不完全的情景,建立了一个动态应急物资需求管理模型来分析需求点物资需求情况。在配置时间不确定方面,Yuan 等(2009)在考虑灾害对各条路径交通运输时间影响的情况下,以总运输时间最小和所选路径的路段最小为目标建立了多目标应急物流路径选择模型;方嘉奇等(2021)提出了应用多元数据融合下的地震救援药品需求计算方法。对于供应不确定的情况,由于供应信息相对较容易把握,所以相关文献比较少。

大规模应急医用物资配置具有时间纵向上的多阶段性,若是将当前阶段的物资全部配置到各需求点,不去协调前后阶段的物资供需情况,对于某些物资势必会造成当前阶段供应过剩、后续阶段供应不足的情况,造成有限应急医用物资利用不合理,从而未能最大限度地发挥有限应急医用物资的效用。以往文献多是以物资利用率最高为目标,将当前阶段的物资合理配置到各需求点,没有考虑到前面阶段和后续阶段物资的协同共享。因此,如何协调前后阶段间的物资共享,是影响配置效果的一个重要方面。同时,考虑到应急情景下的时间限制和效率,物资配置决策模型应该结构简单、计算高效。

大规模应急医用物资配置具有多阶段协同共享性:前面阶段物资拥有量相对后续阶段的物资可能是有剩余的,甚至可能出现前面阶段物资过多的情况,即后续阶段是可以分享部分前面阶段相对多余的物资。因此,可在重大突发公共事件发展态势感知的基础上,提出面向重大突发公共事件发展态势动态演化的大规模应急医用物资多阶段协同的优化配置策略,如图 3-4 所示。

三 大规模应急医用物资的全球多方协同配置策略

在重大突发公共事件发生后,很多需求点会需要来自全世界的大量应急医用物资。在重大突发公共事件的应急医用物资配置过程中,需要从没有发生灾情的地方将应急医用物资陆续运送至灾情严重的地方。然而,由于缺乏多供应中心的协同,可能会造成有限应急医用物资配置效用的降低。所以,大规模应急医用物资配置是一个全球问题,物资配置策略必须

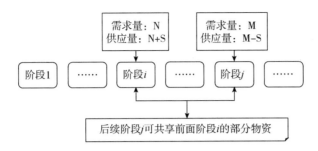

图 3 - 4　大规模应急医用物资多阶段协同的优化配置策略

符合全球供应情况。在全球多方三层网络协同配置过程中，应急医用物资首先从其他国家（供应中心）运输到调度转运点，然后将这些物资再配置到需求点。可见三层网络协同是全球多方协同配置的一个关键问题。大规模应急医用物资的全球多方协同配置策略如图 3 - 5 所示。

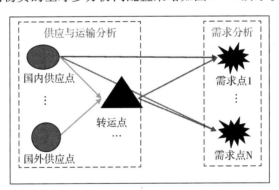

图 3 - 5　大规模应急医用物资的全球多方协同配置策略示意

四　政府—企业能力期权合作的应急医用物资联合储备策略

考虑重大突发公共事件发展的不确定性、应急医用物资的生产特性和重大突发公共事件对生产的潜在影响等问题，本书提出一种基于能力期权的应急医用物资供应方法，实现政府—企业的联合储备（政企联合储备）。首先，某些应急医用物资是适合采取能力储备的。这些物资的生产启动周期较短、原材料供应充足、峰值需求量大，如提前实物储备会造成库存体积和库存成本过大。其次，需要考虑库存和资金成本，但政企合作最大的意义在于利用协议企业提前进行能力储备，需要时能够快速生产的优势，而且在较长的契约周期内，不同时间点的资金成本有显著差异，因此在本书提出的模型中特别强调政企双方合作前后效率的差别及资金成本。

　　对企业来说，提前进行能力储备与实物储备不同，需要企业较大的资金投入、较长的利润实现期。能力期权契约下的政企合作储备策略如图3－6所示（Hu等，2019）。

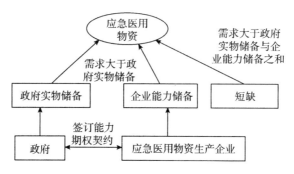

图3－6　能力期权契约下的政企合作储备策略

　　在重大突发公共事件发生前，政府为应急管理的需要向供应商或者市场采购一定数量的实物进行储备，但是因为物资需求量较大，且占用较大的存储空间，所以实物储备量相对需求量来说较少，当实物储备不能满足需求时，市场也难以在短时间内满足剩余需求，因此为了应对突发的需求剧增和现货市场不能满足需求而带来的缺货损失等方面的风险，政府应与供应商签订一份能力期权契约；供应商接受契约并调用资金和资源进行能力建设。当突发事件发生后，政府根据应急医用物资需求量的大小决定是否向合作企业执行期权，再依据缺货成本的大小来决定执行期权的数量，决策规则如下：（1）如果应急需求量低于政府的初始实物储备，则政府的实物储备除满足需求外，剩余产品向市场出售，企业不需要安排生产；（2）如果应急需求量高于政府的初始实物储备，且缺货成本大于期权执行价格，则政府实物储备全部满足需求后，其他需求由企业来安排生产并实施供应，超过企业能力的部分造成缺货；（3）如果应急需求量高于政府的初始实物储备，缺货成本小于期权执行价格（这种情况发生的可能性很小），则政府选择缺货。

　　在以上描述的储备策略下，构建应急医用物资政企联合能力储备期权契约模型，这个模型跟实物储备模型的不同之处在于：一方面，物资需求数量多、体积大，实物储备所需的购置成本以及仓储成本较高；另一方面，合作企业要投入较多的资金在生产能力建设中，这会使期权价格相应提高。在这种模式下，如何帮助政府制定最优采购策略，即确定最优实物储备量和最优期权购买量，使应急医用物资的总的保障能力增强而单位应急保障成本降低，保证合作企业为储备生产能力所产生的成本得到合理补偿，实现应急医用物资供应链的协调。同时，用算例仿真分析证明模型的有效性和合作的可行性；并研究如何调节参数，以实现政府和生产企业的互动及双选。

第二篇

策略的优化

本篇主要是针对第一篇中提出的大规模应急医用物资的风险均衡配置策略、大规模应急医用物资的多阶段协同配置策略、大规模应急医用物资的全球多方协同配置策略，以解决不确定环境下大规模应急医用物资优化配置的关键问题为目标，建立9个优化决策模型。相关建模思路为：首先建立确定环境下的配置策略优化模型；其次考虑重大突发公共事件发展演化态势的感知，以期望损失最小为目标，建立配置策略的优化决策模型；最后，应用第一篇提出的重大突发公共事件发展态势感知关键组群信息及其刷新方法等，建立组群信息刷新下的配置策略优化决策模型。在此基础上，针对全球多方三层网络协同的双层供应网络，设计3种不同的进化算法，对模型进行求解。同时，关于政府—企业能力期权合作的大规模应急医用物资联合储备策略优化问题，应用期权契约和博弈论等相关理论，对无政府—企业能力期权合作下的最优储备量和有政府—企业能力期权契约合作下的期望成本和合作条件等进行分析。全篇包括第四章、第五章、第六章和第七章。

第四章　风险均衡下的配置策略优化

第一节　概述

应急物资的配置是应急物流系统运作的主要内容之一，目前的相关研究已经比较丰富，主要是应用随机规划（Ye et al.，2017）、鲁棒优化（Jabbarzadeh et al.，2014）、贝叶斯分析（Liu et al.，2014；Ye et al.，2019）、时空网络和混合整数规划（Haghani et al.，1996；Haghani et al.，2009）等理论，建立寻求最大化灾区需求、兼顾效率与公平的应急物资分配与调度模型，包括不确定环境下的应急物资配置、转运点选址、配送路径选择等内容（Ye et al.，2017）。然而，与一般生活类应急救援物资不同，重大突发公共事件大规模应急医用物资的短缺或延迟供应，会造成严重后果。因此，相对一般生活类应急物资，患者救治物资有"占用运输资源少，但是特别重要"的特点，而且具有更强的时间紧迫性。而目前关于这方面的研究还较少。根据第三章中关于大规模应急医用物资的风险均衡配置策略，本章对确定环境下的均衡配置策略优化、不确定环境下的均衡配置策略优化、组群信息刷新下的均衡配置策略优化进行研究。

第二节　确定环境下的均衡配置策略优化

一　符号与假设

在重大突发公共事件发生后，会有多个需求点急需物资供应，而灾区当地的应急储备物资难以维持突然增长的需求，需要从灾区外部供应点向各需求点供应相关物资。不妨设有 m 个供应点、n 个需求点，其他主要参数如表 4-1 所示。

表 4 - 1　　　　　　　　　　　　　符号

集合			
I	供应点集, $i \in I$	J	需求点集, $j \in J$
变量			
d_{jt}	t 时刻需求点 j 的需求量	r_t	t 时刻的需求预测准确率
R_t^{Error}	t 时刻的配置失误损失	R_t^{Delay}	t 时刻的不及时配置损失
L_t^T	t 时刻的调度时间损失	u_{jt}	t 时刻需求点 j 的期望需求满足率
决策变量			
t	配置时刻	s_{ijt}	t 时刻供应点 i 配置给需求点 j 的供应量
参数			
t_{ij}^0	供应点 i 到需求点 j 的调度时间	S_{it}	t 时刻供应点 i 的供应量

主要假设如下：

假设 4 - 1：考虑到相对于生活类物资，物资具有需求数量相对较少却特别重要的特点，在必要的情况下可以优先配送，故本节假设供应点的物资配送能力是充分的。因此，模型中不考虑运输能力限制。

假设 4 - 2：需求点 j 在 t 时刻的需求量可以预测。

假设 4 - 3：供应点的供应量已经确定。

定义 4 - 1：t 时刻的配置失误损失 R_t^{Error} 是关于预测准确率 p_t 的函数。一般情况下，随着时间的推进，相关信息越来越充分，预测的准确率会不断提升，因此，该函数应该是一个递减函数，具体定义如下：

$$R_t^{Error} = 1 - p(t) \qquad (4-1)$$

其中，$p(t)$ 是一个关于配置时刻 t 的单调递增函数。

定义 4 - 2：t 时刻的不及时配置损失 R_t^{Delay}，是对配置时间过长，导致配置不及时而产生负面后果的表达。因此，相关函数应该是关于配置时间的单调递增函数，配置时间越长，相关损失越大，具体定义如下：

$$R_t^{Delay} = R(t) \qquad (4-2)$$

定义 4 - 3：t 时刻的调度时间损失 L_t^T 为将各供应点配置到各需求点的物资全部配送完毕的总时间，定义如下：

$$L_t^T = \sum_{i=1}^{m} \sum_{j=1}^{n} (t_{ij}^0 \cdot s_{ijt}) \qquad (4-3)$$

定义 4 - 4：公平配置原则为：各个需求点的期望需求满足率相等。其中，需求点 j 在 t 时刻的期望需求满足率定义如下：

$$u_{jt} = \min\left\{ \sum_{j=1}^{n} d_{jt}, \ \sum_{i=1}^{m} S_{it} \right\} \bigg/ \sum_{j=1}^{n} d_{jt} \qquad (4-4)$$

二 优化方法

根据以上假设和定义，可以建立不确定环境下的重大突发公共事件大规模应急医用物资均衡配置模型。具体目标为：（Ⅰ）配置失误风险和配置不及时风险均衡；（Ⅱ）各个需求点的期望需求满足率相等；（Ⅲ）总的调度时间损失最小。可以建立模型如下：

$$\min t = \left| R_t^{Error} - R_t^{Delay} \right| \qquad (4-5)$$

$$\min z = \sum_{i=1}^{m} \sum_{j=1}^{n} \left(t_{ij}^0 \cdot s_{ijt} \right) \qquad (4-6)$$

使得：

$$u_{j't} = u_{j''t}, \quad \forall j', \ j'' \in J \qquad (4-7)$$

$$\sum_{j=1}^{n} s_{ijt} = S_{it}, \quad \forall i \in I \qquad (4-8)$$

$$0 \leqslant t \leqslant T_0, \ s_{ijt} \geqslant 0 \qquad (4-9)$$

其中，式（4-5）是使得两个风险均衡最小的目标函数；式（4-6）是供应延迟时间损失最小的目标函数；约束条件式（4-7）是满足各个需求点的期望需求满足率相等；约束条件式（4-8）是满足各供应点的总供应量限制；约束条件式（4-9）为变量的取值范围。该模型可以应用 lingo 等数学软件求解。

第三节 不确定环境下的均衡配置策略优化

一 符号与假设

在重大突发公共事件发生后，会有多个需求点急需物资供应，而灾区当地储备的应急医用物资难以满足突然增长的需求，需要从灾区外部其他供应点向各需求点供应相关物资。不妨设有 m 个供应点、n 个需求点，其他主要参数如表 4-2 所示。

表4-2　　　　　　　　　　符号

集合			
I	供应点集，$i \in I$	J	需求点集，$j \in J$

集合			
Θ	θ 的取值集	Ω	所有可能的 ξ 集合
随机变量			
θ	重大突发公共事件发展态势	θ_{jt}	t 时刻需求点 j 的重大突发公共事件发展态势
ξ	物资供应态势	ξ_i	供应点的物资供应态势
变量与函数			
d_{jt}	t 时刻需求点 j 的需求量	r_t	t 时刻的需求预测准确率
R_t^{Error}	t 时刻的配置失误损失	R_t^{Delay}	t 时刻的不及时配置损失
$LT_t\,(t_{ij})$	t 时刻供应延迟时间损失	u_{jt}	t 时刻需求点 j 的期望需求满足率
$t\,(\xi_i,\ s_{ijt})$	t 时刻物资收集时间损失		
决策变量			
t	配置时刻	s_{ijt}	t 时刻供应点 i 配置给需求点 j 的供应量
参数			
t_{ij}^0	供应点 i 到需求点 j 的调度时间	S_{it}	t 时刻供应点 i 的供应量

主要假设如下：

假设 4 - 4：考虑到相对于生活类物资，物资具有需求数量相对较少却特别重要的特点，在必要的情况下可以优先配送，故本节假设供应点的物资配送能力是充分的。因此，模型中不考虑运输能力限制。

假设 4 - 5：需求点 j 在 t 时刻的需求量可由重大突发公共事件发展态势表达，假设重大突发公共事件发展态势是一随机变量 θ_{jt}，服从某一具体的分布，且具有概率密度函数 $\pi\,(\theta_{jt})$。

假设 4 - 6：供应点的供应量已经确定。

定义 4 - 5：需求点 j 在 t 时刻的需求量是重大突发公共事件发展态势 θ_{jt} 的函数，具体定义如下：

$$d_{jt} = d\,(\theta_{jt}) \tag{4 - 10}$$

定义 4 - 6：t 时刻的配置失误损失 R_t^{Error} 是关于预测准确率 p_t 的函数。一般情况下，随着时间的推进，相关信息越来越充分，预测的准确率会不断提升，因此，该函数应该是一个递增函数，具体定义如下：

$$R_t^{Error} = 1 - p\ (t) \tag{4-11}$$

其中，$p\ (t)$ 是一个关于配置时刻 t 的单调递增函数。

定义 4 – 7：t 时刻的不及时配置损失 R_t^{Delay}，是对配置时间过长，导致配置不及时而产生负面后果的表达。因此，相关函数应该是关于配置时间的单调递增函数，配置时间越长，相关损失越大，具体定义如下：

$$R_t^{Delay} = R\ (t) \tag{4-12}$$

定义 4 – 8：供应延迟时间损失是应急条件下运输物流时间损失和物资收集时间损失。

供应延迟时间损失包括将物资从供应点配送到需求点的运输时间，以及应急环境下相关物资收集所用的时间。但是考虑到本章建立模型的目标之一是进行决策时间的均衡，而且，从物资开始收集到决策时刻这一段时间内，相关部门也是在收集物资的，因此，在供应延迟时间损失的计算中，这一段时间应当只计算一次，具体计算方法定义如下：

$$LT_t\ (\xi_i,\ s_{ijt}) = t_{ij}^0 \cdot s_{ijt} + t\ (\xi_i,\ s_{ijt}) \tag{4-13}$$

其中，

$$t\ (\xi_i,\ s_{ij}) = \max\ \{\alpha \cdot \xi_i \cdot s_{ijt} - T,\ 0\} \tag{4-14}$$

定义 4 – 9：公平配置原则为：各个需求点的期望需求满足率相等。其中，需求点 j 在 t 时刻的期望需求满足率定义如下：

$$u_{jt} = \min\left\{ \sum_{j=1}^{m} E\ (d_{jt}),\ \sum_{i=1}^{m} S_{it} \right\} \bigg/ \sum_{j=1}^{n} E\ (d_{jt}) \tag{4-15}$$

二　优化模型

根据以上假设和定义，可以建立不确定环境下的重大突发公共事件大规模应急医用物资均衡配置模型。具体目标为：（Ⅰ）配置失误风险和配置不及时风险均衡；（Ⅱ）各个需求点的期望需求满足率相等；（Ⅲ）总的调度时间损失最小。可以建立模型如下：

$$\min t = \left| R_t^{Error} - R_t^{Delay} \right| \tag{4-16}$$

$$\min z = \sum_{i=1}^{m} \sum_{j=1}^{n} \left\{ t_{ij}^0 \cdot s_{ijt} + E\left[LT_t\ (\xi_i,\ s_{ijt}) \right] \right\} \tag{4-17}$$

使得：

$$u_{j't} = u_{j''t},\ \ \forall j',\ j'' \in J \tag{4-18}$$

$$\sum_{j=1}^{n} s_{ijt} = S_{it},\ \ \forall i \in I \tag{4-19}$$

$$0 \leqslant t \leqslant T_0, \quad s_{ijt} \geqslant 0 \qquad (4-20)$$

其中，式（4-16）是使得两个风险均衡最小的目标函数；式（4-17）是期望供应延迟时间损失最小的目标函数；约束条件式（4-18）要求各个需求点的期望需求满足率相等；约束条件式（4-19）是各供应点的总供应量限制；约束条件式（4-20）为变量的取值范围。该模型可以应用lingo等数学软件求解。

第四节　组群信息刷新下的均衡配置策略优化

一　符号与假设

重大突发公共事件大规模应急医用物资配置决策不能一步到位，而是随着重大突发公共事件的发展情况不断更新的，是在获取相关信息刷新基础上进行的动态配置。基于需求信息刷新的大规模应急医用物资均衡配置问题可以运用贝叶斯分析理论进行建模。依据 Berger（1985）的贝叶斯分析理论，可以建立相关模型，在表4-1和4-2的符号基础上，补充表4-3的符号。

表4-3　　　　　　　　　　　　新增符号

随机变量			
X	θ 的独立观测值	x	X 的一个具体实现值
Y	ξ 的独立感知观测值	y	Y 的一个具体实现值
a	一个具体的物资配置计划		
集合			
Θ	所有可能的 θ 集合	$\mathscr{x}$	所有可能的 X 集合
Ω	所有可能的 ξ 集合	$\mathscr{y}$	所有可能的 Y 集合
$\mathscr{A}$	所有可能的 a 集合	N^+	所有正整数集
函数与方程			
$\pi(\theta)$	θ 的先验概率密度函数	$u(x)$	x 的边缘概率密度函数
$h(x, \theta)$	x 和 θ 的联合概率密度函数	$f(x\|\theta)$	x 的条件概率密度函数
$\pi^*(\theta\|x)$	θ 的后验概率密度函数	$F^{\pi}(\theta)$	θ 的累积分布函数
$\varphi(\xi)$	ξ 的先验概率密度函数	$v(y)$	y 的边缘概率密度函数
$t(y, \xi)$	y 和 ξ 的联合概率密度函数	$g(y\|\xi)$	y 的条件概率密度函数
$\varphi^*(\xi\|y)$	ξ 的后验概率密度函数	$F^{\varphi}(\xi)$	ξ 的累积分布函数

函数与方程			
r_t^{FMMEL}	t 时刻的供需适配效用损失贝叶斯风险	r_{jt}^{FMMEL}	t 时刻需求点 j 的供需适配效用损失贝叶斯风险
$LT(\xi, \delta)$	供应延迟时间损失函数	$rT(\varphi^*, \delta)$	供应延迟时间风险函数
$F^u(x)$	x 的边缘累积分布函数	$\delta(x)$	在空间 X 上的决策，即 $\delta(x)$ 为 $X=x$ 的条件下的一个计划 $a \in A$

如第三章第二节中关于先验分布的确定，在组群信息刷新下的大规模应急医用物资配置模型中，不妨设描述重大突发公共事件发展演化态势的各种可能状态集 $\Theta = \{\theta\}$，决策者可采取各种物资配置策略集 $\mathscr{A} = \{a\}$（方案主要为各出救点配送至各需求点的物资量），则配置规则 $\delta(x)$ 表示当 $X=x$ 为样本信息的观测值时所采取的行动 [$\delta(x)$ 为 x 到 $\mathscr{A}$ 的函数]，其损失函数和风险函数是基于以下假设的。

假设 4-7： 重大突发公共事件发展演化态势先验分布的密度函数 $\pi(\theta)$ 已知，并可以周期 T 不断观测获取关于 θ 的样本信息，周期 T 期间可以多次观测，取综合观测值。

Bayes 决策方法综合利用了参数的先验信息与样本信息来做决策。根据一些重大突发公共事件数据库可以导出重大突发公共事件相关信息先验分布的密度函数 $\pi(\theta)$，其中 θ 为多维随机变量。

重大突发公共事件发展演化态势信息观测由 X^1，X^2，$\cdots$ 表示，$X^k = (X_1^k, X_2^k, \cdots)$ 为第 k 阶段观测所得样本，x^k 为样本信息，其条件密度函数为 $f_k(x^k | \theta^k)$ 定义在 $x^k = x_1 \times x_2 \times \cdots \times x_k$ 上；θ^k 在第 k 阶段的后验概率密度为 $\pi_k^*(\theta^k | x^k)$，各需求点的配置策略为 $\delta(x^k) = \delta(x_1^k, x_2^k, \cdots)$。

同时，在本章第三节关于供应延迟时间损失定义的基础上，采用第三章第三节提出的贝叶斯风险的定义进行损失的贝叶斯风险计算，可以给出供应延迟时间损失贝叶斯风险函数。

供应延迟时间损失贝叶斯风险函数为：

$$rLT(\pi^*, \delta) = E^{\varphi^*} E_\xi^\gamma [LT(t_{ij})] \qquad (4-21)$$

其中，

$$LT(t_{ij}) = t_{ij}^0 \cdot s_{ij} + t(\xi_i, s_{ijt}) \qquad (4-22)$$

二 基于需求信息刷新的公平配置原则

将基于需求信息刷新的公平配置原则定义为：各个需求点的贝叶斯需

求满足率相等。其中，需求点 j 在 t 时刻的贝叶斯需求满足率定义如下：

$$u_{jt}^* = \min\left\{\sum_{j=1}^n d_{jt}^*\ (\theta_j),\ \sum_{i=1}^m S_{it}\right\}\Big/ \sum_{j=1}^n d_{jt}^*\ (\theta_j) \qquad (4-23)$$

$$d_{jt}^*\ (\theta_j) = \frac{\displaystyle\iint_{\Delta\ \Theta} d^{jt}\ (\theta_j,\ \delta_{jt})\ f_j\ (x_j\mid\theta_j)\ dF^{\pi^j}\ (\theta_j)\ dF^{u_j}\ (x_j)}{\displaystyle\iint_{\Delta\ \Theta} f_j\ (x_j\mid\theta_j)\ dF^{\pi_j}\ (\theta_j)\ dF^{u_j}\ (x_j)} \qquad (4-24)$$

$$(\Delta = \{x^j: u^j\ (x^j) > o\})$$

$$(\Delta = \{x^j: u^j\ (x^j) > o\})$$

三 需求信息刷新下的优化方法

通过使贝叶斯风险最小化可获取最优配置策略，根据文献，当后验分布为 $\pi\ (\theta\mid x)$，行动 a 的后验贝叶斯期望损失为（Berger，1985）：

$$\rho\ [\pi\ (\theta\mid x),\ a] = \int_\Theta L\ (\theta,\ a)\ dF^{\pi(\theta\mid x)}\ (\theta) \qquad (4-25)$$

定理 4 – 1（Berger，1985）：将式（4 – 21）最小化得到的后验贝叶斯行为等价于将式（4 – 26）最小化所得的贝叶斯行为

$$\int_\Theta L\ (\theta,\ a)\ f\ (x\mid\theta)\ dF^\pi\ (\theta) \qquad (4-26)$$

定理 4 – 2（Berger，1985）：当 δ 为一非随机化估计量时，有

$$r\ (\pi,\ \theta) = \int_{\{x:m(x)>o\}} \rho\ (\pi\ (\theta\mid x),\ \delta\ (x))\ dF^m\ (x) \qquad (4-27)$$

定理中的积分符号说明：当随机变量为连续时，用积分计算；当随机变量为离散时，用求和公式计算，下同。将定理 4 – 1、定理 4 – 2 应用到式（4 – 21）中，可以简化其计算。

根据以上讨论，可以将不确定环境下的均衡配置模型进行改进，构建需求信息刷新下的均衡配置模型。

根据以上假设和定义，可以建立重大突发公共事件发展演化态势感知信息刷新下的大规模应急医用物资均衡配置模型。具体目标为：（Ⅰ）配置失误风险和配置不及时风险均衡；（Ⅱ）各个需求点的贝叶斯需求满足率相等；（Ⅲ）总的供应延迟时间损失贝叶斯风险最小。可以建立模型如下：

$$\min t = |R_t^{Error} - R_t^{Delay}| \qquad (4-28)$$

$$\min z = \sum_{i=1}^m \sum_{j=1}^n [t_{ij}^0 \cdot s_{ijt} + rT\ (\varphi_i^*,\ \delta_{ijt})] \qquad (4-29)$$

使得：

$$u_{j't}^* = u_{j''t}^*, \quad \forall j', \ j'' \in J \qquad (4-30)$$

$$\sum_{j=1}^{n} s_{ijt} = S_{it}, \quad \forall i \in I \qquad (4-31)$$

$$rT(\varphi_i^*, \ \delta_{ijt}) = \int_\Lambda \int_\Omega t(\xi_i, \ s_{ij}) \cdot g_i(y_i | \xi_i) \ dF^{\varphi_i}(\xi_i) \ dF^{v_i}(y_i)$$

$$(\Lambda = \{y_i: v_i(y_i) > o\}) \qquad (4-32)$$

$$t(\xi_i, \ s_{ij}) = \max\{\alpha \cdot \xi_i \cdot s_{ijt} - T, \ 0\} \qquad (4-33)$$

$$0 \leqslant t \leqslant T_0, \ s_{ijt} \geqslant 0 \qquad (4-34)$$

其中，式（4-28）是使得两个风险均衡的目标函数；式（4-29）是供应延迟时间损失贝叶斯风险最小的目标函数；约束条件式（4-30）是满足各个需求点的贝叶斯需求满足率相等；约束条件式（4-31）满足各供应点的总供应量限制；式（4-32）为应急物资收集时间损失风险的计算公式；式（4-33）为供应延迟时间损失计算函数；约束条件式（4-34）为变量的取值范围。该模型中，式（4-28）只与决策时间相关，可以根据具体的风险计算方法分析获得；式（4-29）与运输方案相关，可以应用 lingo 等数学软件求解。

同时，增加贝叶斯风险的相关计算公式如下：

$$v(y_i) = \int_\Theta g(y_i | \xi_i) \ dF^\varphi(\xi_i)), \quad \forall i \in I \qquad (4-35)$$

$$t(y_i, \xi_i) = \varphi(\xi_i) \ g(y_i | \xi_i), \quad \forall i \in I \qquad (4-36)$$

$$\varphi^*(y_i | \xi_i) = \frac{t(y_i, \ \xi_i)}{v(y_i)}, \quad \forall j \in J \qquad (4-37)$$

其中，式（4-35）是边缘概率密度公式；式（4-36）是联合概率密度公式；式（4-37）为后验概率密度公式。

第五章　多阶段协同下的配置策略优化

第一节　概述

以第三章提出的多阶段协同配置策略为基础，本章从重大突发公共事件大规模应急医用物资配置的多阶段协同性（即在配置过程中，综合考虑整个防控救治期，前后多个阶段的供需情况），从前后阶段的协同配置出发建立大规模应急医用物资的多阶段协同配置模型。首先，以应急医用物资配送效率和效果最佳为目标，在空间横向上考虑多供应点、多需求点的应急医用物资配置网络，在时间纵向上考虑多阶段应急医用物资消耗与补给，建立基于空间横向—时间纵向的单应急医用物资、单运输方式多阶段协同的应急医用物资配置模型。多阶段协同配置模型是在考虑后续阶段供应情况的前提下确定当前阶段各供应点向各需求点配置的应急医用物资数量。其中，在时间纵向上，运用动态规划描述后续阶段对前面阶段的应急医用物资共享性；在空间横向上，运用多目标非线性规划进行建模。通过求解分析，本章第二节得出了时间纵向配置模型的解析解；空间纵向配置模型则简化为一个简单的运输规划问题，在保证科学实用的前提下，既易于建模又方便求解。

同时，考虑到重大突发公共事件发展态势信息不完备和不确定的问题，第四节在确定环境下多阶段协同配置了优化模型的基础上，融入随机规划方法，建立不确定环境下的优化决策模型，再应用贝叶斯分析理论，综合应用重大突发公共事件历史信息和感知样本信息，进行动态协同配置优化。

第二节　确定环境下的多阶段协同配置策略优化模型
一　符号与假设

为简化模型结构，本模型假设重大突发公共事件大规模应急医用物资的需求量、运输路线的调度时间和前后阶段的供应量已经预测得到，并采用将横向模型嵌入到纵向模型中的方法，将时间纵向问题和空间横向问题结合在一起，综合考虑多阶段应急医用物资消耗与补给，建立基于多供应点、多需求点的时间纵向—空间横向一体化多阶段协同配置模型。多阶段协同配置模型由两部分组成：纵向配置模型和横向配置模型。不妨设共有 l 个阶段、m 个供应点和 n 个需求点，如图 5-1 所示；该模型用到的符号如表 5-1 所示。

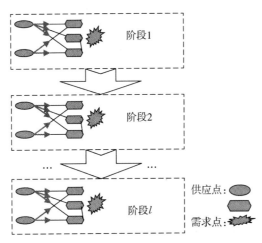

图 5-1　多阶段、多对多应急医用物资配置过程

表 5-1	符号
指标和指标集	
I	供应点集
J	需求点集
P	配置阶段集
Z^+	正整数集
横向模型参数	
T	调度总时间
t_{ij}	重大突发公共事件状态下点 i 到点 j 的调度时间
U	需求点需求满足率
u_j	需求点 j 需求满足率
q	应急医用物资拥有量
q_i	供应点 i 的应急医用物资拥有量

续表

横向模型参数	
d	应急医用物资需求量
d_j	需求点 j 的应急医用物资需求量
s_{ij}	供应点 i 配送至需求点 j 的应急医用物资量
纵向模型参数	
D^p	p 阶段的应急医用物资需求总量
D_j^p	p 阶段需求点 j 的应急医用物资需求量
N^p	p 阶段的应急医用物资补给总量
N_i^p	p 阶段供应点 i 的应急医用物资补给量
R^p	p 阶段的应急医用物资剩余总量
R_i^p	p 阶段供应点 i 的应急医用物资剩余量
Q^p	p 阶段的应急医用物资拥有总量
Q_i^p	p 阶段供应点 i 的应急医用物资拥有量
S^p	p 阶段的应急医用物资配置总量
S_i^p	p 阶段供应点 i 的应急医用物资配置量
s^p	p 阶段的应急医用物资配置策略
s_{ij}^p	p 阶段供应点 i 到需求点 j 的应急医用物资配置量

二 优化模型

多阶段协同配置问题数学描述：已知 p 阶段需求点的需求总量 $D^p = [D_1^p, D_2^p, \cdots, D_n^p]$ 和供应点的应急医用物资补给总量 $N^p = [N_1^p, N_2^p, \cdots, N_m^p]$，要求出各阶段供应点应该往需求点配置多少应急医用物资 S^p，以使得总的应急医用物资供需适配效用损失最小；并求出该阶段各供应点该往各需求点配置多少应急医用物资，即 $s^p = [s_{11}^p, \cdots, s_{1n}^p, \cdots, s_{mn}^p]$，以使得总的配置效率最高和应急医用物资供需适配效用损失最小。其中，配置效率以调度时间衡量；配置效果损失定义为：

定义 5 - 1： 令 $S = [s_1, s_2, \cdots, s_n]$ 为各需求点的应急医用物资配置量，则总的应急医用物资供需适配效用损失为：

$$L(S) = \sum_{j \in J} (d_j - s_j)^2 \qquad (5-1)$$

在定义 5 - 1 的基础上，即可建立多阶段协同配置模型的时间纵向配置模型和空间横向配置模型。

1. 时间纵向配置模型

在配置效果损失定义的基础上，可用动态规划建立纵向配置模型，假设状态变量为各阶段的应急医用物资拥有量；决策变量为各阶段的应急医用物资配置量；指标函数为应急医用物资供需适配效用损失。纵向配置模型描述如下：

纵向配置阶段：$p = 1, 2, \cdots, l$；

纵向配置各阶段的应急医用物资拥有量为应急医用物资剩余量与应急医用物资补给量之和，故纵向配置的状态变量为：

$$Q^p = Q_1^p + Q_2^p + \cdots + Q_m^p = R_1^p + N_1^p + R_2^p + N_2^p + \cdots + R_m^p + N_m^p;$$

纵向配置决策变量为：$S^p = S_1^p + S_2^p + \cdots + S_m^p$。

纵向配置过程中，某阶段的供应点可配置的应急医用物资量必须小于或等于其应急医用物资拥有量，故其允许决策集合为：

$$B^p (Q^p) = \left\{ S^p \mid 0 \leqslant S^p \leqslant \sum_{i \in I} Q_i^p \right\}。$$

某阶段配置确定后，下一阶段的应急医用物资剩余量为应急医用物资拥有量减去配置量，故纵向配置状态转移方程为：$Q^{p+1} = Q^p - S^p + R^{p+1}$。

令阶段 p 的各需求点的应急医用物资供需适配效用损失之和为该阶段的指标函数，由式（5-1）可得阶段 p 的指标函数为：

$$V^p (S^p) = L (S^p) = \sum_{j \in J} \left(D_j^p - \sum_{i \in I} s_{ij}^p \right)^2 \tag{5-2}$$

再令最优值函数 $f^p(Q^p)$ 为从阶段 p 到阶段 l 的最小配置效果损失，因而可以写出动态规划逆推关系式：

$$\begin{cases} f^{l+1}(Q^{l+1}) = 0 \\ f^p(Q^p) = \min_{S^n \in B^n(Q^p)} \left\{ V^p (S^p) + f^{p+1}(Q^p - S^p + N^{p+1}) \right\} \end{cases} \tag{5-3}$$

2. 空间横向配置模型

由式（5-2）可知，纵向配置模型的指标函数计算需要先知道该阶段各个需求点的配置总量 $\sum_{i \in I} s_{ij}^p$，它需要从横向配置模型求得。因此，令某阶段横向配置模型的应急医用物资配置总量为纵向配置该阶段的应急医用物资配置量，令 $q = S^p = \sum_{i \in I} S_i^p$，$d_j = D_j^p$，$(j \in J)$，$q_i = Q_i^p$，$(i \in I)$，建立横向应急医用物资配置模型如下：

目标：

$$\min y = \sum_{j \in J} \left(d_j - \sum_{i \in I} s_{ij} \right)^2 \tag{5-4}$$

$$\min z = \sum_{i \in I} \sum_{j \in J} s_{ij} \cdot t_{ij} \tag{5-5}$$

使得：

$$\sum_{j \in J} \sum_{i \in I} s_{ij} = q \qquad\qquad (5-6)$$

$$\sum_{j \in J} s_{ij} \leqslant q_i \qquad\qquad \forall i \in I \qquad\qquad (5-7)$$

$$\sum_{i \in I} s_{ij} \leqslant d_j \qquad\qquad \forall j \in J \qquad\qquad (5-8)$$

从横向配置模型中，可以求得该阶段的配置策略为：

$$s^p = [s_{11}^p,\ s_{12}^p,\ \cdots,\ s_{1n}^p,\ \cdots,\ s_{mn}^p] = [s_{11},\ s_{12},\ \cdots,\ s_{1n},\ \cdots,\ s_{mn}]$$

$$(5-9)$$

将式（5-9）代入式（5-2）便可求得阶段 p 配置为 S^p 时的指标函数，从而实现纵向配置模型和横向配置模型的融合。虽然多阶段协同配置模型很好地描述了应急医用物资配置决策问题，但是结构复杂，难于直接求解，不适合应急环境决策。后续将对多阶段协同模型进行改进，同时给出高效解法。

关于目标函数式（5-4），在这个风险损失函数的定义下，如果出现极端情况，比如几个需求点的需求量相差很大时，在求得的最优解中，会出现需求量小的需求点配置量为 0 的情况。此时，虽然使得总体风险最小，但是配置方案不能体现公平性。因此，在实际应用过程中，应视具体情况，采用不同的目标函数，或者采用第四章中使用的公平配置原则式（4-4）。

三　求解方法

横向—纵向—体化多阶段协同模型通过嵌入的方法将两个模型结合起来，若是能将横向和纵向配置模型分别求解，必然能简化模型结构、提升求解效率。首先分析横向配置模型如何简化为普通的调度模型；其次研究纵向配置模型的一般解。这样，可获得多阶段协同模型求解的简便方法。

1. 横向配置模型转化为调度模型

横向配置问题数学描述：已知 m 个供应点的应急医用物资拥有量 $q = [q_1,\ q_2,\ \cdots,\ q_m]$ 和 n 个需求点的应急医用物资需求量 $d = [d_1,\ d_2,\ \cdots,\ d_n]$，需要求出各供应点该往各需求点配置多少量以使得总的配置效率最高。为简化该横向配置问题，先对需求点配置量进行分析。

决策者在选择应急医用物资配置策略时，不仅要考虑效率最大化，更需兼顾公平原则。因此，定义需求满足率和应急医用物资配置原则如下：

定义 5-2：若需求点的应急医用物资供应量为 s，需求量为 d，定义该需求点的需求满足率 u 为：$u = \min \left\{ 1,\ \dfrac{s}{d} \right\}$。

定义 5-3：设 u_j 为第 j 个需求点的需求满足率、U 为所有需求点的总需求满足率，定义应急医用物资配置原则为：$\forall j \in J$，有 $u_j = U$。

应急医用物资配置原则的定义使得各个需求点的需求满足率等于所有需求点的总需求满足率，根据定义 5-2 和定义 5-3 可以得到引理 5-1 和引理 5-2。

引理 5-1：根据应急医用物资配置原则的定义，即 $u_j = U$，$\forall j \in J$，则有

$$\sum_{j \in J} \sum_{i \in I} s_{ij} = \min\left\{ \sum_{i \in I} q_i,\ \sum_{j \in J} d_j \right\} \tag{5-10}$$

证明：当 $U = 1$ 时，$\sum_{j \in J} \sum_{i \in I} s_{ij} = \sum_{j \in J} d_j$ 且 $\sum_{i \in I} q_i \geqslant \sum_{j \in J} d_j$，故结论成立；当 $U < 1$ 时，$u_j = U < 1$，$\forall j \in J$，

故 $\sum_{j \in J} \sum_{i \in I} s_{ij} = \sum_{j \in J} u_j \cdot d_j = U \cdot \sum_{j \in J} d_j = \dfrac{\sum_{i \in I} q_i}{\sum_{j \in J} d_j} \cdot \sum_{j \in J} d_j = \sum_{i \in I} q_i$，且

$\sum_{i \in I} q_i < \sum_{j \in J} d_j$，所以结论成立。

引理 5-1 说明：定义 5-2 和定义 5-3 可以保证在最大限度配置供应点应急医用物资的前提下，不会造成需求点应急医用物资配置过剩；同时，在总需求量大于总供应量的前提下，根据应急医用物资配置原则的定义得出的配置策略是满足横向配置模型中的条件式（5-6）的。

引理 5-2：设 u_j 为第 j 个需求点的需求满足率、U 为所有需求点的总需求满足率，则 $u_j = U$，$\forall j \in J$ 的充分必要条件为：

$$\sum_{i \in I} s_{ij} = a \cdot d_j,\quad \forall j \in J \tag{5-11}$$

其中，$a = \min\left\{ 1,\ \dfrac{\sum_{i \in I} q_i}{\sum_{j \in J} d_j} \right\}$。

证明：当 $a = 1$ 时，$\sum_{i \in I} q_i > \sum_{j \in J} d_j$，即供应大于需求，结论显然成立；

当 $a = \dfrac{\sum_{i \in I} q_i}{\sum_{j \in J} d_j}$ 时，易知 $u_j = \dfrac{\sum_{i \in I} s_{ij}}{d_j}$，$\forall j \in J$，$U = \dfrac{\sum_{i \in I} q_i}{\sum_{j \in J} d_j}$，因此 $u_j = U$，$\forall j \in J$ 的充分必要条件为 $\sum_{i \in I} s_{ij} = \dfrac{d_j}{\sum_{j \in J} d_j} \cdot \sum_{i \in I} q_i$。因此，结论成立。

引理 5-2 说明：根据定义 5-2 和定义 5-3 所求得的 $\sum_{i \in I} s_{ij}$（$\forall j \in J$）

是满足横向配置模型里的条件式（5-8）的。因此，定义5-3给出的应急医用物资配置原则是合理有效的。根据引理5-1与引理5-2，可以确定各个需求点的应急医用物资供应总量。

定理5-1：若 q_i 与 d_j 分别为供应点 i（$i \in I$）与需求点 j（$j \in J$）的应急医用物资拥有量和需求量，设 s_j 为需求点 j 的应急医用物资配置总量，则 $\forall j \in J$，有

$$s_j = \begin{cases} \dfrac{d_j}{\sum\limits_{j \in J} d_j} \cdot \sum\limits_{i \in I} q_i & \sum\limits_{i \in I} q_i < \sum\limits_{j \in J} d_j \\ d_j & \sum\limits_{i \in I} q_i \geqslant \sum\limits_{j \in J} d_j \end{cases} \quad (5-12)$$

定理5-1给出了各个需求点的应急医用物资供应总量计算方法，可由引理5-1和引理5-2证得。然而，当 $\sum\limits_{i \in I} q_i < \sum\limits_{j \in J} d_j$ 时，s_j 可能不是整数，对此，采用整数化方法1进行处理，即将各非整数的部分相加，然后按整数配置给需求量大的几个需求点。整数化方法1的具体步骤如下：

第一步，设 $s_{j'}'$（$j' \in J'$）为定理5-1所求得的所有非整数配置量，令 $a = \sum\limits_{j' \in J'} (s_{j'}' - \lfloor s_{j'}' \rfloor)$，易知 $a < n$；

第二步，将 s_j（$j \in J$）从大到小排列，不妨设 s_{j^1}, …, s_{j^a} 为前 a 个，令 $J' = \{j | j^1, \cdots, j^a\}$；

第三步，$\forall j \in J'$，令 $s_j^* = \lfloor s_j^* \rfloor + 1$；

第四步，$\forall j \in J$ 且 $j \notin J'$，令 $s_j^* = \lfloor s_j \rfloor$。

在需求点需求量相差很大时，定理（5-1）所求得的最优解，可能会出现需求量小的需求点配置量为0的情况。此时，虽然使得总体风险最小，但是配置方案不能体现公平性。此时，可以采用不同的目标函数，或者采用第四章中使用的公平配置原则（4-4）。

以上是对横向配置问题的独立探讨，它与一体化多阶段协同模型中的横行配置问题具有如下区别：独立探讨的横向配置模型中，应急医用物资配置总量等于所有需求点的应急医用物资拥有量之和，即 $q = \sum\limits_{i \in I} q_i$；而一体化多阶段协同模型的横向配置模型中，应急医用物资配置总量为某阶段的纵向应急医用物资配置量，小于等于所有需求点的应急医用物资拥有量之和，即 $q = S^p \leqslant \sum\limits_{i \in I} q_i$。

要将横向配置模型建立为一般的调度模型，还需对横向配置模型中的目标函数式（5-4）进行处理。目标函数式（5-4）是要求应急医用物

资供需适配效用损失最小，而应急医用物资配置原则要求应急医用物资配置公平，两者都是描述需求点的应急医用物资需求满足状态的。实际上，两者难以同时实现。在一般情况下，由定义 5-3 给出的应急医用物资配置原则并不能满足目标函数式（5-4）。因此，为在应急医用物资配置决策中兼顾公平原则，简化的模型选择由定义 5-3 给出的应急医用物资配置原则。若需采用目标函数式（5-4），则需改进应急医用物资配置原则，改进方法将在下一节中讨论。

由此，便可将横向配置模型转化为一般的调度模型。在已知应急医用物资配置总量为 $q = S^p$ 的前提下，记 s_j^* $(j \in J)$ 为各需求点的应急医用物资配置总量。根据定理 5-1，我们可以得到各需求点可被供应的应急医用物资量，不妨设 $d_j^0 = s_j^*$，此时 $\sum\limits_{j \in J} s_j^* \leq \sum\limits_{i \in I} q_i$。因此，"多对多"网络应急医用物资横向配置问题便转化为普通的运输问题，横向配置模型简化为如下调度模型：

目标：

$$\min z = \sum_{i \in I} \sum_{j \in J} s_{ij} \cdot t_{ij} \tag{5-13}$$

使得：

$$\sum_{j \in J} \sum_{i \in I} s_{ij} = q \tag{5-14}$$

$$\sum_{i \in I} s_{ij} = d_j^0 \qquad \forall\, j \in J \tag{5-15}$$

$$\sum_{j \in J} s_{ij} \leq q_i \qquad \forall\, i \in I \tag{5-16}$$

2. 纵向配置模型一般解

纵向配置问题数学描述：已知 p 阶段需求点的需求量 $D^p = [D_1^p, D_2^p, \cdots, D_n^p]$ 和供应点的应急医用物资补给量 $N^p = [N_1^p, N_2^p, \cdots, N_m^p]$，要求出各阶段供应点应该往需求点配置多少应急医用物资以使得总的应急医用物资供需适配效用损失最小。该问题有一个重要的特点：后续阶段可以支配前面阶段的应急医用物资，而前面阶段不能共享后续阶段的应急医用物资，将这一特点称为多阶段协同共享性。并假设所有阶段需求之和总是大于所有阶段供给之和。这样假设是合理的，若不然，各阶段供给大于其需求，则根据横向配置模型获取配置策略即可；若前面阶段有盈余而后续阶段供应不足，可把前面阶段的部分应急医用物资留给后续阶段配置，再用横向配置模型获取最佳配置策略即可；若前面阶段不足，后续阶段有盈余，由于前面阶段不能共享后续阶段的应急医用物资，因此可截取前面不足的那些阶段，这些阶段组成的模型满足假设，余下的阶段相当于前面的两种情况。多阶段协同共享性的数学定义如下：

定义 5-4：设 p_1，$p_2 \in Z^+$ 且 $1 \leqslant p_1 < p_2 \leqslant l$，若将阶段 p_1 到阶段 p_2 单独取出来组成一个独立的子模型，D^k 和 N^k 分别为阶段 k（$p_1 \leqslant k \leqslant p_2$）的总需求量和总补给量，$D$ 和 N 分别为阶段 p_1 到阶段 p_2 的总需求量和总补给量，且 $D \geqslant N$，令 $v_k = N^k - D^k$，$\bar{v} = \dfrac{N-D}{p_2 - p_1}$。若 $\forall k \in \{x | p_1 < x \leqslant p_2\}$，满足

$$\frac{\sum\limits_{i=p_1}^{k} v_i}{k - p_1 + 1} \geqslant \bar{v} \tag{5-17}$$

则称阶段 p_1 到阶段 p_2 的应急医用物资配置子模型是具有多阶段协同共享性的。

子模型的多阶段协同共享性条件（5-17）保证了前面阶段的应急医用物资相对后续阶段的应急医用物资在其对应阶段的需求配置上是有盈余的，即后续阶段分享了部分前面阶段的应急医用物资。

若已知应急医用物资配置总量，通过定理 5-1 可以求出 p 阶段各需求点的配置量为：

$$s_j = \begin{cases} \dfrac{D_j^p}{\sum\limits_{j \in J} D^p f_j} \cdot \sum\limits_{i \in I} Q_i^p & \sum\limits_{i \in I} Q_i^p < \sum\limits_{j \in J} D_j^p \\ D_j^p & \sum\limits_{i \in I} Q_i^p \geqslant \sum\limits_{j \in J} D_j^p \end{cases} \quad (\forall j \in J) \tag{5-18}$$

由式（5-18），可以改进纵向配置模型的指标函数表达式，如定理 5-2 所示。

定理 5-2：若 $\forall j \in J$，$s_j = \begin{cases} \dfrac{D_j^p}{\sum\limits_{j \in J} (D_j^p)^2} \cdot \sum\limits_{i \in I} Q_i^p & \sum\limits_{i \in I} Q_i^p < \sum\limits_{j \in J} D_j^p \\ D_j^p & \sum\limits_{i \in I} Q_i^p \geqslant \sum\limits_{j \in J} D_j^p \end{cases}$，

则纵向配置模型中的指标函数（5-2）可替换成式（5-19），同时保持模型解不变。

$$V'^p (S^p) = \left(\sum\limits_{j \in J} D_j^p - \sum\limits_{j \in J} \sum\limits_{i \in I} s_{ij}^p \right)^2 \tag{5-19}$$

证明：当 $s_j = d_j$ 时，$V^p(S^p) = V'^p(S^p) = 0$，结论显然成立；

当 $s_j = \dfrac{D_j^p}{\sum\limits_{j \in J} (D_j^p)^2} \cdot \sum\limits_{i \in I} Q_i^p$ 时，由式（5-2）可得：

$$\frac{(\sum\limits_{j\in J} D_j^p)^2}{\sum\limits_{j\in J} (D_j^p)^2} \cdot V^p (S^p) = \frac{(\sum\limits_{j\in J} D_j^p)^2}{\sum\limits_{j\in J} (D_j^p)^2} \cdot \sum\limits_{j\in J} \left(D_j^p - \frac{D_j^p}{\sum\limits_{j\in J} (D_j^p)^2} \cdot \sum\limits_{i\in I} Q_i^p \right)^2$$

$$= \frac{(\sum\limits_{j\in J} D_j^p)^2}{\sum\limits_{j\in J} (D_j^p)^2} \cdot \left[1 - \frac{\sum\limits_{i\in I} Q_i^p}{\sum\limits_{j\in J} (D_j^p)} \right]^2 \cdot \sum\limits_{j\in J} (D_j^p)^2$$

$$= (\sum\limits_{j\in J} D_j^p)^2 \cdot \left[1 - \frac{\sum\limits_{i\in I} Q_i^p}{\sum\limits_{j\in J} (D_j^p)} \right]^2$$

$$= (\sum\limits_{j\in J} D_j^p - \sum\limits_{i\in I} Q_i^p)^2$$

$$= (\sum\limits_{j\in J} D_j^p - \sum\limits_{j\in J} \sum\limits_{i\in I} s_{ij}^p)^2$$

$$= V'^p (S^p) \tag{5-20}$$

由式（5-11）可知，式（5-10）只需乘一个常数即可转化成式（5-2），用式（5-10）作为纵向配置模型的指标函数并不会影响模型解，结论成立。

定理5-2说明在求解纵向模型时，不需要重复计算各阶段不同配置总量下的各需求点配置量，运用式（5-10）作为指标函数可以提高算法效率。可以证明：以式（5-10）作为指标函数，则具有多阶段协同共享性的纵向配置子模型是可以获取解析解的，首先引入引理5-3。

引理5-3：已知 a，b_1，b_2，$\cdots$，b_n 是常数，$x_1 + x_2 \cdots + x_n = a$，$b = b_1 + b_2 \cdots + b_n$ 且 $x_i \leq b_i$，$a < b$。则，当且仅当 $x_k = b_k - \frac{b-a}{n}$，$1 \leq k \leq n$ 时，$y = (b_1 - x_1)^2 + (b_2 - x_2)^2 + \cdots + (b_n - x_n)^2$ 取最小值。

证明：令 $c_k = b_k - x_k$，则 $c_k \geq 0$，$\forall 1 \leq k \leq n$；所以由高斯不等式可知，当且仅当 $c_1 = c_2 = \cdots = c_n$ 时，即 $b_1 - x_1 = b_2 - x_2 = \cdots = b_n - x_n$，有 $y = \sum\limits_{k=1}^{n} c_k^2 \geq \frac{(\sum\limits_{k=1}^{n} c_k)^2}{n}$。又因为 $x_1 + x_2 \cdots + x_n = a$，$b = b_1 + b_2 \cdots + b_n$，所以 $x_k = b_k - \frac{b-a}{n}$，$1 \leq k \leq n$。引理5-3得证。

对于以式（5-10）作为指标函数且具有多阶段协同共享性的纵向配置子模型可以获得解析解，它的解析解由定理5-3给出。

定理5-3：设本章第二节建立的阶段数为 l 的纵向配置模型具有多阶

段协同共享性，并以式（5-10）替换式（5-2）作为指标函数，则 $\forall p \in \{p \mid 1 \leqslant p \leqslant l\}$，有

$$S^p = D^p - \frac{\sum\limits_{p=1}^{l} D^p - \sum\limits_{p=1}^{l} N^p}{l} \tag{5-21}$$

证明： 用动态规划逆序解法求解该模型：

当 $p = l$ 时，由于假设总需求大于总供应，即 $D \geqslant N$，因此，$Q^l \leqslant D^l$，所以

$$f^l(Q^l) = \min_{S^l \in B^l(Q^l)} \{(D^l - S^l)^2\}$$
$$= (D^l - Q^l)^2$$

此时 $S^l = Q^l$；

当 $p = l-1$ 时，由引理5-3有

$$f^{l-1}(Q^{l-1}) = \min_{S^{l-1} \in B^{l-1}(Q^{l-1})} \{(D^{l-1} - S^{l-1})^2 + [D^l - (Q^{l-1} - S^{l-1} + N^l)]^2\}$$
$$= \sum_{j=l-1}^{l} \left[D^j - \left(D^j - \frac{D^{l-1} + D^l - Q^{l-1} - N^l}{2} \right) \right]^2$$
$$= \frac{(D^{l-1} + D^l - Q^{l-1} - N^l)^2}{2}$$

此时 $S^l = D^l - \dfrac{D^{l-1} + D^l - Q^{l-1} - N^l}{2}$，$S^{l-1} = D^{l-1} - \dfrac{D^{l-1} + D^l - Q^{l-1} - N^l}{2}$；

由此类推，当 $p = k$ 时，由引理5-3有

$$f^k(Q^k) = \min_{S^k \in B^k(Q^k)} \{(D^k - S^k)^2 + f^{k+1}(Q^k - S^k + N^{k+1})\}$$
$$= \sum_{j=k}^{l} \left[D^j - \left(D^j - \frac{\sum\limits_{i=k}^{l} D^i - Q^k - \sum\limits_{i=k+1}^{l} N^i}{l-k+1} \right) \right]^2$$
$$= \frac{\left(\sum\limits_{i=k}^{l} D^i - Q^k - \sum\limits_{i=k+1}^{l} N^i \right)^2}{l-k+1}$$

此时 $S^o = D^o - \dfrac{\sum\limits_{i=k}^{l} D^i - Q^k - \sum\limits_{i=k+1}^{l} N^i}{l-k+1}$（$\forall o \in \{o \mid k \leqslant o \leqslant l\}$）；

当 $p = 1$ 时，由引理5-3有

$$f^1(Q^1) = \min_{S^1 \in B^1(Q^1)} \{(D^1 - S^1)^2 + f^2(Q^1 - S^1 + N^2)\}$$
$$= \sum_{j=1}^{l} \left[D^j - \left(D^j - \frac{\sum\limits_{i=1}^{l} D^i - Q^1 - \sum\limits_{i=2}^{l} N^i}{l} \right) \right]^2$$

$$= \frac{(\sum\limits_{i=1}^{l} D^i - Q^1 - \sum\limits_{i=2}^{l} N^i)^2}{l}$$

此时，$S^o = D^o - \dfrac{\sum\limits_{k=1}^{l} D^k - \sum\limits_{k=1}^{l} N^k}{l}$（$\forall o \in \{o \mid 1 \leq o \leq l\}$）。因此，只需再证明 $\forall o \in \{o \mid 1 \leq o \leq l\}$，$S^o$ 是可行解，即 $S^o \leq Q^o$ 即可。

因为该模型具有多阶段协同共享性，令 D^o 和 N^o 分别为阶段 o（$1 \leq o \leq l$）的总需求量和总补给量，D' 和 N' 为所有阶段的总需求和总补给量；再令 $v'_o = N'^o - D'^o$，$\overline{v'} = \dfrac{N' - D'}{l}$，则根据多阶段协同共享性定义，有

$$\sum\limits_{k=2}^{0} D'^k - \sum\limits_{k=1}^{0} D'^k - o \cdot \overline{v'} \leq 0 \tag{5-22}$$

下面用数学归纳法证明 $S^o - D^o - \overline{v'}$（$\forall o \in \{o \mid 1 \leq o \leq l\}$）为其可行解。

当 $o = 1$ 时，由式（5-22）知，$S^1 - Q^1 = D^1 - \overline{v'} - N^1 \leq 0$，所以 $S^1 \leq Q^1$，结论成立；

设当 $o = k$ 时，结论成立，即有 $S^k = D^k - \overline{v'}$，且 $S^k \leq Q^k$；

当 $o = k+1$ 时，由式（5-22）可知，

$$\begin{aligned}
S^{k+1} - Q^{k+1} &= D^{k+1} - \overline{v'} - Q^{k+1} \\
&= D^{k+1} - \overline{v'} - \sum\limits_{i=1}^{k+1} N^i + \sum\limits_{i=1}^{k} S^i \\
&= D^{k+1} - \overline{v'} - \sum\limits_{i=1}^{k+1} N^i + \sum\limits_{i=1}^{k} D^i - k \cdot \overline{v'} \\
&= \sum\limits_{i=1}^{k+1} D^i - \sum\limits_{i=1}^{k+1} N^i - (k+1) \cdot \overline{v'} \\
&\leq 0
\end{aligned}$$

所以结论成立，定理得证。

由定理 5-3 求出的 $S^o = D^o - \dfrac{\sum\limits_{k=1}^{l} D^k - \sum\limits_{k=1}^{l} N^k}{l}$（$\forall o \in \{o \mid 1 \leq o \leq l\}$）可能不是整数解，对此，采取整数化方法 2 进行处理，即将各非整数的部分相加，然后按整数配置给前面几个阶段。

整数化方法 2：

第一步，设 S^o（$\forall o \in \{o \mid 1 \leq o \leq l\}$）为定理 5-3 所求得的所有非整

数配置量，令 $a = \sum\limits_{o=1}^{l} (S^o - \lfloor S^o \rfloor)$，易知 $a < l$；

第二步，$\forall j \in \{j \mid 1 \leq j \leq a\}$，令 $S^o* = \lfloor S^o \rfloor + 1$；

第三步，$\forall j \in \{j \mid a < j \leq l\}$，令 $S^o* = \lfloor S^o \rfloor$。

一般的纵向配置模型可能不具有多阶段协同共享性。然而，一般纵向配置模型可以分割成若干个具有多阶段协同共享性的子模型。定理 5 - 4 给出了获取一般纵向模型多阶段协同共享性子模型的具体方法。

定理 5 - 4：在 l（$l \in Z^+$）阶段纵向配置模型中，设 $p \in \{p \mid 0 < p \leq l,$

$p \in Z^+\}$，令 $\sigma^p = \dfrac{\sum\limits_{k=1}^{p} D^k - \sum\limits_{k=1}^{p} N^k}{p}$，且令 $\sigma^n = \max \{\sigma^1, \sigma^2, \cdots, \sigma^l\}$（$n \in$

Z^+，$n \leq l$）；那么，该模型中的前 n 阶段组成的子模型便具有一个多阶段协同共享性。

证明：略。

定理 5 - 5：任意的 l 阶段纵向配置模型总是可以分割成 m（$1 \leq m \leq l$，$m \in Z^+$）个具有多阶段协同共享性的子模型。

证明（采用数学归纳法）：

当 $k = 1$ 时，该模型只有一个阶段，必然是具有多阶段协同共享性的模型，$m = 1$，结论成立；

设当 $k \leq n$ 时，结论成立，即阶段小于等于 n 的纵向配置模型可以分割成 m_k（$1 \leq m_k \leq k$）个具有多阶段协同共享性的子模型；

当 $k = n + 1$ 时，检验该 $n + 1$ 阶段纵向配置模型是否具有多阶段协同共享性。若具有多阶段协同共享性，令 $m = 1$，结论成立；若不然，由定理 5 - 4 知：$\exists o \in Z^+$，$o \leq n + 1$，使得前 o 个阶段组成一个具有多阶段协同共享性的子模型，余下的 $n - o + 1$ 个阶段组成一个子模型，因为 $n - o + 1 \leq n$，由假设知，该 $n - o + 1$ 阶段子模型可以分割成 m'（$1 \leq m' \leq n - o + 1$）个子模型。因此，$n + 1$ 阶段纵向配置模型可以分割成 $m' + 1$ 个具有多阶段协同共享性的子模型，结论成立。定理证毕。

证明（采用数学归纳法）：

设当 $k = 1$ 时，该模型只有一个阶段，必然是具有多阶段协同共享性的模型，结论成立；

设当 $k = n$ 时，结论成立，即 n 阶段纵向配置模型可以分割成 m（$1 \leq m \leq n$）个具有多阶段协同共享性的子模型；

当 $k = n + 1$ 时，由前文当 $k = n$ 时，结论成立这一假设知，前 n 个阶

段可以分割成 m（$1 \leqslant m \leqslant n$）个具有多阶段协同共享性的子模型；将最后一个阶段放入第 m 个子模型，验证新子模型是否具有多阶段协同共享性，若是，结论成立；若不是，则最后一个阶段单独分割成一个子模型，该子模型只有一个阶段，必然是具有多阶段协同共享性的子模型。因此，结论成立。

3. 多阶段协同模型求解方法

通过以上分析，多阶段协同模型求解过程可以总结为：

第一步：根据定义 5-4 判断纵向配置模型是否具有多阶段协同共享性。若是，继续下一步；若不是，取该模型的第一个具有多阶段协同共享性的子模型，进入下一步；

第二步：根据定理 5-3 求出该模型各阶段的配置量 S^p，并将其整数化；

第三步：令第一阶段的配置量为配置总量，即 $q = S^1$，根据定理 5-1 求出各个需求点的配置量 s_j，并将其整数化；

第四步：应用调度模型求出具体配置策略 $s^1 = [s_{11}, s_{12}, \cdots, s_{1n}, \cdots, s_{mn}]$。

具体过程如图 5-2 所示。

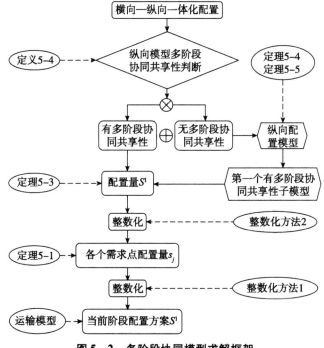

图 5-2　多阶段协同模型求解框架

第三节　不确定环境下的多阶段协同配置策略优化

一　符号与假设

在重大突发公共事件发生之后，必然有很多需求点和供应点。如图 5-3 所示，假定在规划区间，有 m 个需求点、n 个配置中心以及 l 个阶段。应急决策者需要制定一个策略将应急医用物资从供应点配置到需求点。同时，他们还必须考虑整个规划区间、需求不确定性、调度时间不确定性、供应信息和多阶段协同共享特性。

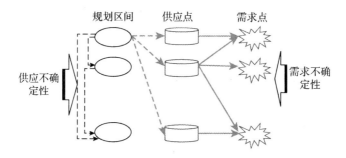

图5-3　多阶段协同共享过程

表5-2 给出了本节中使用的符号。

表5-2　　　　　　不确定环境下的多阶段协同配置策略符号

随机向量	
θ	重大突发公共事件发展态势
ξ	物资供应态势
指数和指数集合	
P	策划阶段集合 $p \in P$
I	供应点集合 $i \in I$
J	需求点集合 $j \in J$
Z^+	正整数集合
Θ	所有可能的 θ 集合
Ω	所有可能的 ξ 集合
参数和变量	
w	单位物资重量

参数和变量	
c	每个交通工具的负载重量
N^p	阶段 p 的新增物资数量
v_i	供应点 i 的交通工具数量
d^p	p 阶段的总需求
d_j^p	p 阶段需求点 j 的需求
t_{ij}^0	当前阶段正常条件下从 i 到 j 的调度时间
t_{ij}	当前阶段应急条件下从 i 到 j 的调度时间
决策变量	
s^p	p 阶段所配置的物资数量
s_j^p	p 阶段运输到需求点 j 的物资数量
s_{ij}^p	p 阶段从供应点 i 运输到需求点 j 的物资数量

需求点的需求量和需求点获取物资的时间是重大突发公共事件大规模应急医用物资配置的关键。本章中，我们用物资供应态势和重大突发公共事件发展态势来表征需求和供应的感知信息。

假设 5 – 1：重大突发公共事件发展态势 θ 反映了需求情况的信息。

假设需求是重大突发公共事件发展态势的函数，则 p 阶段需求点 j 的需求可以定义为：

$$d_j^p = d\ (\theta_j^p) \tag{5 – 23}$$

其中 θ_j^p 是 p 阶段的重大突发公共事件发展态势。

另外，p 阶段的需求是

$$d^p = d\ (\theta^p) \tag{5 – 24}$$

其中，θ^p 是 p 阶段的重大突发公共事件发展态势。

假设 5 – 2：物资供应态势代表应急医用物资应急收集时间的信息。

假设调度时间是物资供应态势的函数，当前阶段应急条件下的供应点 i 的单位物资的应急收集时间 t_i 可以定义为：

$$t_i = t\ (\xi_i) \tag{5 – 25}$$

供需不匹配降低了应急医用物资配置策略的有效性。当应急决策者制定事后物资配置策略时，他们想要最大化应急医用物资的总体有效性。本章中，使用第三章第三节关于供需适配效用损失的定义来量度供需不匹配。

定义 5 – 5：供需适配效用损失是由配置到需求点的物资数量与需求点

的需求之间的不匹配造成的。

假设需求和供应分别为 d 和 s，取 $\alpha = 2$，则供需适配效用损失定义为：

$$LU\ (s) = (d - s)^2 \tag{5 - 26}$$

此外，若要尽快将物资运输到需求点，决策者需要考虑配置策略的效率。本章中，使用第三章第三节关于供应延迟时间效用损失的定义来描述应急医用物资配置的效率。

定义 5 - 6：供应延迟时间损失包括运输物流时间损失和应急医用物资收集时间损失。

设 t_{ij} 作为应急条件下从供应点 i 到需求点 j 的物流运输时间，S_{ij} 是从供应点 i 到需求点 j 所配置的物资数量，则运输 s_{ij} 的供应延迟时间损失是：

$$LT\ (t_{ij}) = t_{ij}^0 \cdot s_{ij} + t\ (\xi_i) \cdot s_{ij} \tag{5 - 27}$$

二　优化模型

实际上，在制定配置策略的过程中，有三个步骤：

步骤 1： 考虑需求不确定性和供应信息来配置当前阶段的供应物资，其中后续阶段能够分享前面阶段的部分物资，实现多阶段协同。

步骤 2： 将配置给阶段 1 的物资配置到需求点，其中我们可以得到当前阶段的精确供应数量。

步骤 3： 考虑到调度时间的不确定性，作出具体的配置策略。

实际上，上一节给出的模型可以分为与这三个步骤相关的三个子模型。

1. 模型 5 - 1

旨在最小化所有阶段的总体供需适配效用损失，来协调第一阶段和后续阶段的供需，并获得第一阶段配置物资的准确数量。

目标：

$$Z1 = \min \sum_{p \in P} \{E\ [d\ (\theta^p)] - s^P\}^2 \tag{5 - 28}$$

满足：

$$s^p \leqslant N^p + q^p, \ \forall\, p \in P \tag{5 - 29}$$

$$\sum_{p \in P} s^p = \sum_{p \in P} N^p \tag{5 - 30}$$

$$q^1 = 0 \tag{5 - 31}$$

$$q^{p + 1} = N^p + q^p - s^p, \ p \geqslant 2, \ p \in P \tag{5 - 32}$$

约束条件式（5 - 29）是每个阶段可用物资的限制。约束条件式（5 - 30）确保了规划周期内所有物资都可以配置到每个阶段。约束条件式（5 - 31）和式（5 - 32）是前后阶段剩余物资的计算函数。

求解了模型 5 - 1 后，我们可以获得配置到阶段 1 的物资数量。然后我们需要将这些物资配置到每个需求点。

2. 模型 5 - 2

旨在最小化当前阶段所有需求点的总体供需适配效用损失的期望，并且获得配置到每个需求点的物资数量。

目标：

$$Z2 = \min \sum_{j \in J} \{ E [d (\theta_j^1)] - s_j^1 \}^2 \qquad (5-33)$$

满足：

$$\sum_{j \in J} s_j^1 = s^1 \qquad (5-34)$$

约束条件式（5 - 34）确保了配置到需求点的物资数量等于配置到当前阶段的物资数量。

关于目标函数式（5 - 28），在这个风险损失函数的定义下，如果出现极端情况，比如几个需求点的需求量相差很大时，在求得的最优解中，会出现需求量小的需求点配置量为 0 的情况。此时，虽然使得总体风险最小，但是配置方案不能体现公平性。因此，在实际应用过程中，应视具体情况，采用不同的目标函数，或者采用第四章中使用的公平配置原则（4 - 15）。

3. 模型 5 - 3

旨在通过最小化整体供应延迟时间损失的期望，确定从每个供应点配置到每个需求点的物资数量。我们提出了一个随机整数规划模型来获得具体的应急配置策略，具体描述如下：

目标：

$$Z* = \min \sum_{j \in J} \sum_{i \in I} E [(t_{ij}^0 + \alpha \cdot \xi_i) \cdot s_{ij}]$$

$$= \min \sum_{j \in J} \sum_{i \in I} \left(t_{ij}^0 + \int_0^1 \alpha \cdot x \cdot g_i (x) \, dx \right) \cdot s_{ij} \quad (5-35)$$

满足：

$$\sum_{i \in I} s_{ij}^1 = s_j^1, \quad \forall j \in J \qquad (5-36)$$

$$\sum_{j \in J} s_{ij}^1 \leqslant N_j^1, \quad \forall i \in I \qquad (5-37)$$

$$\sum_{j \in J} s_{ij}^1 \cdot w \leqslant c \cdot v_i^1, \quad \forall i \in I \qquad (5-38)$$

$$s^p, N^p, q^p, s_j^1, s_{ij}^1, N_i^1, v_i^1 \in N^+, \quad \forall p \in P, i \in I, j \in J \qquad (5-39)$$

其中，考虑到目标函数中，计算运输时间时将单位物资的运输时间进行求和，而实际上，运输一次包含很多物资，因此需要对单位物资收集时间进行修正，α 是修正因子。$g_{ij}(x)$ 是阶段 1 从供应点 i 到需求点 j 的物资供应态势的概率密度函数。约束条件式（5-36）确保了配置到需求点 j 的物资数量等于应该配置的数量。约束条件式（5-37）说明每个计算中心的供应限制。约束条件式（5-38）是每个供应点的运输能力限制。约束条件式（5-39）是参数和变量取值范围。

三 求解方法

1. 模型 5-1 的求解

模型 5-1 是一个单目标随机模型，有很多方法可以进行求解。然而，在考虑多阶段协同共享性后，可以找到模型 5-1 的解析解。类似于确定环境下多阶段协同模型的求解，需要定义具有多阶段协同共享特征的问题（以下简称多阶段协同共享问题）。

定义 5-7：设 p_1，$p_2 \in Z^+$ 且 $1 \leqslant p_1 < p_2 \leqslant l$，并假设 D^k 和 N^k 分别代表第 k（$p_1 \leqslant k \leqslant p_2$）阶段的期望需求和供应，$D$ 和 N 分别代表从 p_1 阶段到 p_2 阶段的总体期望需求和总体供应，且 $D \geqslant N$。再设 $v_k = N^k - D^k$ 且 $\bar{v} = \dfrac{D-N}{p_2-p_1}$，如果 $\forall k \in \{x \mid p_1 < x \leqslant p_2\}$，约束条件式（5-40）为真，则称从 p_1 阶段到 p_2 阶段的供应和需求的匹配问题是一个多阶段协同共享问题。

$$\frac{\sum\limits_{i=p_1}^{k} v_i}{k - p_1 + 1} \leqslant \bar{v} \tag{5-40}$$

定义 5-8：对应于多阶段协同共享问题，协同第一阶段和后续阶段的供需模型，即模型 5-1，就是一个多阶段协同共享模型。

根据定义 5-7 和定义 5-8，我们可得到两条推论。

推论 5-1：设模型 5-1 有 l（$l \in Z^+$）个阶段，且 $p \in \{p \mid 0 < p \leqslant l, p \in Z^+\}$，则定义：

$$\Delta^p = \frac{\sum\limits_{k=1}^{p} D^k - \sum\limits_{k=1}^{p} N^k}{p} \tag{5-41}$$

$$\Delta^n = \max \{\Delta^1, \Delta^2, \cdots, \Delta^l\} \ (x \in Z^+, x \leqslant l) \tag{5-42}$$

则，包含首批 n 个阶段的子模型是一个多阶段协同共享模型。其中，$D^k = \lambda \cdot Q \cdot \int_0^1 x \cdot f^k(x) \, \mathrm{d}x$，$f^k(x)$ 是重大突发公共事件发展态势的概率密度函数。

推论 5-1 是多阶段协同共享模型的一个存在性定理，使用定义 5-7

和定义 5 - 8 可以很容易证明这条推论。易知，Δ^p 是首批 p 阶段的物资短缺量的平均期望，当 $\Delta^p > 0$，则前 p 个阶段的供应不足。当 $\Delta^p = 0$，则前 p 个阶段的供应满足需求。最后，当 $\Delta^p < 0$，则前 p 个阶段的供应太多。因此，可以将 Δ^p 作为多阶段协同共享模型的评价因子，$\Delta = [\Delta^1, \Delta^2, \cdots, \Delta^l]$ 作为多阶段协同共享模型的评价向量。

同时，可以得到以下第二条推论，该推论表明无论模型 5 - 1 中有多少个阶段，则它都可以分为几个多阶段协同共享子模型。

推论 5 - 2：$\forall l \in Z^+$ 一个包含 l 个阶段的模型 5 - 1 可以分为 $y1 \leq y \leq l$，$y \in Z^+$ 个多阶段协同共享子模型。

证明：推论 5 - 2 可以通过数学归纳法证明。

当 $k = 1$，则模型 5 - 1 是一个单阶段模型。所以，模型 5 - 1 是一个多阶段协同共享模型，其中 $y = 1$。

假定当 $k \leq r1 \leq r < l$，$r \in Z^+$，这个结论正确，则所有 k 阶段的模型 5 - 1 都可以分为 $y_k 1 \leq y_k \leq k$ 个多阶段协同共享子模型。需要证明当 $k = r + 1$，$r + 1$ 个阶段的模型 5 - 1 可以被分为 $y_{k+1} 1 \leq y_{k+1} \leq k + 1$ 个多阶段协同共享子模型这条假设。如果第 $r + 1$ 阶段的模型 5 - 1 是一个多阶段协同共享模型，则 $y_{k+1} = 1$。否则，根据推论 5 - 1 和推论 5 - 2，$\exists o \in Z^+ < r + 1$。所以，包含之前 o 个阶段的子模型是一个多阶段协同共享子模型，且 $r - o + 1 \leq r$。根据这条假设，包含剩余 $r - o + 1$ 个阶段的子模型可以被分为 $y_{r-o+1} 1 \leq y_{r-o+1} \leq r - o + 1$ 个多阶段协同共享子模型。证明完毕。

此外，可以通过引理 5 - 3 来求得模型 5 - 1 的解析解，如结论 5 - 1 所示。

结论 5 - 1：假设模型 5 - 1 有 l 个阶段，且它是一个多阶段协同共享模型，则有 $\forall p \in \{p \mid 0 < p \leq l\}$。

$$S^p = E[D(\theta^p)] - \frac{\sum_{p=1}^{l} E[D(\theta^p)] - \sum_{p=1}^{l} N^p}{l} \tag{5-43}$$

其中，$E[D(\theta^p)] = \lambda \cdot Q \cdot \int_0^1 \theta \cdot f^p(\theta) \, d\theta$，$f^p(\theta)$ 是 p 阶段重大突发公共事件发展态势的概率密度函数。

显然，式（5 - 43）给出的模型 5 - 1 的解能满足约束条件式（5 - 29）、式（5 - 30）、式（5 - 31）和式（5 - 32）。

2. 模型 5 - 2 的求解

根据引理 5 - 3，可以从模型 5 - 2 的目标函数式（5 - 33）中，获得结论 5 – 2，从而得到配置到每个需求点的物资数量。

结论 5 – 2：如果配置到当前阶段的总体物资数量是 s^1，需求点 j 的需求是 $d(\theta_j^1)$，则最小化方程式（5 – 33）的最优解是：

$$
s_j^1 = \begin{cases} E[d(\theta_j^1)], & \sum_{j \in J} E[d(\theta_j^1)] < s^1 \\ E[d(\theta_j^1)] - \dfrac{\sum\limits_{j \in J} E[d(\theta_j^1)] - s^1}{m}, & \sum_{j \in J} E[d(\theta_j^1)] \geq s^1 \end{cases}
$$

$$(5 - 44)$$

其中 $E[d(\theta_j^1)] = \lambda \cdot Q_j \cdot \int_0^1 x \cdot f_j^1(x) \, \mathrm{d}x$，且 $f_j^1(x)$ 是阶段 1 需求点 j 的重大突发公共事件发展态势的概率密度函数。

关于式（5 – 44），在这个风险损失函数的定义下，如果出现极端情况，比如几个需求点的需求量相差很大时，在求得的最优解中，会出现需求量小的需求点配置量为 0 的情况。此时，虽然使得总体风险最小，但是配置方案不能体现公平性。因此，在实际应用过程中，应视具体情况，采用不同的目标函数，或者采用第四章中使用的公平配置原则。

接着，还需要制定一个具体配置策略将这些物资配置到每个供应点。

3. 模型 5 – 3 的求解

求解模型 5 – 2 之后，可以得到应该配置到每个需求点的物资数量。接下来还需要制定一个具体的配置策略。从结论 5 – 2 中得到的解可能不是整数，但是可以按照下列步骤将其转化为整数。

步骤 1：让 s_j，$j \in J$ 作为通过式（5 – 44）计算而来的需求点 j' 的物资配置数量，且让 $a = \sum_{j' \in J}(s_{j'} - \lfloor s_{j'} \rfloor)$。显然有 $a < n$；

步骤 2：按照从大到小的顺序将 s_j，$j' \in J$ 进行排序。假定 s_{j1}，$\cdots$，s_{ja} 是首批 a 个需求点的物资配置数量，且让 $J' = \{j | j^1, \cdots, j^a\}$；

步骤 3：$\forall j \in J'$，让 $s_j^* = \lfloor s_j \rfloor + 1$；

步骤 4：$\forall j \in J$ 且 $j \notin J'$，让 $s_j^* = \lfloor s_j \rfloor$。

在此基础上，可以通过模型 5 – 3 来获得具体的配置策略。模型 5 – 3 是一个单目标随机规划模型，可以使用 Lingo 进行求解。

第四节　组群信息刷新下的多阶段协同配置策略优化

不确定环境下的多阶段协同配置策略优化模型考虑了重大突发公共事

件发展态势和物资供应态势这两个随机变量，但是没有考虑样本信息对两个随机变量分布的更新。因此，在不确定环境下优化模型的基础上，本模型应用贝叶斯信息刷新技术，将样本信息融入决策模型中，实现配置方案的实时更新。

一　符号和假设

在表 5 - 1 和表 5 - 2 的基础上，新增符号如表 5 - 3 所示。

表 5 - 3	新增符号	
随机向量		
X	表达 θ 的随机变量的独立观测值	
Y	表达 ξ 的随机变量的独立观测值	
x	X 的一个具体实现值	
y	Y 的一个具体实现值	
a	一个具体的应急医用物资配置计划	
指数和指数集合		
$\mathscr{x}$	所有可能的 X 集合	
$\mathscr{y}$	所有可能的 Y 集合	
$\mathscr{A}$	所有可能的 a 集合	
函数		
$\pi\,(\theta)$	θ 的先验概率密度函数	
$\varphi\,(\xi)$	ξ 的先验概率密度函数	
$u\,(x)$	x 的边缘概率密度函数	
$v\,(y)$	y 的边缘概率密度函数	
$h\,(x,\ \theta)$	x 和 θ 的联合概率密度函数	
$t\,(y,\ \xi)$	y 和 ξ 的联合概率密度函数	
$f\,(x\,|\,\theta)$	x 的条件概率密度函数	
$g\,(y\,|\,\xi)$	y 的条件概率密度函数	
$\pi^*\,(\theta\,|\,x)$	θ 的后验概率密度函数	
$\varphi^*\,(\xi\,|\,y)$	ξ 的后验概率密度函数	
$F^\pi\,(\theta)$	θ 的累积分布函数	
$F^\varphi\,(\xi)$	ξ 的累积分布函数	
$LU\,(\theta,\ \delta)$	供需适配效用损失函数	
$rU\,(\pi^*,\ \delta)$	供需适配效用风险函数	

续表

函数	
LT (ξ, δ)	供应延迟时间损失函数
rT (φ^*, δ)	应急物流时间风险函数
F^u (x)	x 的边缘累积分布函数
F^v (y)	y 的边缘累积分布函数
δ (x, y)	在空间 $X \times Y$ 上的决策，其中 δ (x, y) 为 $X = x$ 和 $Y = y$ 的条件下的一个计划 $a \in A$

如第三章第二节中关于先验分布的确定，在组群信息刷新下的大规模应急医用物资多阶段协同配置模型中，不妨设描述重大突发公共事件和物资供应态势的各种可能状态集 $\Theta = \{\theta\}$、$\Omega = \{\xi\}$，决策者可采取各种物资配置策略集 $\mathscr{A} = \{a\}$（方案包括两个方面：各供应点配送至各需求点各类物资量和配送方式），则配置规则 δ (x, y) 表示当 $X = x$、$Y = y$ 为感知信息的观测值时所采取的行动 $[\delta$ (x, y) 为 $x \times y$ 到 $\mathscr{A}$ 的函数]，其损失函数和风险函数是基于以下假设的。

假设 5-3：重大突发公共事件发展态势信息和物资供应态势信息是服从某一分布的，即其先验分布的密度函数 π (θ)、φ (ξ) 已知，并可以周期 T 不断获取关于 θ、ξ 的样本信息，周期 T 期间可以多次观测，取综合观测值。

Bayes 决策方法综合利用了参数的先验信息与感知样本信息来做出决策。根据重大突发公共事件相关数据库可以导出重大突发公共事件发展态势信息先验分布的密度函数 π (θ)、φ (ξ)。

重大突发公共事件发展态势信息观测由 X^1, X^2, $\cdots$, Y^1, Y^2, $\cdots$ 表示，$X^t = (X_1^t, X_2^t, \cdots)$、$Y^t = (Y_1^t, Y_2^t, \cdots)$ 为第 t 阶段观测所得样本，x^t、y^t 为感知样本信息，其条件密度函数为 f_t $(x^t | \theta^t)$, g_t $(y^t | \xi^t)$ 定义在 $x^t = x_1 \times x_2 \times \cdots x_t$ 和 $y^t = y_1 \times y_2 \times \cdots y_t$ 上；θ^t、ξ^t 在第 t 阶段的后验概率密度为 π_t^* $(\theta^t | x^t)$、φ_t^* $(\xi^t | y^t)$, δ $(x^t, y^t) = \delta$ $(x_1^t, x_2^t, \cdots, y_1^t, y_2^t, \cdots)$ 为各需求点的应急医用物资配置策略。

同时，在本章第三节关于供需适配效用损失和供应延迟时间损失定义的基础上，采用第三章第三节提出的贝叶斯风险的定义进行两种损失的贝叶斯风险计算。

在获得历史信息和样本信息的基础上，定义贝叶斯需求 d^* (θ) 如下：

$$d^*\ (\theta | x) = \mathrm{E}^{\pi^*} \mathrm{E}_\theta^x \left[d\ (\theta) \right] \qquad (5-45)$$

进而，可以给出供需适配效用损失贝叶斯风险函数和供应延迟时间损失贝叶斯风险函数。

其中，供需适配效用损失贝叶斯风险函数为：

$$rLU\ (\pi^*,\ \delta) = \{E^{\pi^*} E^x_\theta\ [\,d\ (\theta,\ \delta)\,]\ -s\}^2 \qquad (5-46)$$

供应延迟时间损失贝叶斯风险函数为：

$$rLT\ (\pi^*,\ \delta) = E^{\varphi^*} E^y_\xi\ [\,LT\ (\xi,\ \delta)\,] \qquad (5-47)$$

二　优化模型

在确定环境和不确定环境下的多阶段协同策略优化模型中，仅应用了样本信息的分布对供需适配效用损失和供应延迟损失的期望进行优化，未能考虑历史信息，以及样本信息的更新特征，本节提出的不确定环境下组群信息刷新的多阶段协同配置策略优化模型，将应用贝叶斯分析方法，对其进行改进，实现配置方案随样本信息的更新而更新。

根据文献，当后验分布为 $\pi\ (\theta|x)$，行动 a 的后验贝叶斯期望损失为（Berger，1985）：

$$\rho\ [\,\pi\ (\theta|x),\ a\,] = \int_\Theta L\ (\theta,\ a)\ dF^{\pi(\theta|x)}\ (\theta) \qquad (5-48)$$

定理 5 – 6（Berger，1985）： 将式（5 – 48）最小化得到的后验贝叶斯行为等价于将式（5 – 49）最小化所得的贝叶斯行为

$$\int_\Theta L\ (\theta,\ a)\ f\ (x|\theta)\ dF^\pi\ (\theta) \qquad (5-49)$$

定理 5 – 7（Berger，1985）： 当 δ 为一非随机化估计量时，有

$$r\ (\pi,\ \theta) = \int_{\{x:m(x)>o\}} \rho\ [\,\pi\ (\theta|x),\ \delta\ (x)\,]\ dF^m\ (x) \qquad (5-50)$$

定理中的积分符号说明：当随机变量为连续时，用积分计算；当随机变量为离散时，用求和公式计算，下同。将定理 5 – 6 和定理 5 – 7 应用到式（5 – 45）和式（5 – 46）中，可以为简化其计算，进而建立相关模型。

简化后，第 p 阶段的贝叶斯需求函数和阶段 1 第 j 个需求点的贝叶斯需求函数分别为：

$$d^*\ (\theta^p) = \cfrac{\displaystyle\iint_{\Delta,\Theta} d^p\ (\theta^p,\ \delta^p)\ f^p(x^p\mid\theta^p)\ dF^{\pi^p}\ (\theta^p)\ dF^{u^p}\ (x^p)}{\displaystyle\iint_{\Delta,\Theta} f^p(x^p\mid\theta^p)\ dF^{\pi^p}\ (\theta^p)\ dF^{u^p}\ (x^p)}$$

$$(\Delta = \{x^1_j : u^1_j\ (x^1_j) > o\})$$

$$(\Delta = \{x^1_j : u^1_j\ (x^1_j) > o\})$$

$$(5-51)$$

$$d^*(\theta_j^1) = \cfrac{\displaystyle\int_\Delta\int_\Theta d_j^1(\theta_j^1, \delta_j^1) f_j^1(x_j^1 \mid \theta_j^1) dF^{\pi_j^1}(\theta_j^1) dF^{u_j^1}(x_j^1)}{\displaystyle\int_\Delta\int_\Theta f_j^1(x_j^1 \mid \theta_j^1) dF^{\pi_j^1}(\theta_j^1) dF^{u_j^1}(x_j^1)}$$
$$(\Delta = \{x^p : u^p(x^p) > o\})$$
$$(\Delta = \{x^p : u^p(x^p) > o\}) \tag{5-52}$$

第 p 阶段的供需适配效用损失贝叶斯风险函数为:

$$rLU(\pi^*, \delta^p) = \begin{cases} [d^*(\theta^p) - s^p]2, & d^*(\theta^p) \geq s_0^p \\ 0, & d^*(\theta^p) < s_0^p \end{cases} \tag{5-53}$$

约束条件保持不变。同时增加如下计算公式:

$$u^p(x^p) = \int_\Theta f^p(x^p \mid \theta^p) dF^{\pi^p}(\theta^p), \quad \forall p \in P \tag{5-54}$$

$$h^p(x^p, \theta^p) = \pi^p(\theta^p) f^p(x^p \mid \theta^p), \quad \forall p \in P \tag{5-55}$$

$$\pi(\theta^{p+1} \mid x^{p+1}) = \pi^*(\theta^p \mid x^p) = \frac{h^p(x^p, \theta^p)}{u^p(x^p)}, \quad \forall p \in P \tag{5-56}$$

以上各式中,$f(x^p \mid \theta^p)$ 为条件概率密度函数;$F^{\pi^p}(\theta^p)$ 为概率分布函数;$F^{u^p}(x^p)$ 为边缘概率分布函数;$u^p(x^p)$ 为 θ^p 的边缘概率密度函数;$h^p(x^p, \theta^p)$ 为联合概率密度函数;$\pi^*(\theta^p \mid x^p)$ 为后验概率密度函数。

阶段 1 第 j 个需求点的供需适配效用损失贝叶斯风险函数为:

$$rLU(\pi^*, \delta_j^1) = \begin{cases} [d^*(\theta_j^1) -]2, & \sum_{j \in J} d^*(\theta_j^1) \geq s^1 \\ 0, & \sum_{j \in J} d^*(\theta_j^1) < s^1 \end{cases} \tag{5-57}$$

约束条件保持不变。同时增加如下计算公式:

$$u_j^1(x_j^1) = \int_\Theta f_j^1(x_j^1 \mid \theta_j^1) dF^{\pi_j^1}(\theta_j^1), \quad \forall j \in J \tag{5-58}$$

$$h_j^1(x_j^1, \theta_j^1) = \pi_j^1(\theta_j^1) f_j^1(x_j^1 \mid \theta_j^1), \quad \forall j \in J \tag{5-59}$$

$$\pi^*(\theta_j^1 \mid x_j^1) = \frac{h_j^1(x_j^1, \theta_j^1)}{u_j^1(x_j^1)}, \quad \forall j \in J \tag{5-60}$$

阶段 1 从第 i 个供应点配置 s_{ij} 单位物资到第 j 个需求点的供应延迟时间损失贝叶斯风险函数为

$$rT(\varphi^*, \delta_{ij}^1) = \int_\Lambda\int_\Omega LT_{ij}^1(\xi_i^1, \delta_{ij}^1) g_t(y_i^1 \mid \xi_i^1) dF^\varphi(\xi_i^1) dF^{v_t}(y_i^1)$$
$$(\Lambda = \{y_i^1 : v_i^1(y_i^1) > o\}) \tag{5-61}$$

其中

$$v_i^1 \ (y_i^1) = \int_\Theta f_i^1 \ (y_i^1 | \xi_i^1) \ dF^\varphi \ (\xi_i^1), \ \forall i \in I \tag{5-62}$$

$$t_i^1 \ (y_i^1, \ \xi_i^1) = \varphi_i^1 \ (\xi_i^1) \ f_i^1 (y_i^1 | \xi_i^1), \ \forall i \in I \tag{5-63}$$

$$\varphi^* \ (\xi_i^1 | y_i^1) = \frac{t_i^1 \ (y_i^1, \ \xi_i^1)}{v_i^1 \ (y_i^1)}, \ \forall i \in I \tag{5-64}$$

关于式（5-57），在这个风险损失函数的定义下，如果出现极端情况，比如几个需求点的需求量相差很大时，在求得的最优解中，会出现需求量小的需求点配置量为 0 的情况。此时，虽然使得总体风险最小，但是配置方案不能体现公平性。因此，在实际应用过程中，应视具体情况，采用不同的目标函数，或者采用第四章中使用的公平配置原则。

三 求解方法

1. 贝叶斯风险下的多阶段协同共享模型

类似于确定环境下的优化模型和不确定环境下的优化模型中的求解方法，根据多阶段协同共享的定义，可以得出贝叶斯风险下多阶段协同共享模型确定的推论。

推论 5-3： 一般的，若前 l 个阶段的总供应比前 l 个阶段的总贝叶斯需求小，那么，前 l 个阶段是一个多阶段协同共享模型的充分必要条件为：前 l 个阶段供需适配效用损失贝叶斯风险的平均值是递增的。其中，第 p 阶段的供需适配效用损失贝叶斯风险的平均值计算如下：

$$\overline{rLU^p} = \frac{\sum_{k=1}^p \left[d^* (\theta^k) - s^k \right]^2}{p} \tag{5-65}$$

此推论可以用反证法证明。

推论 5-4： 若前 l 个阶段是一个多阶段协同共享模型，但是前 l 个阶段的供需适配效用损失贝叶斯风险的平均值大于前 $l+1$ 个阶段的供需适配效用损失贝叶斯风险的平均值，则前 $l+1$ 个阶段不是一个多阶段协同共享模型。

此推论的证明可以根据定义证明。

因此，根据推论 5-3 和推论 5-4，可以找到所有配置阶段中的多阶段协同共享模型。

2. 阶段 1 的配置量和阶段 1 各需求点的配置量

根据公平原则，可以令多阶段协同共享模型中各阶段的供需适配效用损失贝叶斯风险相等，即可求出阶段 1 的配置量；再令各需求的供需适配效用损失贝叶斯风险相等，则可求出各需求点的配置量。根据确定环境下的多阶段协同配置策略优化方法中的引理 5 - 3，可以得出如下推论。

推论 5 - 5：设前 l 个阶段组成一个多阶段协同共享模型，则能使前 l 个阶段的总供需适配效用损失贝叶斯风险函数最小的方案中，阶段 1 的配置量为：

$$s^p = d^*(\theta^p) - \frac{\sum\limits_{k=1}^{l} d^*(\theta^k) - \sum\limits_{k=1}^{l} N^k}{l} \qquad (5-66)$$

推论 5 - 6：如果配置到阶段 1 的总体物资数量是 s^1，则能使该阶段所有需求点的总供需适配效用损失贝叶斯风险最小的方案中，需求点 j 的配置量为：

$$s_j^1 = \begin{cases} d^*(\theta_j^1), & \sum\limits_{j \in J} d^*(\theta_j^1) < s^1 \\[4mm] d^*(\theta_j^1) - \dfrac{\sum\limits_{j \in J} d^*(\theta_j^1) - s^1}{m}, & \sum\limits_{j \in J} d^*(\theta_j^1) \geqslant s^1 \end{cases} \qquad (5-67)$$

关于式（5 - 67），在这个风险损失函数的定义下，如果出现极端情况，比如几个需求点的需求量相差很大时，在求得的最优解中，会出现需求量小的需求点配置量为 0 的情况。此时，虽然使得总体风险最小，但是配置方案不能体现公平性。因此，在实际应用过程中，应视具体情况，采用不同的目标函数，或者采用第四章中使用的公平配置原则。

3. 阶段 1 的具体配置方案

为了得出阶段 1 具体的配置方案，需要建立一个模型，使得所有供应点配置到所有需求点的供应延迟时间损失贝叶斯风险之和最小。

只需对目标函数式（5 - 35）进行改进即可，具体计算如下

$$Z^* = \min \sum_{j \in J} \sum_{i \in I} rT(\varphi^*, \delta_{ij}^1)$$

$$= \min \sum_{j \in J} \sum_{i \in I} \left[t_{ij}^0 + \alpha \cdot \int_{\Lambda} \int_{\Omega} \xi_i^1 \cdot g_t(y_i^1 | \xi_i^1) \, dF^\varphi(\xi_i^1) \, dF^{v_i}(y_i^1) \right] \cdot s_{ij}$$

$$(\Lambda = \{ y_i^1 : v_i^1(y_i^1) > o \}) \qquad (5-68)$$

约束条件保持不变。

第六章　全球多方供应协同下的
配置策略优化

第一节　概述

在第三章第四节中，本书提出了重大突发公共事件大规模应急医用物资的全球多方协同配置策略。本章将针对该策略建立相关的优化模型，首先，建立了一个两层网络协同配置模型，包括确定环境下的优化模型和组群信息刷新下的优化模型。其次，根据全球多方三层供应网络，提出了一种两阶段调度方法。在此基础上，定义了物资配置效用损失和供应延迟时间损失。最后以供需适配效用损失和供需适配效用损失的期望最小，构建了两个子模型来解决全球多方三层网络协同供应的应急医用物资配置问题。

在不确定环境下的全球多方三层网络协同配置策略优化模型的基础上，为了解决重大突发公共事件环境下信息不完备且实时刷新带来的影响，本章第三节应用贝叶斯方法，通过定义带感知信息刷新的供需适配效用损失贝叶斯风险函数和带感知信息刷新的供应延迟时间损失贝叶斯风险函数，构建组织信息刷新下的大规模应急医用物资全球多方三层网络协同配置策略优化方法。

同时，考虑到多方两层供应模型的特性，设计基于矩阵编码的遗传算法，对该模型进行求解。而针对全球多方三层协同配置模型的特点，分别设计多层蚁群算法和多层免疫算法，对不确定环境下的全球多方三层网络协同配置策略优化模型和组群信息刷新下的全球多方三层网络协同配置策略优化模型进行求解。

第二节 全球多方两层网络协同配置策略优化

一 符号与假设

（一）确定环境模型的假设与符号

在重大突发公共事件发生后，灾区居民对一些应急医用物资的需求会快速增长，同时还需要为其提供日常生活物资。而灾区的应急医用物资储备难以满足多处需求点的多种应急医用物资需求；为提高配送效率，在应急医用物资的配送过程中，可能需要更新运输路线，或者采取多式联运的方法，比如从其他国家空运过来的物资，到达国内后，需要换成其他运输方式，模型中将运输方式转换的地点定义为中转点；各供应点的物资供应量和配送能力是有限的，配送能力主要体现在可调用运输工具及其运量上；同时，考虑应急医用物资配置是一个随时间变化的动态过程。主要参数如表 6-1 所示，其中阶段、供应点、需求点、运输方式、物资种类、运输工具等参数在下标时表示某阶段将某物资种类从某供应点到某需求点运用某运输方式中的某运输工具配置情况，如：cap_{mo} 表示第 m 种配送方式的第 o 种类型运输工具的运载能力；Δq_{ci}^{t+1} 表示在 $t+1$ 阶段，第 i 个供应点新增加第 c 类物资的数量；s_{cijm}^{t} 表示在 t 阶段，从第 i 个供应点采用第 m 种方式配送至第 j 个需求点的第 c 类物资的数量；v_{cijmo}^{t} 表示在 t 阶段，第 i 个供应点配送至第 j 个需求点的 c 类物资，采用第 m 种配送方式中第 o 种类型运输工具的数量等。

表6-1　　　　　　　　　　　　　符号

集合		
T	阶段集合，$t \in T$	
C	物资种类集合，$c \in C$	
I	供应点集，$i \in I$	
M	运输方式集合，$m \in M$	
J	需求点集，$j \in J$	
O_m	第 o 种运输方式中第 m 类型运输工具集合，$o \in O_m$	
静态参数		
w_c	物资 c 的单位重量	
vol_c	物资 c 的单位体积	

续表

静态参数	
cap_{mo}	第 o 种运输方式中第 m 类运输工具的装载重量
vol_{mo}	第 o 种运输方式中第 m 类运输工具的装载体积
t_{ijm}	运输方式 m 从供应点 i 到需求点 j 的正常供应时间
动态参数	
LU^t	t 阶段总的供需适配效用损失
LT^t	t 阶段总的供应延迟时间损失
d_{cj}^t	t 阶段需求点 j 对物资 c 的需求量
q_{ci}^t	t 阶段供应点 i 对物资 c 的供应量
v_{imo}^t	t 阶段供应点 i 中第 o 种运输方式中第 m 类运输工具的数量
Δq_{ci}^t	t 阶段供应点 i 对物资 c 的补给量
Δv_{imo}^t	供应点 i 中第 o 种运输方式中第 m 类运输工具的补给量
决策变量	
s_{cijm}^t	t 阶段供应点 i 中用第 m 类运输工具配送到需求点 j 的运输物资 c 的配置量
v_{cijmo}^t	t 阶段供应点 i 配置到需求点 j 的运输物资 c 的第 o 种运输方式中第 m 类运输工具的配置量

（二）模型假设与符号

多维信息刷新下的重大突发公共事件大规模应急医用物资多方两层网络协同配置问题可以运用贝叶斯统计理论进行系统建模。参考 Berger（1985）的贝叶斯分析理论，可以建立相关模型，在表 6 – 1 的符号基础上，新增符号见表 6 – 2。

表 6 – 2　　　　　　　　　　　新增符号

随机变量	
θ	重大突发公共事件发展态势
ξ	物资供应态势
X	表达 θ 的随机变量的独立感知观测值
Y	表达 ξ 的随机变量的独立感知观测值
x	X 的一个具体实现值
y	Y 的一个具体实现值
a	一个具体的应急医用物资配置计划
集合	
Θ	所有可能的 θ 集合

集合	
Ω	所有可能的 ξ 集合
$\mathscr{x}$	所有可能的 X 集合
$\mathscr{y}$	所有可能的 Y 集合
$\mathscr{a}$	所有可能的 a 集合
$\mathscr{n}^+$	所有正整数集
函数	
$\pi(\theta)$	θ 的先验概率密度函数
$\varphi(\xi)$	ξ 的先验概率密度函数
$u(x)$	x 的边缘概率密度函数
$v(y)$	y 的边缘概率密度函数
$h(x, \theta)$	x 和 θ 的联合概率密度函数
$t(y, \xi)$	y 和 ξ 的联合概率密度函数
$f(x \mid \theta)$	x 的条件概率密度函数
$g(y \mid \xi)$	y 的条件概率密度函数
$\pi^*(\theta \mid x)$	θ 的后验概率密度函数
$\varphi^*(\xi \mid y)$	ξ 的后验概率密度函数
$F^\pi(\theta)$	θ 的累积分布函数
函数与方程	
$F^\varphi(\xi)$	ξ 的累积分布函数
$LU(\theta, \delta)$	供需适配效用损失函数
$rU(\pi^*, \delta)$	供需适配效用风险函数
$LT(\xi, \delta)$	供应延迟时间损失函数
$rT(\varphi^*, \delta)$	应急物流时间风险函数
$F^u(x)$	x 的边缘累积分布函数
$F^v(y)$	y 的边缘累积分布函数
$\delta(x, y)$	在空间 $X \times Y$ 上的决策,其中 $\delta(x, y)$ 为 $X = x$ 和 $Y = y$ 的条件下的一个计划 $a \in A$

　　不妨设描述重大突发公共事件和物资供应态势的各种可能状态集 $\Theta = \{\theta\}$、$\Omega = \{\xi\}$,决策者可采取各种物资配置策略集 $A = \{a\}$(方案包括两个方面:各供应点配送至各需求点各类物资量和配送方式),则配置规则 $\delta(x, y)$ 表示当 $X = x$、$Y = y$ 为感知信息的观测值时所采取的行动 $[\delta(x,$

y）为 $X \times Y$ 到 A 的函数]，其损失函数和风险函数是基于以下假设的。

假设 6 - 1：重大突发公共事件发展态势感知信息是服从某一分布的，即其先验分布的密度函数 $\pi(\theta)$、$\varphi(\xi)$ 已知，并可以在周期 T 期间不断感知获取关于 θ、ξ 的样本信息，通过多次观测，取综合观测值。

Bayes 决策方法综合利用参数的先验信息与感知样本信息来做出决策。根据重大突发公共事件相关数据库可以导出重大突发公共事件发展态势感知信息先验分布的密度函数 $\pi(\theta)$、$\varphi(\xi)$。

重大突发公共事件发展态势感知信息观测由 X^1，X^2，$\cdots$，Y^1，Y^2，$\cdots$ 表示，$X^t = (X_1^t, X_2^t, \cdots)$、$Y^t = (Y_1^t, Y_2^t, \cdots)$ 为第 t 阶段观测所得样本，x^t、y^t 为感知样本信息，其条件密度函数为 $f_t(x^t|\theta^t)$，$g_t(y^t|\xi^t)$ 定义在 $x^t = x_1 \times x_2 \times \cdots x_t$ 和 $y^t = y_1 \times y_2 \times \cdots \times y_t$ 上；θ^t、ξ^t 在第 t 阶段的后验概率密度为 $\pi_t^*(\theta^t|x^t)$，$\varphi_t^*(\xi^t|y^t)$，$\delta(x^t, y^t) = \delta(x_1^t, x_2^t, \cdots, y_1^t, y_2^t, \cdots)$ 为各需求点的应急医用物资配置策略。

假设 6 - 2：应急医用物资需求是与重大突发公共事件发展态势相关的。

不同模型可以根据不同主体的物资需求，确定具体的影响需求的随机变量。不妨设 θ_j^t 为表达 t 阶段需求点 j 的重大突发公共事件发展态势的随机变量，则其应急医用物资需求可表示为

$$d = d(\theta_j^t) \tag{6-1}$$

同时，根据第三章第三节关于两种损失的定义，对供需适配效用损失和供应延迟时间损失的定义描述如下。

定义 6 - 1：应急医用物资配置量与实际需求量存在差异而导致有限物资效用的减小，定义为供需适配效用损失。

设物资需求量为 $d(\theta_j^t)$，供给量为 s_j^t，供需适配效用损失函数可表达如下：

$$LU(\theta_j^t, \delta_j^t) = [d(\theta_j^t) - s_j^t]^2 \tag{6-2}$$

假设 6 - 3：供应延迟时间是与物资供应态势相关的。

影响供应延迟时间的因素主要来自两个方面：其一是供应方在重大突发公共事件环境下，收集应急医用物资所用的时间；其二是不同配置方案下的交通运输时间。供应方的物资供应态势，包括组织能力、工业生产能力等，直接影响其收集应急医用物资的时间。

定义 6 - 2：不考虑重大突发公共事件影响，物资配送的总物流时间可以衡量其物流效率的高低，是造成供应延迟的因素之一，可将其定义为运输物流时间损失。

运输时间的影响因素包括运输距离、运输工具和供应量等，而运输距

离和运输工具的影响可以设为参数，因此，在 t 阶段从供应点 i 运输 s_{ij}^t 单位物资到需求点 j 的运输物流时间损失 t 可表示为

$$t = t\ (s_{ij}^t) = t_{ij}^0 \cdot s_{ij}^t \qquad\qquad (6-3)$$

其中，s_{ij}^t 为供应量。

定义 6 – 3：重大突发公共事件期间，由于供应主体是在应急状态下临时收集相应物资，其收集物资的过程也会造成供应延迟，可将其定义为**应急物资收集时间损失**。

不妨设 ξ_{ic}^t 为表达 t 阶段供应点 i 物资 c 供应态势的随机变量，则单位应急物资收集时间损失 τ 可以表示为

$$\tau = \tau\ (\xi_{ci}^t) = \alpha \cdot \xi_{ci}^t \qquad\qquad (6-4)$$

其中，α 为表达应急物资收集时间和物资供应态势之间数量关系的参数。

定义 6 – 4：**供应延迟时间损失包括运输物流时间损失和应急物资收集时间损失。**

总的供应延迟时间可表示为普通物流时间和重大突发公共事件影响时间之和，因此单位物资的供应延迟时间损失可表示为

$$LT\ (1,\ \delta_{ci}^t) = t\ (1) + \tau\ (\xi_{ci}^t) \qquad\qquad (6-5)$$

那么，若运输模式 m 下从供应点 i 到需求点 j 的时间为 t_{ijm}^0；所配置的物资 c 的数量分别是 s_{ijc}^t。将 s_{ijc}^t 数量的物资 c 通过运输模式 m 从供应点 i 到需求点 j 的供应延迟时间损失为：

$$LT\ (\xi_{ci}^t,\ s_{cijm}^t) = (t_{ijm}^0 + \beta_i + \alpha \cdot \xi_{ci}^t) \cdot s_{cijm}^t \qquad\qquad (6-6)$$

其中，β_i 为表达供应点 i 的物资调度效率的参数，比如单位物资装卸时间。

二　优化模型

（一）确定环境下的决策模型

以物资供应量与需求量误差之和与物资配送所用的时间最小为目标函数，可以建立如下多目标模型 6 – 1 （$\forall t \in T$）：

目标：

$$\min LU = \sum_{j\in J}\sum_{c\in C}\ (d_{cj}^t - \sum_{i\in I}\sum_{m\in M} s_{cijm}^t)^2 \qquad\qquad (6-7)$$

$$\min LT = \sum_{c\in C}\sum_{i\in I}\sum_{j\in J}\sum_{m\in M} t_{ijm}^0 \cdot s_{cijm}^t \qquad\qquad (6-8)$$

满足

$$\sum_{j \in J} \sum_{m \in M} s_{cijm}^t \leqslant q_{ci}^t, \quad \forall c \in C, \ i \in I \qquad (6-9)$$

$$\sum_{c \in C} \sum_{j \in J} s_{cijm}^t \cdot w_c \leqslant \sum_{o \in O_m} v_{imo}^t \cdot cap_{mo}, \quad \forall i \in I, \ m \in M \qquad (6-10)$$

$$\sum_{c \in C} \sum_{j \in J} s_{cijm}^t \cdot vol_c \leqslant \sum_{o \in O_m} v_{imo}^t \cdot vol_{mo}, \quad \forall i \in I, \ m \in M \qquad (6-11)$$

$$s_{cijm}^t = \min\left\{ \left(\sum_{o \in O_m} v_{cijmo}^t \cdot cap_{mo} \right)/w_c, \left(\sum_{o \in O_m} v_{cijmo}^t \cdot vol_{mo} \right)/vol_c \right\},$$
$$\forall c \in C, \ i \in I, \ j \in J, \ m \in M \qquad (6-12)$$

$$q_{ci}^t = q_{ci}^{t-1} + \Delta q_{ci}^t - \sum_{j \in J} \sum_{m \in M} s_{cijm}^{t-1}, \quad \forall c \in C, \ i \in I, \ t \geqslant 2 \qquad (6-13)$$

$$v_{imo}^t = v_{imo}^{t-1} + \Delta v_{imo}^t - \sum_{c \in C} \sum_{j \in J} v_{cijmo}^{t-1}, \quad \forall i \in I, \ m \in M, \ o \in O_m, \ t \geqslant 2$$
$$(6-14)$$

$$\sum_{c \in C} \sum_{j \in J} v_{cijmo}^t \in Z^+ \qquad (6-15)$$

$$s_{cijm}^t \geqslant 0, \ q_{ci}^t \geqslant 0, \ \Delta q_{ci}^t \geqslant 0, \ d_{ci}^t \geqslant 0, \ v_{cijmo}^t \geqslant 0$$
$$\forall c \in C, \ i \in I, \ j \in J, \ m \in M, \ o \in M_o \qquad (6-16)$$

$$v_{imo}^t \geqslant 0, \ \Delta v_{imo}^{t+1} \geqslant 0, \ and \ \text{integer}$$
$$\forall c \in C, \ i \in I, \ j \in J, \ m \in M, \ o \in M_o \qquad (6-17)$$

其中，目标函数式（6-7）表示需求点总的未满足量最低，式（6-8）表示总的物资配送时间最少，若采用多式联运，则 $t_{ij,multi-modal} = \sum_{m \in M \setminus \{multi-modal\}} t_{i'j'm} + t_{reload}$，其中 $\sum_{m \in M \setminus \{multi-modal\}} arci'j' = arcij$，$t_{i'j'm}$ 为采用运输方式 m 在路段 $i'j'$ 上运输的时间，t_{reload} 为途中改变运输方式时物资再次装载的总时间；约束条件式（6-9）为供应点的供应约束，式（6-10）为供应点的运载能力约束；式（6-11）为供应点的总运载体积约束；式（6-12）为配送物资量与运输工具数的关系；式（6-13）、式（6-8）为前后阶段供应点的物资和运输工具拥有量平衡，通过对 Δq_{ci}^t 的修正可以实现供应点之间的物资调度；式（6-15）确保派往各个需求点的运输工具数量是整数；式（6-16）、式（6-17）为各变量的非零和整数约束。

该模型为动态线性混合整数规划模型，它跟实际应急医用物资配置过程还有较多出入。现实中，需求点的物资需求量、供应点的物资供应量和供应时间都是受重大突发公共事件影响的，都是随机变量。因此需要综合运用包括重大突发公共事件发展态势感知信息、物资需求与供应感知信息等来建立随机动态配置模型。

（二）单阶段损失函数

没有感知组群信息刷新的应急医用物资配置模型不能很好地反映现实应急医用物资配送情况，将以上假设整合到本节（一）建立的配置模型中，便可实现感知信息刷新下的应急医用物资配置。仍然采用前文的参数和变量设置，则由式（6-2）得第 j（$\forall j \in J$）个需求点的供需适配效用损失为

$$LU\left(\theta_j^t, \delta_j^t\right) = \sum_{c \in C} \left(d_{cj}^t\left(\theta_j^t\right) - \sum_{i \in I} \sum_{m \in M} s_{cijm}^t\right)^2 \qquad (6-18)$$

故单阶段总的供需适配效用损失为

$$LU\left(\theta^t, \delta^t\right) = \sum_{j \in J} LU_{cj}^t\left(\theta_j^t, \delta_j^t\right) \qquad (6-19)$$

再由定义式（6-4）和式（6-6），得到从第 i（$\forall i \in I$）个需求点到第 j（$\forall j \in J$）个需求点采用第 m（$\forall m \in M$）种运输方式的供应延迟时间损失为

$$LT\left(\xi_{ci}^t, \delta_{ijm}\right) = \sum_{c \in C} \left[t\left(s_{cijm}^t\right) + \tau\left(\xi_{ci}^t\right) \cdot s_{cijm}^t\right] \qquad (6-20)$$

故单阶段总的供应延迟时间损失为

$$LT\left(\xi^t, \delta^t\right) = \sum_{i \in I} \sum_{j \in J} \sum_{m \in M} LT\left(\xi_{cj}^t, \delta_{ijm}^t\right) \qquad (6-21)$$

（三）单阶段贝叶斯风险函数

通过寻求式（6-19）、式（6-21）的最小期望损失，可求得应急医用物资配置策略（s_{cijm}^t）和车辆运载方案（v_{cijmo}^t），$\forall c \in C$，$i \in I$，$j \in J$，$m \in M$，$t \in T$。然而，式（6-19）、式（6-21）没有考虑到感知样本信息 X^t 和 Y^t，从而影响决策的有效性，更不能序贯推进应急医用物资配置方案的实时更新。根据 Berger（1985）对贝叶斯风险定义的公式，定义供需适配效用损失贝叶斯风险函数如下：

$$rU\left(\pi^*, \delta^t\right) = E^{\pi^*}\left[RU\left(\theta^t, \delta^t\right)\right] = E^{\pi^*} E_\theta^x\left[LU\left(\theta^t, \delta^t\right)\right]$$
$$\qquad (6-22)$$

定义供应延迟时间损失贝叶斯风险函数如下：

$$rT\left(\varphi^*, \delta^t\right) = E^{\varphi^*}\left[RT\left(\xi^t, \delta^t\right)\right] = E^{\varphi^*} E_\theta^y\left[LT\left(\xi^t, \delta^t\right)\right]$$
$$\qquad (6-23)$$

（四）组群信息刷新下的综合决策模型

通过使贝叶斯风险最小化可获取最优决策方案，根据 Berger（1985），当后验分布为 $\pi\left(\theta|x\right)$，行动 a 的后验贝叶斯期望损失为：

$$\rho\left[\pi\left(\theta|x\right), a\right] = \int_\Theta L\left(\theta, a\right) dF^{\pi(\theta|x)}\left(\theta\right) \qquad (6-24)$$

定理 6 – 1（Berger，1985）： 将式（6 – 23）最小化得到的后验贝叶斯行为等价于将式（6 – 24）最小化所得的贝叶斯行为

$$\int_{\Theta} L\ (\theta,\ a)\ f\ (x\,|\,\theta)\ dF^{\pi}\ (\theta) \tag{6-25}$$

定理 6 – 2（Berger，1985）： 当 δ 为一非随机化估计量时，有

$$r\ (\pi,\ \theta) = \int_{\{x:m(x)>o\}} \rho\ [\pi\ (\theta\,|\,x),\ \delta\ (x)]\ dF^m\ (x) \tag{6-26}$$

定理中的积分符号说明：当随机变量为连续时，用积分计算；当随机变量为离散时，用求和公式计算，下同。将式（6 – 1）、式（6 – 2）应用到式（6 – 21）、式（6 – 22）中，可以为简化其计算。配置策略是基于需求量、供应量和供应延迟情况确定的，根据假设 6 – 3 和假设 6 – 4，以供需适配效用损失与供应延迟时间损失的贝叶斯风险函数最小为目标，对确定环境下的应急医用物资配送模型进行改进，可得第 t 阶段的感知组群信息刷新下的重大突发公共事件大规模应急医用物资配置综合决策模型 6 – 2 如下：

目标函数式（6 – 1）、式（6 – 2）分别改进为（$\forall t \in T$）：

$$Z1 = \min r U_t\ (\pi_t^*,\ \delta^t,\ t)$$

$$= \min \sum_{j\in J} \int_{\Delta}\int_{\Theta} L U_j\ (\theta_j^t,\ \delta_j^t)\ f_t\ (x_j^t\,|\,\theta_j^t)\ dF^{\pi_t}\ (\theta_j^t)\ dF^{u_t}\ (x_j^t)$$

$$(\Delta = \{x_j^t: u_t\ (x_j^t) > o\}) \tag{6-27}$$

$$Z2 = \min r T_t\ (\varphi_t^*,\ \delta^t,\ t)$$

$$= \min \sum_{i\in I}\sum_{j\in J}\sum_{m\in M} \int_{\Lambda}\int_{\Omega} L T_{ijm}\ (\xi_{ci}^t,\ \delta_{ijm}^t)\ g_t\ (y_{ci}^t\,|\,\xi_{ci}^t)\ dF^{\varphi_t}\ (\xi_{ci}^t)\ dF^{v_t}\ (y_{ci}^t)$$

$$(\Lambda = \{y_{ci}^t: v_t\ (y_{ci}^t) > o\}) \tag{6-28}$$

约束条件式（6 – 3）—式（6 – 17）中的式（6 – 16）改进为

$$s_{cijm}^t \geq 0,\ q_{ci}^t\ (\theta_j^t) \geq 0,\ \Delta q_{ci}^t\ (\theta_j^t) \geq 0,\ d_j^t\ (\theta_j^t) \geq 0,\ v_{cijmo}^t \geq 0$$

$$\forall c \in C,\ i \in I,\ j \in J,\ m \in M,\ o \in M_o \tag{6-29}$$

这样可将需求感知样本信息和先验信息相结合，其他约束条件保持不变；同时，增加贝叶斯相关计算公式如下（$\forall t \in T$）：

$$u_t\ (x_j^t) = \int_{\Theta} f_t\ (x_j^t\,|\,\theta_j^t)\ dF^{\pi_t}\ (\theta_j^t),\ \forall j \in J \tag{6-30}$$

$$v_t\ (y_{ci}^t) = \int_{\Omega} g_t\ (y_{ci}^t\,|\,\xi_{ci}^t)\ dF^{\varphi_t}\ (\xi_{ci}^t),\ \forall i \in I,\ c \in C \tag{6-31}$$

$$h_t\ (x_j^t,\ \theta_j^t) = \pi_t\ (\theta_j^t)\ f_t\ (x_j^t\,|\,\theta_j^t),\ \forall j \in J \tag{6-32}$$

$$t_t\ (y_{ci}^t,\ \xi_{ci}^t) = \varphi_t\ (\xi_{ci}^t)\ g_t\ (y_{ci}^t\,|\,\xi_{ci}^t),\ \forall i \in I,\ c \in C \tag{6-33}$$

$$\pi_t^* \ (\theta_j^t | x_j^t) = \frac{h_t \ (x_j^t, \ \theta_j^t)}{u_t \ (x_j^t)}, \quad \forall j \in J \tag{6-34}$$

$$\varphi_t^* \ (\xi_{ci}^t | y_{ci}^t) = \frac{t_t \ (y_{ci}^t, \ \xi_{ci}^t)}{v_t \ (y_{ci}^t)}, \quad \forall i \in I, \ c \in C \tag{6-35}$$

$$\pi_{t+1} \ (\theta_j^{t+1}) = \pi_t^* \ (\theta_j^t | x_j^t), \quad \forall j \in J \tag{6-36}$$

$$\varphi_{t+1} \ (\xi_{ci}^{t+1}) = \varphi_t^* \ (\xi_{ci}^t | y_{ci}^t), \quad \forall i \in I, \ c \in C \tag{6-37}$$

以上各式中，$f_t \ (x_j^t | \theta_j^t)$ 和 $g_t \ (y_{ci}^t | \xi_{ci}^t)$ 分别为条件概率密度函数；$F^{\pi_t} \ (\theta_j^t)$ 和 $F^{\varphi_t} \ (\xi_{ci}^t)$ 分别为概率分布函数；$F^{u_t} \ (x_j^t)$ 和 $F^{v_t} \ (y_{ci}^t)$ 分别为边缘概率分布函数；$u_t \ (x_j^t)$ 和 $v_t \ (y_{ci}^t)$ 为 θ_j^t 和 ξ_{ci}^t 的边缘概率密度函数；$h_t \ (x_j^t, \ \theta_j^t)$ 和 $t_t \ (y_{ci}^t, \ \xi_{ci}^t)$ 为联合概率密度函数；$\pi_t^* \ (\theta_j^t | x_j^t)$ 和 $\varphi_t^* \ (\xi_{ci}^t | y_{ci}^t)$ 为后验概率密度函数。式（6-36）和式（6-37）为 θ_j^{t+1}，ξ 的前后阶段先验分布与后验分布的关系。

三　求解方法

模型 6-1 为非线性混合整数多目标规划，模型 6-2 为带感知信息刷新的随机非线性混合整数多目标规划问题，本章主要对模型 6-2 的解法进行分析。模型 6-2 涉及的变量有 $|C| \times |J| \times |M| \times |T| \times [1 + |I| \times (1 + |O_m|)]$ 个，同时模型是建立在重大突发公共事件背景下的，使得计算更加复杂。

模型 6-2 同时考虑了多供应点、多需求点应急医用物资配置中的运输路径、运输方式、运输量、多阶段信息刷新等问题；且要求所有需求点必须被若干个供应点覆盖，各需求点的需求满足度和物资配送时间尽可能低。因此，模型 6-2 类似于集覆盖模型，而又比普通集覆盖问题复杂。因此，先对模型 6-2 变量进行整数化，再将多目标转换为单目标，以应用基于矩阵编码的遗传算法求解。

1. 模型 6-2 的变量整数化

为获取一个有效的算法，首先对模型 6-2 中的部分条件进行修正。在重大突发公共事件中，涉及的各类救灾物资量很大，除了大型运输工具（如火车、货轮等）需要考虑混装运输外，普通小型运输工具（如货车、直升机等）可以只运载一类物资，即当运输类型为公路、空运（直升机）时，v_{cijmo}^t 可以为整数；为了便于应用所提出的算法，可以将大型运输工具分为整数个单位，在模型计算过程中，一类物资占用该运输工具的若干单位，这样可以将 v_{cijmo}^t 转换为整数变量。记 Z_{mo} 为第 m 类运输类型中的第 o

种运输工具的整数单位，则需将条件式（6-15）改进为

$$\sum_{c \in C} \sum_{j \in J} v_{cijmo}^t = \lambda \cdot Z_{mo}, \ \lambda \in Z^+, \ \forall i \in I, \ m \in M, \ o \in M_o \quad (6-38)$$

即任一供应点配送至各需求点的各种运输工具的物资装载量为其总装载单位的整数倍。其中当运输工具为小型时 $Z_{mo}=1$；当运输工具为大型时 Z_{mo} 为大于 1 的整数。

因此，变量 d_{cj}^t (θ_j^t)、q_{ci}^t、Δq_{ci}^{t+1}、s_{cijm}^t 可以转化成整数变量，即可将约束条件式（6-29）转换为

$$s_{cijm}^t \geqslant 0, \ q_{ci}^t \geqslant 0, \ \Delta q_{ci}^t \geqslant 0, \ d_j^t \ (\theta_j^t) \geqslant 0, \ v_{cijmo}^t \geqslant 0, \ \text{and integer}$$
$$\forall c \in C, \ i \in I, \ j \in J, \ m \in M, \ o \in M_o \quad (6-39)$$

2. 模型 6-2 多目标处理

在模型 6-2 中，供需适配效用损失体现各需求点需求的满足情况，现实中难以完全满足所有需求点的需求，只能尽可能使各需求点的需求均达到一定满足。为兼顾公平原则，将目标函数式（6-27）转换为需求被满足程度的约束。把 s_{cijm}^t 看作随机变量，要求需求点 j 的供需适配效用损失贝叶斯风险小于某一常数，如式（6-40）所示：

$$\int_\Delta \int_\Theta LU_j \ (\theta_j^t, \ \delta_j^t) \cdot f \ (x_j^t | \theta_j^t) \ dF^{\pi_t} \ (\theta_j^t) \ dF^{u_t} \ (x_j^t) \leqslant \beta_j^t, \ \forall j \in J$$
$$(6-40)$$

其中，$\Delta = \{x_j^t : u_t \ (x_j^t) > o\}$；$\beta_j^t$ 为常数。

在目标函数式（6-27）中，供应延迟时间损失与配送物资量成正比。在式（6-40）的前提下，使得物流时间最短的最佳策略为满足式（6-40）下限的物资配送方案，此时会造成应急医用物资停滞在供应点的状态。因此，为了保证最大限度地利用有限应急医用物资，我们将约束条件式（6-9）分解为约束条件式（6-41）和式（6-42）：

$$\sum_{j \in J} \sum_{m \in M} s_{cijm}^t = q_{ci}^t, \ when \ \sum_{i \in I} q_{ci}^t \leqslant \sum_{j \in J} d_{cj}^t$$
$$(\forall c \in C, \ i \in I) \quad (6-41)$$

$$\sum_{i \in I} \sum_{m \in M} s_{cijm}^t = d_{cj}^t, \ when \ \sum_{j \in J} d_{cj}^t < \sum_{i \in I} q_{ci}^t$$
$$(\forall c \in C, \ j \in J) \quad (6-42)$$

设模型 6-3 为将模型 6-2 的目标函数式（6-27）转换为约束条件式，即式（6-40），其他条件不变，则有

定理 6-3：若 $\bar{S}^t$ 为模型 6-3 的最优解，则 $\bar{S}^t$ 为模型 6-2 的弱有效解。

证明：若不然，设 $\bar{S}^t$ 是模型 6-3 的最优解，但不是模型 6-2 的弱

有效解，则 $\exists\,\overline{S}'' \in S$（$S$ 为模型 $6-2$ 的可行域），s.t. $\forall i \in \{1, 2\}$，有 $Z_i\,(\overline{S}'') < Z_i\,(\overline{S}')$。那么，取 $\beta_j = \max\,\{\beta_j^t, \sum_{j \in J} \mu_j^t\,(\overline{S}'')\}$，故有

$$\mu_j^t\,(\overline{S}'') \leqslant \beta_j^t \qquad (6-43)$$

记 $\mu^t\,(s_{cijm}^t) = \sum_{j \in J} \mu_j^t\,(s_{cijm}^t)$，$\mu_j^t\,(s_{cijm}^t) = \int_\Delta \int_\Theta LU_j\,(\theta_j^t, \delta_j^t)\,f\,(x_j^t \mid \theta_j^t)$ $dF^{\pi_t}\,(\theta_j^t)\,dF^{u_t}\,(x_j^t)$。又因为 $\overline{S}'$ 为模型 $6-3$ 的最优解，所以有 $\overline{S}'$ 在式 $(6-40)$ 中成立，即有 $\mu_j^t\,(\overline{S}') \leqslant \beta_j^t$，于是有

$$\mu^t\,(\overline{S}'') < \mu^t\,(\overline{S}') = \sum_{j \in J} \mu_j^t\,(\overline{S}') \leqslant \sum_{j \in J} \beta_j^t = \beta \qquad (6-44)$$

由式 $(6-41)$ 和式 $(6-42)$，易知 $\overline{S}''$ 亦为模型 $6-3$ 的可行解，且 $Z_2\,(\overline{S}'') < Z_2\,(\overline{S}')$，这与 $\overline{S}'$ 是模型 $6-3$ 的最优解相矛盾。

根据定理 $6-3$，可将模型 $6-2$ 转换为模型 $6-3$，其目标函数为式 $(6-28)$，约束条件为式 $(6-10)$ 至式 $(6-17)$、式 $(6-30)$ 至式 $(6-37)$、式 $(6-40)$ 至式 $(6-42)$。

第三节　不确定环境下的全球多方三层
网络协同配置策略优化

一　符号与假设

在重大突发公共事件发生之后，来自世界各地的无数应急医用物资都要送到需求点，尤其是在靠近灾区的转运点。不妨设，有 l_1 个供应中心，l_2 个转运点，l_3 个需求点，如图 $6-1$ 所示。应急决策者需要制定一个配

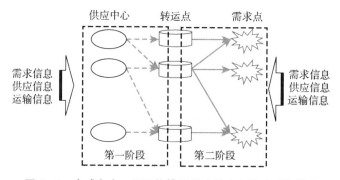

图6-1　全球多方三层网络协同供应的应急物流网络描述

置策略将应急医用物资分别从供应中心配置到转运点（阶段 1），以及从转运点配置到需求点（第 2 阶段）。同时，决策者们还必须考虑不确定性，例如重大突发公共事件发展信息、供应信息、需求信息等。表 6 - 3 给出了本模型中使用的所有符号。其中，向量使用列向量的形式。

表 6 - 3　不确定环境下的全球多方三层网络协同配置策略优化模型符号

随机变量		
θ	重大突发公共事件发展态势	
ξ	物资供应态势	
集合		
K	供应中心集合 $k \in K$	
I	转运点集合 $i \in I$	
J	需求点集合 $j \in J$	
C	物资集合 $c \in C$	
M	运输工具类型的集合 $m \in M$	
Θ	所有 θ 可能集合	
Ω	所有可能的 ξ 集合	
参数		
w_c	物资 c 单位重量	
v_c	物资 c 单位体积	
w_m^0	第 m 类运输工具的负载重量	
v_m^0	第 m 类运输工具的负载体积	
Q'_{kc}	供应中心 k 的物资 c 的数量	
Q''_{ic}	转运点 i 的物资 c 的数量	
N'_{km}	供应中心 k 的第 m 类运输工具数量	
N''_{im}	转运点 i 的第 m 类运输工具数量	
t'_{kim}	第 m 类运输工具从 k 到 i 的运输时间	
t''_{ijm}	第 m 类运输工具从 i 到 j 的运输时间	
变量		
d_{jc}	需求点 j 的物资 c 需求量	
s'_{ic}	在转运点 i 配置的物资 c 的数量	
函数		
$LU\ (\theta,\ \delta)$	供需适配效用损失函数	
$LT\ (\xi,\ \delta)$	供应延迟时间损失函数	

决策变量	
s'_{kicm}	所配置的物资数量
s_{jc}	需求点 j 配置的物资 c 的数量
s''_{ijcm}	第 m 类运输工具从 i 到 j 所运输物资 c 的数量

供需不匹配降低了物资配置策略的有效性。在决策时，决策者们的目的就是要最大化应急医用物资的总体有效性。本节使用如第三章第三节中关于供需适配效用损失和供应延迟时间损失的定义，来反映供需不匹配的情况。

假设 6 - 4：应急医用物资需求是与重大突发公共事件发展态势相关的。

不同模型可以根据不同主体的物资需求，确定具体的需求影响随机变量。不妨设 θ 为表达重大突发公共事件发展态势的随机变量，则应急医用物资需求可表示为

$$d = d\ (\theta) \tag{6-45}$$

定义 6 - 5：供需适配效用损失是由向需求点配置的物资数量与其需求的物资数量的不匹配导致的。

需求点 j 的物资 c 需求和供应配置分别为 d_{jc} 和 s_{jc}；在需求点 j 的物资 c 的供需适配效用损失 $LU\ (d_{jc}, s_{jc})$ 定义如下：

$$LU\ (d_{jc}, s_{jc}) = (d_{jc} - s_{jc})^2 \tag{6-46}$$

假设 6 - 5：供应延迟时间损失是与物资供应态势相关的。

影响供应延迟时间的因素主要来自两个方面：其一是供应方在重大突发公共事件环境下，收集应急医用物资所用的时间；其二是不同配置方案下的交通运输时间。供应方的物资供应态势，包括组织能力、工业生产能力等，直接影响其收集应急医用物资的时间。

定义 6 -6：不考虑重大突发公共事件影响，物资配送的总物流时间可以衡量其物流效率的高低，是造成供应延迟的因素之一，可将其定义为运输物流时间损失。

运输时间的影响因素包括运输距离、运输工具和供应量等，而运输距离和运输工具的影响可以设为参数，因此，从供应点 i 配置 s_{ij} 单位物资到需求点 j 的运输物流时间损失 $t\ (s_{ij})$ 可表示为

$$t\ (s_{ij}) = t_{ij}^0 \cdot s_{ij} \tag{6-47}$$

其中，t_{ij}^0 为供应点 i 到需求点 j 的常规运输时间。

定义 6 - 7：重大突发公共事件期间，由于供应主体是在应急状态下临时收集相应物资，其收集物资的过程也会造成供应延迟，可将其定义为应急物资收集时间损失。

不妨设 ξ_{ic} 为表达供应点 i 的物资 c 的供应态势的随机变量，则供应点 i 的单位应急物资 c 收集时间损失 τ_{ic} 可以表示为

$$\tau_{ic} = \tau\,(\xi_{ic}) = \alpha \cdot \xi_{ic} \qquad (6-48)$$

其中，α 为表达应急物资收集时间和物资供应态势之间数量关系的参数。

定义 6 - 8：供应延迟时间损失包括运输物流时间损失和应急物资收集时间损失。

总的供应延迟时间可表示为运输物流时间和应急物资收集时间之和，因此单位物资的供应延迟时间损失可表示为

$$LT\,(\xi_{ic},\,\delta) = t\,(1) + \tau\,(\xi_{ic}) \qquad (6-49)$$

那么，若运输模式 m 下从供应点 k 到转运点 i 的运输时间为 t'_{kim}，从转运点 i 到需求点 j 的时间为 t''_{ijm}；所配置物资 c 的数量分别是 s'_{kicm} 和 s''_{ijcm}。将 s'_{kicm} 数量的物资 c 通过运输模式 m 从供应点 k 运输到转运点 i 的供应延迟时间损失为：

$$LT\,(\xi_{kc},\,s'_{kicm}) = (t'_{kim} + \beta'_k + \alpha \cdot \xi_{kc}) \cdot s'_{kicm} \qquad (6-50)$$

将 s''_{ijcm} 数量的物资 c 通过运输模式 m 从转运点 i 运输到需求点 j 的供应延迟时间损失为：

$$LT\,(s''_{ijcm}) = (t'_{ijm} + \beta''_i) \cdot s''_{ijcm} \qquad (6-51)$$

其中，β'_k 和 β''_i 为表达供应点 k 和转运点 i 的物资调度效率的参数，比如单位物资装卸时间。

二　优化模型

在本小节中，根据全球多方三层网络协同供应的应急物流过程，建立了两个模型。

1. 子模型 6 - 3：需求点所需物资数量的配置策略

目标 6 - 1：最小化所有需求点供需适配效用损失的期望。θ_j 是需求点 j 的需求随机变量。

$$
\begin{aligned}
Z1 &= \min \sum_{j \in J} \sum_{c \in C} LU\,(\theta_{jc},\,s_{jc}) \\
&= \min \sum_{j \in J} \sum_{c \in C} \{ E\,[\,d\,(\theta_{jc})\,] - s_{jc} \}^2
\end{aligned}
\qquad (6-52)
$$

满足

$$\sum_{j \in J} s_{jc} \leqslant \sum_{k \in K} Q'_{kc} + \sum_{i \in I} Q''_{ic} \qquad (6-53)$$

$$Q'_{kc}, \ Q''_{ic}, \ s_{jc} \in Z^{+}, \ \forall k \in K, \ i \in I, \ j \in J, \ c \in C \qquad (6-54)$$

约束条件式（6-53）是供应限制，意味着配置到每个需求点的物资数量必须低于所有供应中心和转运点的可用物资数量。约束条件式（6-54）是参数和变量取值范围。

2. 子模型6-4：将物资从供应中心转运到转运点再转运到需求点

目标6-2：最小化将物资从供应中心配置到转运点供应延迟时间损失的期望。ξ_{kc}是从k点收集单位物资c所用的时间，是一随机变量。

$$Z2 = \min \sum_{k \in K} \sum_{i \in I} \sum_{c \in C} \sum_{m \in M} E \left[LT \left(\xi_{kc}, \ s'_{kicm} \right) \right] \qquad (6-55)$$

同时，追求**目标6-3**：将物资从转运点配置到需求点的调度时间与运输时间之和最小化，则

$$Z3 = \min \sum_{i \in I} \sum_{j \in J} \sum_{c \in C} \sum_{m \in M} \left(t''_{ijm} \cdot s''_{ijcm} + \beta \right) \qquad (6-56)$$

因此，可以将两个目标结合为一个总的目标：

$$Z = Z2 + Z3 \qquad (6-57)$$

满足

$$\sum_{k \in K} \sum_{m \in M} s'_{kicm} = s'_{ic}, \ \forall i \in I, \ c \in C \qquad (6-58)$$

$$\sum_{i \in I} \sum_{m \in M} s'_{kicm} \leqslant Q'_{kc}, \ \forall k \in K, \ c \in C \qquad (6-59)$$

$$\sum_{i \in I} \sum_{c \in C} s'_{kicm} \cdot w_{c} \leqslant \sum_{o \in O_{m}} N'_{kmo} \cdot w^{0}_{mo}, \ \forall k \in K, \ m \in M \qquad (6-60)$$

$$\sum_{i \in I} \sum_{c \in C} s'_{kicm} \cdot v_{c} \leqslant \sum_{o \in O_{m}} N'_{kmo} \cdot v^{0}_{mo}, \ \forall k \in K, \ m \in M \qquad (6-61)$$

$$s'_{kicm}, \ Q'_{kc}, \ s'_{ic}, \ N'_{kmo}, \ w_{c}, \ v_{c}, \ w^{0}_{mo}, \ v^{0}_{mo} \in Z^{+},$$
$$\forall k \in K, \ i \in I, \ c \in C, \ m \in M \qquad (6-62)$$

$$\sum_{i \in I} \sum_{m \in M} s''_{ijcm} = s_{jc}, \ \forall j \in J, \ c \in C \qquad (6-63)$$

$$\sum_{j \in J} \sum_{m \in M} s''_{ijcm} \leqslant \sum_{k \in K} Q'_{kc} + Q''_{ic}, \ \forall i \in I, \ c \in C \qquad (6-64)$$

$$\sum_{i \in I} \sum_{j \in J} \sum_{m \in M} s''_{ijcm} \leqslant \sum_{k \in K} Q'_{kc} + \sum_{i \in I} Q''_{ic}, \ \forall c \in C \qquad (6-65)$$

$$\sum_{j \in J} \sum_{c \in C} s''_{ijcm} \cdot w_{c} \leqslant \sum_{o \in O_{m}} N''_{imo} \cdot w^{0}_{mo}, \ \forall i \in I, \ m \in M \qquad (6-66)$$

$$\sum_{j \in J} \sum_{c \in C} s''_{ijcm} \cdot v_{c} \leqslant \sum_{o \in O_{m}} N''_{imo} \cdot v^{0}_{mo}, \ \forall i \in I, \ m \in M \qquad (6-67)$$

$$s''_{ijcm}, \ Q'_{kc}, \ Q''_{ic}, \ s_{jc}, \ N''_{imo}, \ w_c, \ v_c, \ w^0_{mo}, \ v^0_{mo} \in Z^+,$$
$$\forall \, k \in K, \ i \in I, \ c \in C, \ m \in M \quad (6-68)$$

约束条件式（6-59）是配置到每个转运点的物资数量，其必须等于该转运点所需要的物资数量。约束条件式（6-59）则是供应的限制，意味着从每个供应中心配置出去的物资数量必须小于该供应中心可用物资的数量。约束条件式（6-60）和式（6-61）是运输能力的限制，表明从每个供应中心配置出去的物资数量必须小于该供应中心可用运输工具所能负载的物资数量。约束条件式（6-62）是参数和变量的取值范围。

约束条件式（6-63）指的是配置到每个需求点的物资数量必须等于该需求点需要的物资数量。约束条件式（6-64）是供应限制，指的是从每个转运点配置出去的物资数量必须少于该转运点的可用物资数量。约束条件式（6-65）也是供应限制，意味着从转运点配置到需求点的物资数量必须少于转运点和供应中心的总体可用物资数量。约束条件式（6-66）和式（6-67）是运输能力的限制，意味着从每个转运点配置出去的物资数量必须少于该转运点可用运输工具能负载的物资数量。约束条件式（6-68）是参数和变量取值范围。

三　求解方法

根据多阶段协同配置策略优化方法中提出的引理5-3，可以得出如下结论，来求得需求点 j 对物资 c 的配置量。

结论6-1：如果物资 c 的总量是 S^0_c，需求点 j 的重大突发公共事件发展态势是 θ_j；最小化式（6-8）的最优解是：

$$s_{jc} = \begin{cases} E[d(\theta_{jc})], & \sum_{j \in J} E[d(\theta_{jc})] < S^0_c \\ E[d(\theta_{jc})] - \dfrac{\sum_{j \in J} E[d(\theta_{jc})] - S^0_c}{m}, & \sum_{j \in J} E[d(\theta_{jc})] \geqslant S^0_c \end{cases}$$

$$(6-69)$$

其中，$S^0_c = \sum_{k \in K} Q'_{kc} + \sum_{i \in I} Q''_{ic}$。

显然，式（6-69）给出的子模型6-3的解满足约束条件式（6-53）。而根据式（6-69）计算的 s_{jc} 可能不是整数。但是，物资被认为作为整体打包和运输的，并且需求点的需求是作为一个整体进行计算的。比如，一顶帐篷不能被两个不同需求点共享。因此，本书提出了一个将所有结果转化为整数的方法。

步骤 1：让 $s_j'j' \in J$ 作为式（6-69）计算而来的需求点 j' 的物资配置数量，且让 $a = \sum_{j' \in J}(s_j' - \lfloor s_j' \rfloor)$，则显然 $a < n$。

步骤 2：将 $s_j'j' \in J$ 从大到小分类。假设 s_{j1}，…，s_{ja} 是第一批需求点的物资配置数量，且让 $J' = \{j | j^1, …, j^a\}$；

步骤 3：$\forall j \in J'$，让 $s_j^* = \lfloor s_j \rfloor + 1$；

步骤 4：$\forall j \in J$ 且 $j \notin J'$，让 $s_j^* = \lfloor s_j \rfloor$。

通过以上方法求得各个需求点的配置量之后，即可用第五节设计的求解算法进行求解，进而获取最终配置方案。

第四节　组群信息刷新下的全球多方三层网络协同配置策略优化

一　符号与假设

在上一节中，我们引入了两个随机变量 θ 和 ξ 来表示重大突发公共事件发展态势和物资供应态势的不确定性。在全球多方三层网络协同供应的应急物流情景下，很难获取完备的相关信息，只能获取部分样本信息。因此，如何确定随机变量 θ 和 ξ 的分布是很关键的。考虑到相关信息的缺乏性，可以利用相关历史信息和重大突发公共事件发展态势感知的样本信息，求得随机变量 θ 和 ξ 的后验分布，进而融合历史信息和样本信息进行综合决策。表 6-4 中介绍了贝叶斯方法的几个相关概念和术语（Berger，1985），包括符号。

表 6-4　　　　　　多维组群信息刷新下的优化模型符号

随机变量	
θ	重大突发公共事件发展态势
ξ	物资供应态势
X	表达 θ 的随机变量的独立感知观测值
Y	表达 ξ 的随机变量的独立感知观测值
x	X 的一个具体实现值
y	Y 的一个具体实现值
a	一个具体的应急医用物资配置计划
集合	
Θ	所有可能的 θ 集合

集合	
Ω	所有可能的 ξ 集合
x	所有可能的 x 集合
y	所有可能的 y 集合

函数	
$\pi\ (\theta)$	θ 的先验概率密度函数
$\varphi\ (\xi)$	ξ 的先验概率密度函数
$\pi^*\ (\theta\mid x)$	θ 的后验概率密度函数
$\varphi*\ (\xi\mid y)$	ξ 的后验概率密度函数
$f\ (x\mid\theta)$	x 的条件概率密度函数
$g\ (y\mid\xi)$	y 的条件概率密度函数
$F^\pi\ (\theta)$	θ 的累积分布函数
$F^\varphi\ (\xi)$	ξ 的累积分布函数

不妨设描述重大突发公共事件发展态势和物资供应态势的各种可能状态集 $\Theta=\{\theta\}$、$\Omega=\{\xi\}$，决策者可采取各种物资配置策略集 $\mathscr{A}=\{a\}$（方案包括两个方面：各供应点配送至各需求点的各类物资量和配送方式），则配置规则 $\delta\ (x,\ y)$ 表示当 $X=x$、$Y=y$ 为感知信息的观测值时所采取的行动。式 $[\delta\ (x,\ y)$ 为 $x\times y$ 到 $\mathscr{A}$ 的函数]，其损失函数和风险函数是基于以下假设的。

假设 6-6：重大突发公共事件发展态势 θ 和物资供应态势 ξ 满足先验概率密度函数为 $\pi\ (\theta)$ 和 $\varphi\ (\xi)$ 的分布，而且它们的感知观察概率分布依赖于 θ 和 ξ 的本质状态。

可以利用来自政府机构的重大突发公共事件数据库中的历史数据得到先验概率密度函数 $\pi\ (\theta)$ 和 $\varphi\ (\xi)$。但是，仅仅使用历史数据来计算 $\pi\ (\theta)$ 和 $\varphi\ (\xi)$ 是不够的。因此，在决定配置之前，需要进行一系列的调查 X^1，X^2，…，Y^1，Y^2，…来获得关于 $\pi\ (\theta)$ 和 $\varphi\ (\xi)$ 的更多信息。X 和 Y 表示这些调查；x 和 y 表示调查结果；$f\ (x\mid\theta)$ 和 $g\ (y\mid\xi)$ 表示 x 和 y 的条件概率密度函数；$\pi^*\ (\theta\mid x)$ 和 $\varphi^*\ (\xi\mid y)$ 表示后验概率密度函数。

其他假设与定义与本章第三节相同。

二　优化模型

1. 带感知信息刷新的供需适配效用损失贝叶斯风险函数

根据式（6-52），模型 6-3 利用来自历史数据的先验概率分布将所有需求点的供需适配效用损失期望最小化。本节中，我们实施了关于 θ_j 的独立感知观测来获取需求配置。因此，我们综合利用历史和感知样本信息，对供需适配效用损失的贝叶斯风险函数进行定义。

在获得历史信息和样本信息的基础上，定义贝叶斯需求 $d^*(\theta)$ 如下：

$$d^*(\theta|x) = E^{\pi^*} E_\theta^x [d(\theta)] \tag{6-70}$$

进而，可以给出供需适配效用损失贝叶斯风险函数和供应延迟时间损失贝叶斯风险函数。

其中，供需适配效用损失贝叶斯风险函数为：

$$rLU(\pi^*, \delta) = \{E^{\pi^*} E_\theta^x [d(\theta, \delta)] - s\}^2 \tag{6-71}$$

供应延迟时间损失贝叶斯风险函数为：

$$rLT(\pi^*, \delta) = E^{\varphi^*} E_\xi^y [LT(\xi, \delta)] \tag{6-72}$$

另外，根据 Berger（1985），当后验分布为 $\pi(\theta|x)$，行动 a 的后验贝叶斯期望损失为：

$$\rho[\pi(\theta|x), a] = \int_\Theta L(\theta, a) \, dF^{\pi(\theta|x)}(\theta) \tag{6-73}$$

定理 6-4（Berger，1985）：将式（6-72）最小化得到的后验贝叶斯行为等价于将式（6-73）式最小化所得的贝叶斯行为

$$\int_\Theta L(\theta, a) f(x|\theta) \, dF^\pi(\theta) \tag{6-74}$$

定理 6-5（Berger，1985）：当 δ 为一非随机化估计量时，有

$$r(\pi, \theta) = \int_{\{x: m(x) > o\}} \rho[\pi(\theta|x), \delta(x)] \, dF^m(x) \tag{6-75}$$

定理中的积分符号说明：当随机变量为连续时，用积分计算；当随机变量为离散时，用求和公式计算，下同。将定理 6-4 和定理 6-5 应用到式（6-69）和式（6-70）中，可以为简化其计算，进而建立相关模型。

简化后，第 j 个需求点的贝叶斯需求函数为：

$$d_{jc}^*(\theta_j) = \frac{\displaystyle\int_\Delta\int_\Theta d^{jc}(\theta_j, \delta_j) f_j(x_j|\theta_j) \, dF^{\pi_j}(\theta_j) \, dF^{u_j}(x_j)}{(\Delta = \{x_j: u_j(x^j) > o\})}$$
$$\frac{}{\displaystyle\int_\Delta\int_\Theta f_j(x_j|\theta_j) \, dF^{\pi_j}(\theta_j) \, dF^{u_j}(x_j)}$$
$$(\Delta = \{x^j: u^j(x^j) > o\}) \tag{6-76}$$

带感知信息刷新的物资 c 在第 j 个需求点的供需适配效用损失贝叶斯风险函数为：

$$rLU_{jc}\ (\boldsymbol{\pi}^{*},\ \delta_{j}) = \begin{cases} [\ (\theta_{j})\ -s_{j}]2, & \sum_{j\in J}d_{jc}^{*}\ (\theta_{j})\ \geqslant s^{1} \\ 0, & \sum_{j\in J}d_{jc}^{*}\ (\theta_{j})\ <s^{1} \end{cases} \qquad (6-77)$$

约束条件保持不变。同时增加如下计算公式：

$$u_{j}\ (x_{j}) = \int_{\Theta}f_{j}\ (x_{j}|\theta_{j})\ dF^{\pi_{j}}\ (\theta_{j}),\ \forall j\in J \qquad (6-78)$$

2. 带感知信息刷新的供应延迟时间损失贝叶斯风险

根据贝叶斯分析方法，可以通过最小化后验期望损失或者贝叶斯风险来获得最优方案。

首先，定义供应延迟时间损失贝叶斯风险函数为：

$$rLT\ (\boldsymbol{\pi}^{*},\ \delta) = \mathrm{E}^{\varphi^{*}}\mathrm{E}_{\xi}^{\gamma}\ [\ LT\ (\xi,\ \delta)\ ] \qquad (6-79)$$

根据定理 6-4 和定理 6-5，将用运输方式 m 从第 k 个供应点配置 s_{ki} 单位物资 c 到第 i 个转运点的供应延迟时间损失的风险函数定义如下：

$$rT_{kicm}\ (\boldsymbol{\varphi}^{*},\ \delta_{kicm}) = \int_{\Lambda}\!\int_{\Omega}LT_{kicm}\ (\xi_{kc},\ \delta_{ki})\ g_{kc}\ (y_{kc}|\xi_{kc})$$
$$dF^{\varphi}\ (\xi_{kc})\ dF^{v_{kc}}\ (y_{kc})$$
$$(\Lambda = \{y_{kc}:v_{kc}\ (y_{kc})>o\}) \qquad (6-80)$$

其中

$$v_{kc}\ (y_{kc}) = \int_{\Theta}f_{kc}\ (y_{kc}|\xi_{kc})\ dF^{\varphi}\ (\xi_{kc}),\ \forall i\in I,\ c\in C \qquad (6-81)$$

3. 重大突发公共事件发展态势感知下的全球多方供应协同决策模型

根据不确定环境下的全球多方三层网络协同配置策略优化方法，将全球多方三层网络协同供应的应急物流决策分为两个模型求解，通过第一个模型先求得需求点所需物资数量的配置策略，再通过第二个模型求得最终的配置方案。在组群信息刷新技术下，分别对两个模型进行改进。

（1）子模型 6-5

根据式（6-52），目标 6-1 将会变化为最小化所有需求点的供需适配效用损失的期望损失。因此，将该目标改为最小化所有需求点的供需适配效用损失的贝叶斯风险，则式（6-52）可以被替换为：

$$Z1^{*} = \min \sum_{j\in J} \sum_{c\in C} rLU_{jc}\ (\boldsymbol{\pi}^{*},\ \delta_{j}) \qquad (6-82)$$

（2）子模型 6-6 的改进

在求解完子模型 6-5 后，可以得到配置给每个需求点的物资数量。还需要具体的配置策略来将物资从供应中心配置到转运点，然后配置到需求点。

根据从供应中心到转运点配置物资的供应延迟时间损失期望，目标 6-4 将会变化为最小化从供应中心到转运点配置物资供应延迟时间损失的后验期望损失。因此，式（6-55）可以替换为：

$$Z2^* = \min \sum_{k \in K} \sum_{i \in I} \sum_{m \in M} \sum_{c \in C} r T_{kicm} \left(\varphi^*, \delta_{kicm} \right) \qquad (6-83)$$

进一步，按照从转运点到需求点配置物资供应延迟时间损失的贝叶斯风险，目标 6-5 将会变为最小化从转运点到需求点配置物资供应延迟时间损失的贝叶斯风险。因此，式（6-57）可以被替换为：

$$Z^* = Z2^* + Z3 \qquad (6-84)$$

则将 $Z^* = Z2^* + Z3$ 作为总的目标函数，约束条件保持不变，即可得到多维组群信息刷新下的全球多方协同配置策略优化模型。

三　求解方法

根据多阶段协同配置策略优化方法中提出的引理 5-3，可以得出如下结论，来获取需求点 j 对物资 c 的配置量。

结论 6-2：如果物资 c 的总量是 S_c^0，需求点 j 的重大突发公共事件发展态势是 θ_j，其实现为 x_j；最小化式（6-84）的最优解是：

$$s_{jc} = \begin{cases} d_{jc}^*(\theta_j), & \sum_{j \in J} d_{jc}^*(\theta_j) < S_c^0 \\[3mm] d_{jc}^*(\theta_j) - \dfrac{\sum_{j \in J} d_{jc}^*(\theta_j) - S_c^0}{m}, & \sum_{j \in J} d_{jc}^*(\theta_j) \geqslant S_c^0 \end{cases} \qquad (6-85)$$

其中，$S_c^0 = \sum_{k \in K} Q'_{kc} + \sum_{i \in I} Q''_{ic}$。

显然，式（6-85）给出的子模型 6-5 的解满足约束条件式（6-53）。而式（6-85）计算的 s_{jc} 可能不是整数。但是，物资是作为整体打包和运输的，并且需求点的需求是作为一个整体进行计算的。比如，一个医疗器械不能被两个不同需求点共享。因此，我们提出了一个将所有结果转化为整数的方法。

步骤1：让 $s_j'j' \in J$ 作为由式（6-85）计算而来的需求点 j' 的物资配置数量，且让 $a = \sum_{j' \in J} (s_j' - \lfloor s_j' \rfloor)$，则显然 $a < n$。

步骤2：将 $s_j'j' \in J$ 从大到小分类。假设 $s_{j1}, \cdots, s_{ja}$ 是第一批需求点的物资配置数量，且让 $J' = \{j | j^1, \cdots, j^a\}$；

步骤3：$\forall j \in J'$，让 $s_j^* = \lfloor s_j \rfloor + 1$；

步骤4：$\forall j \in J$ 且 $j \notin J'$，让 $s_j^* = \lfloor s_j \rfloor$。

通过以上方法求得各个需求点的配置量之后，即可用第五节设计的算法对改进的子模型 6 - 6 进行求解，进而获取最终配置方案。

第五节　求解算法设计

一　遗传算法

根据本章第一节信息刷新下的多方协同配置策略优化模型，在 t 阶段，需求点 j 的需求量为 d_j^t（θ_j^t）单位，供应点 i 第 c 类物资的供应量为 q_{ci}^t 单位，第 i 个供应点可采用第 m 种配送方式中第 o 种类型运输工具的数量为 v_{imo}^t 单位，决策变量 s_{cijm}^t 的值为 q_{ci}^t 的若干单位。我们设计基于矩阵编码的遗传算法对其进行求解。

1. 编码方案、适应度函数

综合考虑 Jong（1975）提出的两个实用编码规则和模型本身，采用整数编码方案，染色体共为 $|I| \times |C|$ 个矩阵，每个矩阵有 $|J| \times |M|$ 个元素。设 $|I| = p$，$|J| = q$，$|C| = n$，$|M| = l$，则 p, q, n, $m \in Z^+$。

引理 6 - 1：若矩阵 $A = (A_k)_{1 \times pn}$，将其转换为矩阵 $Z = (a_{ic})_{p \times n}$，使得 $\forall i = 1, \cdots, p$；$c = 1, \cdots, n$ 有 $a_{ic} = A_k$，则：

$$c = \begin{cases} n, & k \% n = 0 \\ k \% n, & k \% n \neq 0 \end{cases} \tag{6-86}$$

$$i = \begin{cases} \lfloor k/n \rfloor, & k \% n = 0 \\ \lfloor k/n \rfloor + 1, & k \% n \neq 0 \end{cases} \tag{6-87}$$

$$k = (i - 1) n + c \tag{6-88}$$

证明：略。

设矩阵 $A = (A_k)_{1 \times pn}$ 的第 k 个元素 $A_k = k$，表示 $p \times n$ 个矩阵组成的染色体中第 k 个矩阵，由此可得引理 6 - 2。

引理 6 - 2：矩阵染色体 $A = (A_k)_{1 \times pn}$ 中，第 k 个矩阵表示第 i 供应点中第 c 类物资的配送方案，其中 i 与 c 的取值由式（6 - 87）和式（6 - 86）求得。

证明：略。

引理 6 - 3：设矩阵 $A^k = (a_{jm})_{q \times l}$ 为矩阵染色体 A 的第 k 个矩阵基因，则其元素 a_{jm} 表示第 i 供应点中有 a_{jm} 单位 c 类物资采用第 m 种配送方式运往需求点 j。

证明：略。

由引理 6 - 1、引理 6 - 2、引理 6 - 3 可得矩阵染色体 $A = (A_k)_{1 \times pn}$，$A_k = (a_{jm}^{(i-1)n+c})_{q \times l}$ 的构造（见表 6 - 5）。

表 6 - 5　　　　　　　　　　矩阵染色体的构造

i		1				$\cdots$		p			
c		1	$\cdots$	n		$\cdots$	1		$\cdots$	n	
m	1 $\cdots$ l		$\cdots$	1 $\cdots$ l		$\cdots$	1 $\cdots$ l		$\cdots$	1 $\cdots$ l	
j 1 $\cdots$ q		$A_1 = (a_{jm}^1)_{q \times l}$	$\cdots$	$A_n = (a_{jm}^1)_{q \times l}$		$\cdots$	$A_{(p-1)n+1} = (a_{jm}^{(p-1)n+1})_{q \times l}$		$\cdots$	$A_{pn} = (a_{jm}^{pn})_{q \times l}$	

定理 6 - 6：设矩阵染色体为 $A = (A_k)_{1 \times pn}$，$A_k = (a_{jm}^{(i-1)n+c})_{q \times l}$，则可得：$s_{cijm}^t = a_{jm}^{(i-1)n+c}$，其中 i 与 c 的取值由式（6 - 86）、式（6 - 87）求得。模型 6 - 3 的约束条件式（6 - 85）、式（6 - 86）、式（6 - 87）、式（6 - 88）分别等价于如下 4 个关系式：

$$\sum_{c=1}^{n} \sum_{j=1}^{q} a_{jm}^{(i-1)n+c} \cdot w_c \leqslant \sum_{o \in O_m} v_{imo}^t \cdot cap_{mo},$$
$$\forall i = 1, \cdots, p; \ m = 1, \cdots, l \qquad (6-89)$$

$$\sum_{c=1}^{n} \sum_{j=1}^{q} a_{jm}^{(i-1)n+c} \cdot vol_c \leqslant \sum_{o \in O_m} v_{imo}^t \cdot vol_{mo},$$
$$\forall i = 1, \cdots, p; \ m = 1, \cdots, l \qquad (6-90)$$

$$\sum_{j=1}^{q} \sum_{m=1}^{l} a_{jm}^{(i-1)n+c} = q_{ci}^t, \ when \ \sum_{i \in I} q_{ci}^t \leqslant \sum_{j \in J} d_{cj}^t$$
$$\forall i = 1, \cdots, p; \ c = 1, \cdots, n \qquad (6-91)$$

$$\sum_{i=1}^{p} \sum_{m=1}^{l} a_{jm}^{(i-1)n+c} = d_{cj}^t, \ when \ \sum_{j \in J} d_{cj}^t < \sum_{i \in I} q_{ci}^t$$
$$\forall j = 1, \cdots, q; \ c = 1, \cdots, n \qquad (6-92)$$

而约束条件式（6 - 40）中的 $LU_j (\theta_j^t, \delta_j^t)$ 和目标函数式（6 - 27）中 $LT_{ijm} (\xi_{ci}^t, \delta_{ijm}^t)$ 的取值分别为：

$$LU_j (\theta_j^t, \delta_j^t) = \sum_{c \in C} \left(\left| d_{cj} (\theta_j^t) - \sum_{i=1}^{p} \sum_{m=1}^{l} a_{jm}^{(i-1)n+c} \right| \right)^\alpha \quad (6-93)$$

$$LT_{ijm} (\xi_{ci}^t, \delta_{ijm}^t) = \sum_{c=1}^{n} \left[a_{jm}^{(i-1)n+c} \cdot t_{ijm} + \tau_{ci} (\xi_{ci}^t) \right] \quad (6-94)$$

因此，适应度函数采用目标函数式（6 - 28）。

2. 复制操作与选择策略

根据适应度函数值对染色体进行排序，分为 5 组，第一组复制两份，同时去除最后两组。

3. 交叉操作

以一定的概率进行交叉操作，采用单点交叉法。在交换父辈染色体的基因码后，判断式（6 - 38）、式（6 - 89）、式（6 - 90）、式（6 - 91）和式（6 - 92）是否成立。若成立，则交叉操作结束；若不成立，则修正子染色体中某些基因码，使其交叉之后的基因码合法。操作步骤如下：

①随机选取 $b \in \{x \in N \mid 1 \leq x \leq p - 1\}$；

②随机对所有染色体进行配对，并以一定概率交换父辈矩阵染色体 $P1$、$P2$ 的前 $b \cdot n$ 个基因码 $A_i = (a_{jm}^i)_{q \times l}$，$i = 1$，$2$，…，$b \cdot n$，则所得的新染色体仍满足式（6 - 89）、式（6 - 90）和式（6 - 91）；

③对新生染色体 $P1^*$、$P2^*$，由定理 6 - 3，若满足式（6 - 38）和式（6 - 92），则交叉操作结束；

④若不然，记 $J' = \{ \forall j \in J \mid \int_{\Delta} \int_{\Theta} LU_j (\theta_j^t, \delta_j^t) f (x_j^t \mid \theta_j^t) dF^{\pi_t} (\theta_j^t)$ $dF^{u_t} (x_j^t) > \beta_j\}$，$\forall j \in J'$，将新生染色体 $P1^*$、$P2^*$ 第 b 个基因码 $A_b = (a_{jm}^b)_{q \times l}$ 的第 j 行互换。再验证新染色体是否合法，若不合法，重新生成一个合法的染色体替代。

4. 变异操作

以一定的概率 p 对矩阵染色体进行变异。对进行变异操作的基因，随机选取 $j \in J$，并随机产生一组满足式（6 - 38）和式（6 - 92）的 $p \cdot n \cdot l$ 位基因码取代第 j 行；再判断是否满足式（6 - 89）、式（6 - 90）和式（6 - 91），若满足，则变异操作结束；若不满足，则重新产生另一组满足式（6 - 38）的 $p \cdot n \cdot l$ 位基因码取代第 j 行，若仍不满足式（6 - 89）、式（6 - 90）和式（6 - 91），则再重新上述步骤，直到满足要求或重复了一定次数后停止。

5. 染色体可行性操作

不论是交叉还是变异产生的子个体，都有可能是不可行解。当出现这种情况时，随机生成一个初始基因个体取代此不可行个体。

6. 种群规模和初始种群

种群规模在染色体长度的一倍到两倍之间较好，综合考虑种群的多样性要求和计算效率，使用染色体长度的 2 倍为种群规模数。考虑到现实中，不可能每个供应点都向各需求点配送物资，而是根据"就近原则"

（高效率），仅若干个供应点向某一需求点配送物资。因此，在生成初始基因码时，根据经验只考虑若干个供应点向需求点配送物资，其他点的配送量为零，以提高算法效率。

7. 迭代终止策略

设定最大迭代次数 $N_{\max}$。当迭代次数达到此值时，输出最优个体。

二　多层蚁群算法

蚁群算法是一种用来寻找优化路径的概率型算法。灵感来源于蚂蚁在寻找食物过程中发现路径的行为。

本章第三节和第四节建立的不确定环境下的全球多方三层网络协同配置策略优化模型和组群信息刷新下的全球多方三层网络协同配置策略优化模型，涉及从供应点到中转点，再从中转点到需求点的两阶段物资配置过程，故根据物资配置实际情况，采用两层蚁群算法对模型进行优化求解，其中：供给点到中转点为第一层；中转点到需求点为第二层。

第一层：供给点到中转点

每个蚂蚁都随机选择一个供给点作为其出发城市，在信息素和启发函数的共同影响下选择物资需要前往的中转点，将物资运输到相应的中转点，将前一个供给点的物资运输完毕后，再随机选择下一个供给点作为出发城市，直到所有供给点的物资运输完毕。记录各中转点物资的变化情况、收集物资和运输物资的时间损耗情况，作为第二层蚁群模型的输入。

第二层：中转点到需求点

（1）构建供给路径

①随机生成中转点序列，蚂蚁按照顺序依次从各个中转点出发；

②在信息素和启发函数的共同影响下选择物资需要前往的需求点，并根据自己携带的物资和需求点需要补给的物资进行判断：

（i）若蚂蚁携带的两类物资都大于需求点需要补给的物资，则需求点的物资补充完毕，将该需求点加入全局禁忌列表，计算（ii），至当前中转点物资配送完毕；

（ii）若蚂蚁携带的两类物资都小于需求点需要补给的物资，则该供给点的物资配送完毕，重复（i），至所有中转点配送完毕；

（iii）若蚂蚁携带的某一类物资都小于需求点需要补给的物资，则该供给点的物资配送完毕，同时该需求点加入该蚂蚁的当前禁忌列表（即该中转点无法重复访问该需求点，但是更新中转点后可以继续访问），重复（ii），至当前中转点物资配送完毕。

（2）信息素更新

所有需求点的配送方案形成后，根据各节点之间的距离和各运输工具的运行时间，计算每个蚂蚁运输的总时间，作为信息素的更新要素，对全局和局部的信息素进行更新。

①局部信息素更新

local_ Tau1 =（1 − a）＊local_ Tau1 + Q＊delta_ Tau1_ all（:,:, m）;

②全局信息素更新

Tau0 =（1 − a）＊Tau0 + Q＊sum（delta_ Tau0_ all, 3）;

［~, index0］= max（Tau0）;

for mm = 1：length（index0）

　　Tau0（index0（mm）, mm）= Tau0（index0（mm）, mm）+ 0.05;

end

Tau1 =（1 − a）＊Tau1 + Q＊sum（delta_ Tau1_ all, 3）;

［~, index1］= max（Tau1）;

for mm = 1：length（index1）

　　Tau1（index1（mm）, mm）= Tau1（index1（mm）, mm）+ 0.05;

　end

（3）迭代至满足停止条件，输出求解结果

三　多层免疫算法

将免疫概念及其理论应用于遗传算法，在保留原算法优良特性的前提下，力图有选择、有目地利用待求问题中的一些特征信息或知识来抑制其优化过程中出现的退化现象，这种算法称为免疫算法（Immune Algorithm，IA）。从理论上分析，迭代过程中，在保留上一代最佳个体的前提下，免疫算法是全局收敛的。

与多层蚁群算法类似，本章第三节和第四节建立的不确定环境下的全球多方三层网络协同配置策略优化模型和组群信息刷新下的全球多方三层网络协同配置策略优化模型，涉及从供应点到中转点，再从中转点到需求点的两阶段物资配置过程，故根据物资配置实际情况，将模型划分为两个阶段，分别为：供给点到中转点为第一层；中转点到需求点为第二层。

1. 基因编码设计

首先，根据模型需求设计基因编码（如表 6 − 6）：

表6-6　　　　　　　　　　　　多层免疫算法基因编码

	供应中心1					…	供应中心k				
	物资1		…	物资c			物资1		…	物资c	
转运点1	交通工具1	…	交通工具m	交通工具1	…	交通工具m	交通工具1	…	交通工具m	交通工具1	…	交通工具m
…											
转运点i	交通工具1	…	交通工具m	交通工具1	…	交通工具m	交通工具1	…	交通工具m	交通工具1	…	交通工具m

	转运点1					…	转运点i				
	物资1		…	物资c			物资1		…	物资c	
需求点i	交通工具1	…	交通工具m	交通工具1	…	交通工具m	交通工具1	…	交通工具m	交通工具1	…	交通工具m
…											
需求点j	交通工具1	…	交通工具m	交通工具1	…	交通工具m	交通工具1	…	交通工具m	交通工具1	…	交通工具m

2. 设置模型参数

Sizepop：种群规模

Overbest：记忆库容量

MAXGEN：迭代次数

pcross：交叉概率

pmutation：变异概率

ps：多样性评价参数

Rc：抗体浓度权重

3. 产生初始抗体库

根据模型的基因编码和约束条件，产生初始抗体库，进行免疫算法迭代优化。

4. 计算适应度和抗体浓度

计算抗体库中各个抗体的适应度和全局抗体浓度，抗体浓度的计算方法为：$C\_all = Rc * C0 + (1 - Rc) * C1$；

其中，C0 为抗体的一阶段浓度，C1 为抗体的二阶段浓度，Rc 为一抗体浓度权重，通过上式，融合形成抗体的全局浓度 C_ all。

5. 计算抗体繁殖概率

为在选取适应度高个体的同时保证抗体种群的多样性，综合考虑抗体适应度和抗体全局浓度的影响，通过公式：

exc（i）= fit（i）/sumfit * ps + con（i）/sumcon *（1 - ps）

计算得到各个抗体的繁殖概率，其中 ps 为多样性评价参数。

6. 更新记忆库

为避免优秀抗体在交叉变异过程中丢失，将当代抗体群中，适应度最高的 Overbest 个抗体加入抗体库。

7. 交叉变异

根据个体的繁殖概率，通过轮盘赌的方式选择个体进行交叉变异，产生下一代个体。

8. 迭代优化

重复第（4）步至第（7）步，直到满足迭代停止条件。

第七章　政府—企业能力期权合作下的
应急医用物资储备策略优化

第一节　概述

21 世纪以来，学者们对应急物资储备的研究成果越来越多，既有针对单一政府采购和储备的研究，包括最优库存量的确定、参与主体的协调（Balcik et al.，2010）等；也有对政府—企业联合储备的研究（Whybark，2007），包括供应链管理（Nikkhoo et al.，2018）、最优储备策略（Zhang et al.，2021）等。然而，仅靠政府采购和储备，不仅成本高，而且效率低；而政府和企业联合进行储备，虽然成本低了，效率也高了，但是仍然难以解决需求的不确定性问题；因此，期权契约理论被引入政企联合储备策略中，允许政府推迟决策时间，提高了供应的灵活性，但是目前相关研究基本是关于实物期权契约下的政企联合储备。这种模式无法应对重大突发公共事件发生初期，应急医用物资需求持续增长，而快速扩大生产却难以推进的情况。

解决这一问题的困难在于：（1）重大突发公共事件发生前，需求的不确定性；（2）重大突发公共事件爆发初期，需求的持续增长；（3）供应链中断风险。另外，自能力期权契约被 Ritchken 等（1986）引入供应链管理领域以来，很多研究已证明能力期权契约不仅可以实现产能和实物的快速转换，以应对需求不确定性，提高供应链生产能力、灵活性和稳健性，以应对供应链中断风险；还可以进一步降低成本，合理分配供应链利益，实现供应链协调（Inderfurth et al.，2013）。但是，目前的相关研究并没有考虑库存和资金成本、重大突发公共事件发生发展的不确定性、一些应急医用物资组织生产相对容易以及停工停产等重大突发公共事件防控措施可能对生产能力的潜在影响等。

因此，根据第三章第四节提出的政府—企业能力期权合作的应急医用物资储备策略，本章将建立相关的优化模型。

第二节　假设与符号

一　假设

为建模需要，本书作如下假设：

（1）政府在重大突发公共事件发生前购买能力期权是为了应对随时可能发生的重大突发公共事件，获取随时购买应急医用物资的权力。因此，本书在众多种类的期权中，选用美式看涨期权。

（2）期权契约内重大突发公共事件，以一定的概率发生一次，根据历史重大突发公共事件发生的数据，分析其发生的概率密度分布和分布函数；同时，根据相关历史重大突发公共事件的应急医用物资需求数据，分析得到应急医用物资需求的概率密度和分布函数。

（3）假设期权购买量在一定范围内时，企业进行能力建设的费用是固定的，当政府执行期权时，政府通过宏观调控保证企业在市场上购得所需要的原材料、人力等资源，而且因期初能力建设的提前投入，应急生产时分摊的单位生产成本（只包括变动成本）相比正常生产分摊的单位生产成本（包括固定成本和变动成本）有所减少，契约的执行期等于应急医用物资的保质期，政府提前储备的剩余物资到期必须按残值处理。

（4）重大突发公共事件发生后的应急医用物资的需求量非常大，但在现货市场上可补充量无法满足激增的需求，当政府的实物储备量不能满足应急物资需求时，如果缺货会导致人民生命和财产的巨大损失，所以相对来说缺货成本一定远远大于期权执行成本。

（5）一般情况下，在重大突发公共事件期间，政府执行的停工停产等措施会严重影响企业的生产；但是，在与政府签订能力期权契约后，企业可以在特殊时期启用储备的生产能力，继续开展生产活动。

（6）为了集中讨论主题，不考虑影响企业收益的交易费用、税收和保证金等外部因素。

（7）考虑到政府—企业联合储备应急医用物资的特殊性，假设在契约期内不存在无风险套利机会，无风险利率为常数。

（8）政府在契约初期拥有物资的成本（包括购买和存储费用），低于通过期权获取物资的成本（包括期权购买成本和执行成本），但高于期权购买成本。

二 符号

在以上假设的基础上, 模型相关的符号设置如下:

λ: 契约期内突发事件发生一次的概率 ($0 \leqslant \lambda \leqslant 1$);

x: 应急医用物资的需求量, 是随机变量;

$f(x)$: 应急医用物资的需求密度函数;

$F(x)$: 应急医用物资的需求分布函数, $F(x) \in [0, 1]$ 连续可导且单调递增;

M: 应急医用物资的需求量极大值;

c_1: 政府实物储备应急医用物资的单位库存成本, 与储备时间没有关系;

K: 期初政府用于应急医用物资储备的资金预算额;

P_0: 在契约期初政府按市场价格向企业订购应急医用物资的价格;

Q_{1t}: 在 t 时刻发生灾害时政企联合前的订购量;

Q_{2t}: 在 t 时刻发生灾害时政企联合后无资金约束时的订购量;

Q_{2t}^s: 在 t 时刻发生灾害时政企联合后有资金约束时的订购量;

m: 重大突发公共事件发生后物资缺货成本, 如前文所设 $m > w$;

c_f: 企业的能力建设费用;

c_0: 期初应急医用物资的单位生产成本;

c_0': 执行期权时应急医用物资的单位生产成本, $c_0' < c_0$;

v: 在契约期末政府的剩余储备应急医用物资的单位残值;

c: 美式看涨期权的价格;

w: 美式看涨期权的执行价格, 由假设可知, $w > (P_0 + c_1) \left(\sum_{t=1}^{T} e^{rt} \right) / T$;

q_t: 在 t 时刻发生重大突发公共事件时无资金约束的期权订购量;

q_t^s: 在 t 时刻发生重大突发公共事件时有资金约束的期权订购量;

T: 契约期限;

r: 无风险利率。

第三节 无政企能力期权合作下的最优储备量分析

一 期望成本模型

为便于比较, 先分析政企双方无能力期权合作, 只依靠政府的提前储备来应对重大突发公共事件引起的应急医用物资需求的储备模式，设在契约周期 T 内不发生突发事件和在 t（$t \leqslant T$）时刻发生重大突发公共事件时政府储备应急医用物资的期望成本函数分别为 Π_{gt}^{10} 和 Π_{gt}^{11}，如式（7-1）和式（7-2）所示。

$$\Pi_{gt}^{10} = (P_0 + c_1)\ Q_{1t}e^{rT} - vQ_{1t} \tag{7-1}$$

$$\Pi_{gt}^{11} = (P_0 + c_1)\ Q_{1t}e^{rT} + \int_{Q_{1t}}^{M} m\ (x - Q_{1t})\ e^{r(T-t)}f\ (x)\ \mathrm{d}x - \int_0^{Q_{1t}} v\ (Q_{1t} - x)\ f\ (x)\ \mathrm{d}x \tag{7-2}$$

则政府总的期望成本函数为

$$\Pi_{gt}^1 = (1 - \lambda)\ \Pi_g^{10} + \lambda\Pi_g^{11}$$

$$= (P_0 + c_1)\ Q_{1t}e^{rT} + \lambda \int_{Q_{1t}}^{M} m\ (x - Q_{1t})\ e^{r(T-t)}f\ (x)\ \mathrm{d}x - \lambda \int_0^{Q_{1t}} v\ (Q_{1t} - x)\ f\ (x)\ \mathrm{d}x - (1 - \lambda)\ vQ_{1t} \tag{7-3}$$

式（7-3）中包括期初订购成本、库存成本以及实际需求量超过储备量时的缺货成本，并除去期末回收的剩余物资的残值收入。

二　最优储备量

命题 7-1： 在政企未通过能力期权联合储备应急医用物资，单纯依靠政府提前储备时，政府成本最小化的最优储备量为：

$$Q_{1t}^* = F^{-1}\left(1 - \frac{(P_0 + c_1)\ e^{rT} - v}{\lambda\ (me^{r(T-t)} - v)}\right) \tag{7-4}$$

$$Q_1^* = \sum_{t=1}^{T} \frac{Q_{1t}^*}{T} \tag{7-5}$$

证明： 对式（7-3）求关于 Q_1 的一阶和二阶导数可得：

$$\frac{\mathrm{d}\Pi_{gt}^1}{\mathrm{d}Q_{1t}} = (P_0 + c_1)\ e^{rT} - v\ (1 - \lambda) - \lambda e^{r(T-t)}m$$

$$+ \lambda me^{r(T-t)} \int_0^{Q_{1t}} f\ (x)\ \mathrm{d}x - \lambda v \int_0^{Q_{1t}} f\ (x)\ \mathrm{d}x \tag{7-6}$$

$$\frac{\mathrm{d}^2\Pi_{gt}^1}{\mathrm{d}Q_{1t}^2} = \lambda f\ (Q_{1t})\ (me^{r(T-t)} - v) > 0 \tag{7-7}$$

则上述成本函数在一阶导数处存在极小值点，令 $\dfrac{\mathrm{d}\Pi_{gt}^1}{\mathrm{d}Q_{1t}} = 0$，得

$$Q_{1t}^* = F^{-1}\left(1 - \frac{(P_0 + c_1)\ e^{rT} - v}{\lambda\ (me^{r(T-t)} - v)}\right) \tag{7-8}$$

因为 t 为整数，且在 $[1, T]$ 内均匀分布，则

$$Q_1^* = \sum_{t=1}^{T} \frac{Q_{1t}^*}{T} \tag{7-9}$$

由此，命题得证。

推论 7-1：在单纯依靠政府在重大突发公共事件发生前储备应急医用物资的模式下，政府的最优储备量 Q_{1t}^* 受 λ 和 t，T 和 r，P_0 和 m、c_1，v 的影响，且随着 λ、m 的增加而增加，随着 P_0、c_1、t 的增加而减少。

推论 7-1 说明：当契约期限内重大突发公共事件发生的概率增加时，或单位应急医用物资缺货成本越大时，政府就会增加期初实物储备；相反，当该物资的期初价格提高，或政府的单位库存成本增加，或重大突发公共事件发生的时间越晚时，政府会降低期初的实物储备。

在这种模式下，企业总的期望利润函数为：

$$\Pi_{st}^1 = (P_0 - c_0)\ Q_{1t}e^{rT}, \quad \Pi_s^1 = \sum_{t=1}^{T} \frac{\Pi_{st}^1}{T} \tag{7-10}$$

式（7-10）的利润函数是指期初企业向政府销售应急物资的利润。整个应急医用物资供应链的期望成本为：

$$\Pi_t^1 = \Pi_{gt}^1 - \Pi_{st}^1$$

$$= (c_0 + c_1)\ Q_{1t}e^{rT} + \lambda \int_{Q_{1t}}^{M} me^{r(T-t)}\ (x - Q_{1t})\ f\ (x)\ \mathrm{d}x -$$

$$\lambda \int_0^{Q_{1t}} v\ (Q_{1t} - x)\ f\ (x)\ \mathrm{d}x - (1 - \lambda)\ vQ_{1t}$$

$$\Pi^1 = \sum_{t=1}^{T} \frac{\Pi_t^1}{T} \tag{7-11}$$

第四节　能力期权契约下无资金约束的期望成本分析

一　期望成本模型

在图 3-6 所描述的能力期权契约下政企联合储备模式下，在契约期限 T 内不发生重大突发公共事件和在 t（$t \le T$）时刻发生重大突发公共事件，政府储备应急医用物资的期望成本函数分别为 Π_{gt}^{20} 和 Π_{gt}^{21}：

$$\Pi_{gt}^{20} = (P_0 + c_1)\ Q_{2t}e^{rT} + cq_te^{rT} - vQ_{2t} \tag{7-12}$$

$$\Pi_{gt}^{21} = (P_0 + c_1)\ Q_{2t}e^{rT} + cq_te^{rT} + \int_{Q_{2t}}^{Q_{2t}+q_t} w\ (x - Q_{2t})\ e^{r(T-t)}f\ (x)\ \mathrm{d}x +$$

$$\int_{Q_{2t}+q_t}^{M} wq_t e^{r(T-t)} f(x) \, dx + \int_{Q_{2t}+q_t}^{M} m (x - Q_{2t} - q_t) e^{r(T-t)} f(x) \, dx$$

$$- \int_{0}^{Q_{2t}} v (Q_{2t} - x) f(x) \, dx \qquad (7-13)$$

则政府在 t 时刻总的期望成本函数为：

$$\Pi_{gt}^2 = (1 - \lambda) \Pi_{gt}^{20} + \lambda \Pi_{gt}^{21}$$

$$= (P_0 + c_1) Q_{2t} e^{rT} + cq_t e^{rT} + \lambda \int_{Q_{2t}}^{Q_{2t}+q_t} w (x - Q_{2t}) e^{r(T-t)} f(x) \, dx +$$

$$\lambda \int_{Q_{2t}+q_t}^{M} wq_t e^{r(T-t)} f(x) \, dx + \lambda \int_{Q_{2t}+q_t}^{M} m (x - Q_{2t} - q_t) e^{r(T-t)} f(x) \, dx -$$

$$\lambda \int_{0}^{Q_{2t}} v (Q_{2t} - x) f(x) \, dx - (1 - \lambda) vQ_{2t} \qquad (7-14)$$

式（7-14）的成本函数，包括订购成本、库存成本、能力期权购买成本和执行成本，以及缺货成本，并除去期末回收的剩余物资的残值收入。其中，$(P_0 + c_1) Q_{2t} e^{rT}$ 是指期初的实物储备的购买和存储费用、$cq_t e^{rT}$ 是指购买期权的费用，$\int_{Q_{2t}}^{Q_{2t}+q_t} w (x - Q_{2t}) e^{r(T-t)} f(x) \, dx$ 是指需求量大于实物储备量，小于实物储备量和期权购买量之和时的期权执行费用，$\int_{Q_{2t}+q_t}^{M} wq_t e^{r(T-t)} f(x) \, dx$ 是指需求量大于实物储备量和期权购买量之和时的期权执行费用，$\int_{Q_{2t}+q_t}^{M} m (x - Q_{2t} - q_t) e^{r(T-t)} f(x) \, dx$ 是指需求量大于实物储备量和期权购买量之和时的缺货损失，$\lambda \int_{0}^{Q_{2t}} v (Q_{2t} - x) f(x) \, dx$ 是指需求量小于实物储备量时的残值收入，$(1 - \lambda) vQ_{2t}$ 是指重大突发公共事件不发生时，期末全部实物储备量的残值收入。

二　最优储备量和期权购买量

命题 7-2： 能力期权契约下政企联合储备的模式下，政府的期望成本函数 Π_{gt}^2 是关于 $(Q_{2t}、q_t)$ 的联合凸函数，且存在唯一最优解 (Q_{2t}^*, q_t^*)，其中

$$Q_{2t}^* = F^{-1} \left(1 - \frac{(P_0 + c_1 - c) e^{rT} - v}{\lambda (we^{r(T-t)} - v)} \right) \qquad (7-15)$$

$$Q_2^* = \sum_{t=1}^{T} \frac{Q_{2t}^*}{T} \qquad (7-16)$$

$$q_t^* = F^{-1} \left(1 - \frac{ce^{rt}}{\lambda (m - w)} \right) - F^{-1} \left(1 - \frac{(P_0 + c_1 - c) e^{rT} - v}{\lambda (we^{r(T-t)} - v)} \right) \qquad (7-17)$$

$$q^* = \sum_{t=1}^{T} \frac{q_t^*}{T} \tag{7-18}$$

证明： 对式（7-14）分别求关于 Q_{2t} 和 q_t 的一阶和二阶偏导可得：

$$\frac{\partial \Pi_{gt}^2}{\partial Q_{2t}} = -\lambda m e^{r(T-t)} + (P_0 + c_1) e^{rT} - v(1-\lambda) +$$

$$\lambda e^{r(T-t)} (m-w) \int_0^{Q_{2t}+q_t} f(x) \, dx$$

$$+ \lambda (we^{r(T-t)} - v) \int_0^{Q_{2t}} f(x) \, dx \tag{7-19}$$

$$\frac{\partial^2 \Pi_{gt}^2}{\partial Q_{2t}^2} = \lambda (m-w) e^{r(T-t)} f(Q_{2t} + q_t) +$$

$$\lambda (we^{r(T-t)} - v) f(Q_{2t}) > 0 \tag{7-20}$$

$$\frac{\partial^2 \Pi_{gt}^2}{\partial Q_{2t} \partial q_t} = \lambda e^{r(T-t)} (m-w) f(Q_{2t} + q_t) \tag{7-21}$$

$$\frac{\partial \Pi_{gt}^2}{\partial q_t} = c e^{rT} + \lambda (w-m) e^{r(T-t)} \int_{Q_{2t}+q_t}^{M} f(x) \, dx \tag{7-22}$$

$$\frac{\partial^2 \Pi_{gt}^2}{\partial q_t^2} = \lambda (m-w) e^{r(T-t)} f(Q_{2t} + q_t) > 0 \tag{7-23}$$

且

$$\frac{\partial^2 \Pi_{gt}^2}{\partial q_t \partial Q_{2t}} = \lambda e^{r(T-t)} (m-w) f(Q_{2t} + q_t)$$

$$= \frac{\partial^2 \Pi_{gt}^2}{\partial Q_{2t} \partial q_t} \tag{7-24}$$

$$|D_1| = \left| \frac{\partial^2 \Pi_{gt}^2}{\partial Q_{2t}^2} \right| > 0 \tag{7-25}$$

$$|D_2| = \begin{vmatrix} \dfrac{\partial^2 \Pi_{gt}^2}{\partial Q_{2t}^2} & \dfrac{\partial^2 \Pi_{gt}^2}{\partial Q_{2t} \partial q_t} \\[3mm] \dfrac{\partial^2 \Pi_{gt}^2}{\partial q_t \partial Q_{2t}} & \dfrac{\partial^2 \Pi_{gt}^2}{\partial q_t^2} \end{vmatrix}$$

$$= \lambda^2 (m-w) e^{r(T-t)} f(Q_{2t} + q_t) f(Q_{2t}) (we^{r(T-t)} - v) > 0 \tag{7-26}$$

因此，Π_{gt}^2 是关于 (Q_{2t}, q_t) 的联合凸函数，且存在唯一最优解 (Q_{2t}^*, q_t^*)。分别令 $\dfrac{\partial \Pi_{gt}^2}{\partial Q_{2t}} = 0$，$\dfrac{\partial \Pi_{gt}^2}{\partial q_t} = 0$ 得政府的最优储备量和最优期权购

买量（Q_{2t}^*，q_t^*）为：

$$Q_{2t}^* = F^{-1}\left(1 - \frac{(P_0 + c_1 - c)\ e^{rT} - v}{\lambda\ (we^{r(T-t)} - v)}\right) \qquad (7-27)$$

$$Q_2^* = \sum_{t=1}^{T} \frac{Q_{2t}^*}{T} \qquad (7-28)$$

$$q_t^* = F^{-1}\left(1 - \frac{ce^{rt}}{\lambda\ (m-w)}\right) - F^{-1}\left(1 - \frac{(P_0 + c_1 - c)\ e^{rT} - v}{\lambda\ (we^{r(T-t)} - v)}\right) \qquad (7-29)$$

$$q^* = \sum_{t=1}^{T} \frac{q_t^*}{T} \qquad (7-30)$$

由此，命题得证。

通过命题 7 - 2，政府可以根据 P_0、c_1、T、λ 和 t、r、c 和 w、v 等参数的预测来确定初始最优物资订购量，再依据 m 来确定期权购买量。

推论 7 - 2： 在上述基于能力期权契约的政企联合储备应急医用物资的模式下，政府的最优实物储备量 Q_{2t}^* 受重大突发公共事件发生的概率 λ 和时间 t，物资期初价格 P_0 和期末残值 v，政府的单位库存成本 c_1，期权的价格 c 和执行价格 w 的影响，且随着 λ、w、c 的增加而增加，随着 P_0、c_1、t 的增加而减少。政府和企业联合储备医疗应急医用物资的总量受到重大突发公共事件发生的概率 λ 和时间 t、缺货成本 m、无风险利率 r、期权价格 c 和执行价格 w 的影响，且随着 m、λ 的增加而增加，随着 c、w、t、r 的增加而减少。

推论 7 - 2 说明： 当契约期限内重大突发公共事件发生的概率增加时，或应急医用物资期权价格和执行价格增加时，政府就会增加期初实物储备量；相反，当该物资的期初价格和政府的单位库存成本提高时，或重大突发公共事件发生的时间越晚时，政府会降低期初的实物储备量。当契约期限内重大突发公共事件发生的概率增加时，或该种物资在应急状态下缺货成本越大时，政府和企业总的储备量就会增加；相反，当物资期权价格和执行价格增加时，或无风险利率增加时，或重大突发公共事件发生的时间越晚时，政府和企业总的储备量会降低。

在这种模式下，企业总的期望利润函数为

$$\Pi_{st}^2 = (P_0 - c_0)\ Q_2 e^{rT} + cqe^{rT} + \lambda \int_{Q_2}^{Q_2+q} (w - c_0')\ (x - Q_2)\ e^{r(T-t)} f\ (x)\ \mathrm{d}x + $$

$$\lambda \int_{Q_2+q}^{M} (w - c_0')\ qe^{r(T-t)} f\ (x)\ \mathrm{d}x - c_f e^{rT} \qquad (7-31)$$

$$\Pi_s^2 = \sum_{t=1}^{T} \frac{\Pi_{st}^2}{T} \qquad (7-32)$$

该利润函数主要包括政府向企业提前订购所获得的利润、出售期权收入、执行期权所获净收入，除去按照契约进行能力储备的固定支出，则整个供应链的期望成本为：

$$\Pi_t^2 = \Pi_{gt}^2 - \Pi_{st}^2$$

$$= (c_0 + c_1)\, Q_{2t}e^{rT} + \lambda \int_{Q_{2t}}^{Q_{2t}+q_t} c,\, 0\, (x - Q_{2t})\, e^{r(T-t)}f\, (x)\, dx +$$

$$\lambda \int_{Q_{2t}+q_t}^{M} c,\, 0 q_t e^{r(T-t)}f\, (x)\, dx + \lambda \int_{Q_{2t}+q_t}^{M} m\, (x - Q_{2t} - q_t)$$

$$e^{r(T-t)}f\, (x)\, dx - \lambda \int_0^{Q_2} v\, (Q_{2t} - x)\, f\, (x)\, dx - (1 - \lambda)\, vQ_{2t} + c_f e^{rT}$$

$$(7 - 33)$$

$$\Pi^2 = \sum_{t=1}^{T} \frac{\Pi_t^2}{T} \tag{7-34}$$

第五节　能力期权契约下有资金约束的合作条件分析

一　期望成本模型

如前所设，政企合作后，企业需要大额资金购置设备、厂房等资源，相应期权价格必然很高，再加上订购和库存成本，政府的前期投入较大，政府在做最优储备量和最优期权购买量决策时，往往会受到期初预算资金总额的限制，这时政府的决策目标就是考虑期初资金额约束下的期望成本最小化，因此该问题是一个条件极值问题，即：

$$\min \Pi_{gt}^2\, (Q_{2t}^s,\, q_t^s) \tag{7-35}$$

满足

$$(P_0 + c_1)\, Q_{2t}^s + cq_t^s \leqslant K \tag{7-36}$$

$$Q_{2t}^s \geqslant 0 \tag{7-37}$$

$$q_t^s \geqslant 0 \tag{7-38}$$

构造拉格朗日函数为：

$$L\, (Q_{2t}^s,\, q_t^s,\, \gamma) = -\Pi_{gt}^2 + \gamma\, [K - (P_0 + c_1)\, Q_{1t}^s - cq_t^s],\, (\gamma \geqslant 0)$$

$$(7 - 39)$$

设 $(Q_{1t}^s,\, q_t^s)$ 为库恩—塔克点，则库恩—塔克条件（即 K - T 条件）为：

$$g\, (x) - \lambda\, (we^{r(T-t)} - v) \int_0^{Q_2^s} f\, (x)\, dx - \gamma\, (P_0 + c_1) \leqslant 0 \tag{7-40}$$

$$Q_{2t}^{s}\left[\,g\,(x)\,-\lambda\,(we^{r(T-t)}-v)\int_{0}^{Q_{2t}^{s}}f\,(x)\,\mathrm{d}x-\gamma\,(P_{0}+c_{1})\,\right]=0$$

$$(7-41)$$

$$-ce^{rT}-\lambda\,(w-m)\,e^{r(T-t)}\int_{Q_{2t}^{s}+q_{t}^{s}}^{M}f\,(x)\,\mathrm{d}x-c\gamma\leqslant0 \qquad (7-42)$$

$$q_{t}^{s}\left[\,-ce^{rT}-\lambda\,(w-m)\,e^{r(T-t)}\int_{Q_{2t}^{s}+q_{t}^{s}}^{M}f\,(x)\,\mathrm{d}x-c\gamma\,\right]=0 \quad (7-43)$$

$$\mathrm{K}-(P_{0}+c_{1})\,Q_{2t}^{s}-cq_{t}^{s}\geqslant0 \qquad (7-44)$$

$$\gamma\,(\mathrm{K}-(P_{0}+c_{1})\,Q_{2t}^{s}-cq_{t}^{s})=0 \qquad (7-45)$$

$$\gamma\geqslant0 \qquad (7-46)$$

$$Q_{2t}^{s}\geqslant0 \qquad (7-47)$$

$$q_{t}^{s}\geqslant0 \qquad (7-48)$$

其中

$$g\,(x)=\lambda me^{r(T-t)}-(P_{0}+c_{1})\,e^{rT}+v\,(1-\lambda)-$$

$$\lambda e^{r(T-t)}\,(m-w)\int_{0}^{Q_{2t}^{s}+q_{t}^{s}}f\,(x)\,\mathrm{d}x \qquad (7-49)$$

二　最优储备量和最优期权购买量

命题 7-3：在政企通过能力期权契约联合储备应急医用物资时，上述以政府成本最小化为目标的约束规划问题为凸规划问题，且存在唯一的最优储备量和最优期权购买量。

证明：由命题 7-3 知，Π_{gt}^{2} 是关于 (Q_{2t}, q_{t}) 的联合凸函数，约束条件是线性不等式，可以看成是凹函数，则凸规划可证，该问题的库恩—塔克条件是最优点存在的充要条件，即该问题存在唯一最优解，命题得证。

推论 7-3：当政府预算资金额少于未购买期权时的最优储备量所需资金额，即 $K\leqslant(P_{0}+c_{1})\,Q_{1t}^{*}$ 时，政府不会向企业购买能力期权，即合作条件不成立。

证明：如果政府不购买期权，由 K-T 条件知，

$$q_{t}^{s*}=0 \qquad (7-50)$$

$$Q_{2t}^{s*'}=F^{-1}\left(1-\frac{(P_{0}+c_{1})\,(e^{rT}+\gamma)\,-v}{\lambda\,(me^{r(T-t)}-v)}\right)$$

$$\leqslant F^{-1}\left(1-\frac{(P_{0}+c_{1})\,e^{rT}-v}{\lambda\,(me^{r(T-t)}-v)}\right)=Q_{1t}^{*} \qquad (7-51)$$

式（7-50）和式（7-51）意味着政企无合作时政府的最优储备量大于有合作时的储备量，所以这时政府不会选择与企业合作而购买期权，

推论得证。

推论 7 - 4：当政府资金量大于未购买期权时的最优储备量所需资金额，即 $K \geqslant (P_0 + c_1) Q_{1t}^*$ 时，政府会向企业购买能力期权，并且期初的最优实物储备量和总的物资储备量均会比无资金约束时减少。

证明：当期初政府进行实物储备并向企业购买能力期权，即当 q_t^s，$Q_{2t}^s > 0$ 时，由 K - T 条件得：

$$g(x) - \lambda (we^{r(T-t)} - v) \int_0^{Q_{2t}^s} f(x) \, \mathrm{d}x - \gamma (P_0 + c_1) = 0 \qquad (7-52)$$

$$-ce^{rT} - \lambda (w-m) e^{r(T-t)} \int_{Q_{2t}^s + q_t^s}^M f(x) \, \mathrm{d}x - c\gamma = 0 \qquad (7-53)$$

$$(P_0 + c_1) Q_{2t}^s + cq_t^s = K \qquad (7-54)$$

其中，$g(x)$ 由式 (7-49) 所示。

再设有资金约束的最优期初采购量和期权购买量为 $(Q_{2t}^{s^*}, q_{2t}^{s^*})$，联立以上方程，可得

$$Q_{2t}^{s^*} = F^{-1} \left(1 - \frac{(P_0 + c_1 - c)(e^{rT} + \gamma) - v}{\lambda (we^{r(T-t)} - v)} \right) \leqslant Q_{2t}^* \qquad (7-55)$$

$$Q_2^{s^*} + q_t^{s^*} = F^{-1} \left(1 - \frac{c(e^{rt} + \gamma)}{\lambda (m-w)} \right) \leqslant Q_{2t}^* + q_t^* \qquad (7-56)$$

由此，则推论得证。

第三篇

策略的应用

本篇的主要目的是对第一篇所提出的优化配置策略和第二篇所建立的优化决策模型进行验证，以期在实践中进行应用。主要内容包括：（1）假设某地区发生重大突发公共卫生事件，对该地区17个需求点的救治物资 X、救治物资 Y、防护物资 Z−1 和防护物资 Z−2 的配置策略进行应用分析；（2）对重大突发公共卫生事件背景下 W 市的防护物资 Z−1 的储备策略进行应用分析；（3）对本书所提出的重大突发公共事件大规模应急医用物资优化配置策略的应用进行实证研究。全篇包括第八章、第九章和第十章。其中，第八章对仿真分析背景、救治物资 X、救治物资 Y、防护物资 Z−1 和防护物资 Z−2 的感知信息进行分析，包括运输信息、需求和供应的感知信息，以及它们的先验分布、样本数据等进行概述；第九章对风险均衡下的救治物资 X 的优化配置策略、多阶段协同下救治物资 Y 的优化配置策略、多方供应协同下的防护物资 Z−1 和防护物资 Z−2 的优化配置策略、政府—企业能力期权合作下防护物资 Z−1 的联合储备策略进行分析；第十章应用技术接受模型，对重大突发公共事件大规模应急医用物资优化配置策略的应用进行实证分析。

第八章　大规模应急医用物资优化配置仿真数据

第一节　概述

一　仿真背景

重大突发公共卫生事件具有突发性、难预测性、治疗困难等特点。人们对其了解非常有限，一开始难以判断它的传播途径、传播能力和毒力等。因此，政府难以确定具体的防控措施。特别是在一些经济发达、人口密集、人员流动性大的地区，重大突发公共卫生事件防控更为困难。在重大突发公共卫生事件防控中，保障充足的应急医用物资供应，对重大突发公共卫生事件控制极其关键。基于此，本部分采用仿真数据，对某地区重大突发公共卫生事件初期的大规模应急医用物资配置问题，进行优化配置策略的应用仿真分析。

二　模型匹配

无论是患者救治需要的物资，还是医护人员防护需要的物资，都需要综合考虑配置风险的均衡、前后多阶段的协同共享以及全球多方供应协同。因此，本书提出的风险均衡配置策略优化模型、多阶段协同配置策略优化模型和全球多方协同配置策略优化模型具有一定程度的普适性。同时，考虑到仿真分析的目的是验证本书所提出的策略和优化方法确实可以根据相关数据提供具体的配置策略，以及根据对相关工作人员和专家的访谈调研结果，本书选择救治物资和防护物资等部分关键物资进行仿真分析，对应的模型如表 8-1 所示。

表 8 – 1 相关模型的特征、求解算法和具体配置物资

模型名称	模型特征	求解算法	物资
确定环境下的风险均衡配置策略优化模型	双层多对多网络	直接求解	救治物资 X
不确定环境下的风险均衡配置策略优化模型	双层多对多网络	直接求解	
组群信息刷新下的风险均衡配置策略优化模型	双层多对多网络	直接求解	
确定环境下的多阶段协同配置策略优化模型	双层多对多网络	直接求解	救治物资 Y
不确定环境下的多阶段协同配置策略优化模型	双层多对多网络	直接求解	
组群信息刷新下的多阶段协同配置策略优化模型	双层多对多网络	直接求解	
不确定环境下的全球多方三层网络协同配置策略优化模型	三层多对多网络	蚁群算法	防护物资 Z – 1 和防护物资 Z – 2
组群信息刷新下的全球多方三层网络协同配置策略优化模型	三层多对多网络	免疫算法	
全球多方两层网络协同配置策略优化模型	双层多对多网络	遗传算法	
政府—企业能力期权合作下的应急医用物资联合储备策略优化模型	博弈论模型	直接求解	

第二节 救治物资 X 感知信息分析

一 数据设置

(一) 通用数据

不妨设救治物资 X 为某一药物,采用确定环境下的风险均衡配置策略优化模型、不确定环境下的风险均衡配置策略优化模型和组群信息刷新下的风险均衡配置策略优化模型来确定配置方案。三种模型的特征均属于双层多对多网络,由 5 个供应点向 17 个需求点配置物资,参与物资配送的主要空运工具为直升机,配送网络各节点间的飞行时间如表 8 – 2 所示。

表 8 – 2 配送网络各节点间飞行时间

城市	供应点 1	供应点 2	供应点 3	供应点 4	供应点 5
需求点 1	2 小时 10 分钟	2 小时 30 分钟	1 小时 30 分钟	1 小时 5 分钟	—
需求点 2	2 小时 10 分钟	2 小时 30 分钟	1 小时 40 分钟	1 小时 5 分钟	14 分钟
需求点 3	2 小时 20 分钟	2 小时 30 分钟	2 小时	1 小时 5 分钟	30 分钟
需求点 4	2 小时 25 分钟	3 小时 40 分钟	2 小时	1 小时 5 分钟	1 小时 25 分钟

城市	供应点 1	供应点 2	供应点 3	供应点 4	供应点 5
需求点 5	2 小时 25 分钟	3 小时 30 分钟	2 小时	1 小时	1 小时
需求点 6	2 小时 20 分钟	2 小时 10 分钟	2 小时 30 分钟	1 小时 5 分钟	17 分钟
需求点 7	2 小时 25 分钟	3 小时 15 分钟	2 小时 40 分钟	1 小时 5 分钟	1 小时
需求点 8	2 小时 15 分钟	2 小时 40 分钟	2 小时 40 分钟	1 小时 15 分钟	45 分钟
需求点 9	2 小时 15 分钟	3 小时	2 小时 15 分钟	1 小时 5 分钟	40 分钟
需求点 10	2 小时 10 分钟	3 小时 50 分钟	2 小时 40 分钟	1 小时 20 分钟	2 小时
需求点 11	2 小时 25 分钟	3 小时 10 分钟	2 小时	1 小时 10 分钟	1 小时 15 分钟
需求点 12	2 小时 20 分钟	2 小时 10 分钟	2 小时	1 小时 5 分钟	15 分钟
需求点 13	2 小时 20 分钟	2 小时 30 分钟	2 小时	1 小时 5 分钟	25 分钟
需求点 14	2 小时 30 分钟	4 小时 40 分钟	4 小时 30 分钟	1 小时 5 分钟	2 小时 15 分钟
需求点 15	2 小时 15 分钟	2 小时 45 分钟	2 小时	1 小时 5 分钟	25 分钟
需求点 16	2 小时 15 分钟	2 小时 50 分钟	2 小时	1 小时 5 分钟	35 分钟
需求点 17	2 小时 10 分钟	3 小时 50 分钟	3 小时	1 小时 10 分钟	1 小时 50 分钟

注：飞行速度：200km/h。

考虑到数据获取的有限性，假设某地区某时间段相关供应点的救治物资 X 拥有量如表 8-3 所示。

表 8-3　　　　　　某时间点各供应点物资拥有量　　　　　单位：盒

供应点	救治物资 X-1	救治物资 X-2
供应点 1	840	4560
供应点 2	840	4560
供应点 3	560	3040
供应点 4	280	1520
供应点 5	280	1520

某地区各城市的人口仿真数据如表 8-4 所示。

表 8-4　　　　　　某地区各城市的人口仿真数据　　　　　单位：万人

城市	人口数量
需求点 1	1244.77
需求点 2	427.04
需求点 3	588.27
需求点 4	107.94

续表

城市	人口数量
需求点 5	204.79
需求点 6	526.10
需求点 7	246.91
需求点 8	389.64
需求点 9	259.69
需求点 10	265.83
需求点 11	320.90
需求点 12	113.47
需求点 13	115.86
需求点 14	345.61
需求点 15	88.65
需求点 16	523.12
需求点 17	6.66

（二）确定环境下的风险均衡配置策略优化模型的需求量

救治物资 X 的需求量主要由重大突发公共卫生事件病患人数以及人均病患救治物资 X 的需求量来决定。考虑到重大突发公共卫生事件发生初期，缺乏对重大突发公共卫生事件演变预测的准确有效手段，因此，假定当时的决策者采用趋势外推的方法来进行重大突发公共卫生事件病患人数的预测。假设某段时间某地区各需求点的病例数量如表 8-5 所示。

表 8-5　　　　　　某地区某时间段各需求点病例数量　　　单位：人

	时间点 1	时间点 2	时间点 3	时间点 4	时间点 5	时间点 6	时间点 7	时间点 8	时间点 9
需求点 1	2055	2994	4109	5962	7613	8947	10701	11838	13519
需求点 2	375	544	741	1080	1494	1733	1891	2004	2069
需求点 3	501	738	903	1109	1257	1338	1441	1502	1563
需求点 4	139	163	184	232	271	318	412	450	530
需求点 5	192	264	446	503	630	711	735	766	830
需求点 6	221	328	411	507	556	587	652	722	775
需求点 7	126	200	270	366	416	479	535	582	619
需求点 8	177	215	272	308	373	417	426	492	530
需求点 9	165	174	226	236	316	358	380	442	438

续表

	时间点 1	时间点 2	时间点 3	时间点 4	时间点 5	时间点 6	时间点 7	时间点 8	时间点 9
需求点 10	123	173	225	260	273	314	340	344	337
需求点 11	106	148	179	203	233	265	299	321	329
需求点 12	70	99	118	154	193	224	273	291	326
需求点 13	50	63	65	76	85	110	126	144	155
需求点 14	53	55	67	81	83	96	96	100	117
需求点 15	18	18	27	37	47	57	61	62	64
需求点 16	167	329	439	534	612	692	740	792	826
需求点 17	4	4	7	7	7	7	7	5	1

假定重大突发公共卫生事件初期病人的继发感染较为严重，这导致了感染初期病人对救治物资 X 的需求量较大，设定对救治物资 X 需求率为 60%。从以往治疗来看，设定大约一个星期好转，因此救治物资 X 需求量假定为未来一星期的需求量。一般来说，病例预测数据由相应医疗专家给出，本部分使用时间序列法，选取拟合度最高的函数进行预测，救治物资 X 需求量如表 8-6 所示。

表 8-6　某地区各需求点某段时间的部分救治物资 X 需求量

城市/需求点	重大突发公共卫生事件趋势预测（人）	救治物资 X 需求人数（人）	救治物资 X-1（盒）	救治物资 X-2（盒）
需求点 1	25000	15000	15000	15000
需求点 2	2600	1560	1560	1560
需求点 3	1800	1080	1080	1080
需求点 4	900	540	540	540
需求点 5	1000	600	600	600
需求点 6	1200	720	720	720
需求点 7	1200	720	720	720
需求点 8	900	540	540	540
需求点 9	700	420	420	420
需求点 10	400	240	240	240
需求点 11	500	300	300	300
需求点 12	550	330	330	330

城市/需求点	重大突发公共 卫生事件趋势 预测（人）	救治物资 X 需求人数（人）	救治物资 X-1 （盒）	救治物资 X-2 （盒）
需求点 13	250	150	150	150
需求点 14	170	102	102	102
需求点 15	80	48	48	48
需求点 16	1000	600	600	600
需求点 17	10	3	3	3
合计	38260	22953	22953	22953

二 影响救治物资 X 需求的感知信息分析

根据式（8-1）确定救治物资 X 需求量主要由重大突发公共卫生事件病患人数以及人均病患救治物资 X 需求量来决定。

$$d_j^t = d \ (\theta_j^t) = N_j \cdot \lambda \cdot \theta_j^t \tag{8-1}$$

其中，N_j 为需求点 j 的人口数量，θ_j^t 为患病率，λ 为救治物资 X 的病患人均需求量。

灾区的患者数量每天都在变化，其患病率无法预知。因此，把患病率看作随机变量是合理的，用概率分布描述它是恰当的。重大突发公共卫生事件发展初期，对先验信息一无所知时，可用（0，1）上的均匀分布 U（0，1）作为先验分布，即等同于服从 Beta 分布 Be（1，1）。为了估计出患病率 θ_j^t，做 n 次独立观察，此时 $X_j^t \sim B$（n，θ_j^t）。由此，θ_j^t 与样本 x_j^t 的联合密度函数为

$$h \ (x_j^t, \ \theta_j^t) = \binom{n}{x_j^t} \ (\theta_j^t)^{x_j^t} \ (1 - \theta_j^t)^{n - x_j^t} \tag{8-2}$$

由此得 θ_j^t 的后验分布为

$$\pi \ (\theta_j' \mid x_j') = \frac{h(x_j^t, \theta_j^t)}{\int_\Theta h(x_j^t, \theta_j^t) d\theta_j^t}$$

$$= \frac{\Gamma \ (n+2)}{\Gamma \ (x_j^t + 1) \ \Gamma \ (n - x_j^t + 1)} \ (\theta_j^t)^{x_j^t + 1 - 1)} \ (1 - \theta_j^t)^{n - x_j^t + 1} - 1 \tag{8-3}$$

θ_j^t 的后验期望为

$$E \ (\theta_j^t \mid x_j') = \frac{1 + x_j'}{2 + n} \tag{8-4}$$

当重大突发公共卫生事件发生后，掌握了一定的先验信息，根据历史重大突发公共卫生事件的相关数据可以检验患病率的各种可能状态集 $\Theta = \theta$ 服从或不服从何种分布。不妨设某段时间患病率的数据如表 8-7 所示。

表 8-7　　　　　　　　　　　　　患病率

城市	时间点 1	时间点 2	时间点 3	时间点 4	时间点 5	时间点 6	时间点 7
需求点 1	0.024	0.033	0.048	0.026	0.033	0.019	0.016
需求点 2	0.013	0.017	0.025	0.035	0.041	0.044	0.047
需求点 3	0.013	0.015	0.019	0.021	0.023	0.024	0.026
需求点 4	0.015	0.017	0.021	0.025	0.029	0.038	0.032
需求点 5	0.013	0.022	0.025	0.031	0.035	0.036	0.027
需求点 6	0.006	0.008	0.010	0.011	0.011	0.012	0.014
需求点 7	0.008	0.011	0.015	0.017	0.019	0.022	0.024
需求点 8	0.006	0.007	0.008	0.010	0.011	0.011	0.013
需求点 9	0.007	0.009	0.009	0.012	0.014	0.015	0.017
需求点 10	0.007	0.008	0.010	0.010	0.012	0.013	0.013
需求点 11	0.005	0.006	0.006	0.007	0.008	0.009	0.010
需求点 12	0.009	0.010	0.014	0.017	0.020	0.024	0.026
需求点 13	0.005	0.006	0.007	0.007	0.009	0.011	0.012
需求点 14	0.002	0.002	0.002	0.002	0.003	0.003	0.003
需求点 15	0.002	0.003	0.004	0.005	0.006	0.007	0.007
需求点 16	0.006	0.008	0.010	0.012	0.013	0.014	0.015
需求点 17	0.006	0.011	0.011	0.011	0.011	0.011	0.008

根据以上数据，图 8-1 给出了其他地区患病率的正态曲线频率直方图。如图 8-1 所示，其他地区患病率满足偏态分布，当样本数例足够大，可以近似看作服从正态分布。

通过上述分析，可以确定其他地区患病率 θ_j^t 服从的分布。需求点 1 地区的患病率数据量过少，难以拟合出效果较好的分布，因此假定需求点 1 与其他地区的患病率的分布类型相同，先验分布的均值和方差由历史数据计算得到。需求点 1 地区和其他地区满足以下分布

需求点 1 地区：$\theta_j^t \sim N\,(0.0598571,\ 0.000702476)$

其他地区：$\theta_j^t \sim N\,(0.014823529,\ 0.000100795)$

为了估计出患病率 θ_j^t，做 n 次独立观察，此时 $X_j^t \sim B\,(n,\ \theta_j^t)$。由中

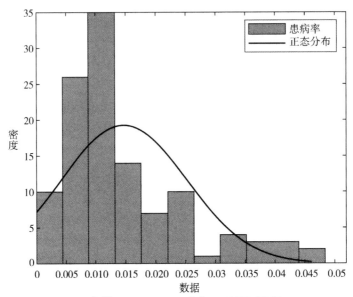

均值: 0.014823529   方差: 0.0SS00100795

图 8 - 1   其他地区患病率的频率分布

心极限定理, 在计算中使用了以下正态分布。

$$X_j^t \sim N\ (n \cdot \theta_j^t,\ n \cdot \theta_j^t \cdot (1 - \theta_j^t)) \tag{8-5}$$

推论 8 - 1: 当先验分布为 $\theta_j^t \sim N\ (\mu,\ \sigma^2)$, 其中 μ 和 σ^2 已知; 总体分布 $X_j^t \sim N\ (n \cdot \theta_j^t,\ \sigma_1^2)$, 其中 σ_1^2 已知, 则给出 X_j^t 的 θ_j^t 的后验分布是 N

$$\left(\frac{\left[\sum_{k=1}^n (x_j^i)_{(k)} / n \right] \cdot \sigma_0^{-2} + \mu\sigma^{-2}}{\sigma_0^{-2} + \sigma^{-2}},\ \sigma_0^{-2} + \sigma^{-2} \right)$$, 其中样本均值 $\bar{x}_j^t = \sum_{k=1}^n (x_j^t)_{(k)} /$

n, σ_0^2 为样本方差。

证明: 已知先验分布服从正态分布: $\theta_j^t \sim N\ (\mu,\ \sigma_1^2)$, 其中 μ 和 σ_1^2 已知。θ_j^t 的先验分布函数为

$$\pi\ (\theta_j^t) = (2\pi\sigma^2)^{-\frac{1}{2}} \exp\left\{ -\frac{1}{2\sigma^2}\ (\theta_j^t - \mu)^2 \right\} \tag{8-6}$$

总体服从正态分布 $X_j^t \sim N\ (\theta_j^t,\ \sigma_1^2)$, 记 $\mu_1 = n\theta_j^t$。X_1, X_2, $\cdots$, X_n 是来自总体的一个样本, 此时样本均值 $\bar{x}_j^t = \sum_{k=1}^n (x_j^i)_{(k)} / n$, 样本方差为 σ_0^2。样本的联合密度函数为

$$p\ (x_j^t \mid \theta_j^t) = 2\ (\pi\sigma_1^2)^{-\frac{n}{2}} \exp\left\{ -\frac{1}{2\sigma_1^2} \sum_{i=1}^n\ (x_j^t - \mu_1)^2 \right\} \tag{8-7}$$

由此，θ_j^t 与样本 x_j^t 的联合密度函数为

$$h\left(x_j^t, \theta_j^t\right) = (2\pi)^{-\frac{n+1}{2}} \sigma^{-1} \sigma_1^{-n}$$

$$\exp\left\{-\frac{1}{2}\left[\frac{n(x_j^t)^2 - 2n\theta_j^t \sum_{k=1}^n (x_j^t)_{(k)}/n + \sum_{k=1}^n (x_j^t)_{(k)}^2}{\sigma_1^2} + \frac{(\theta_j^t - \mu)^2}{\sigma^2}\right]\right\}$$

$$(8-8)$$

即得 θ_j^t 的后验分布

$$\pi_t\left(\theta_{tj} \mid x_j^t\right) = \frac{h\left(y_{ci}^t, \theta_j^t\right)}{m\left(\theta_j^t\right)} = \frac{P(x_j^t \mid \theta_j^t)\pi(\theta_j^t)}{\int_\Theta P(x_j^t \mid \theta_{tj})\pi(\theta_j^t)d\theta_j^t}$$

$$= \left(2\pi / \frac{1}{\sigma_0^2} + \frac{1}{\sigma^2}\right)^{-\frac{1}{2}} \exp\left\{-\frac{\left[\theta_j^t - \left(\frac{\overline{x_j^t}}{\sigma_0^2} + \frac{\mu}{\sigma^2}\right) / \left(\frac{1}{\sigma_0^2} + \frac{1}{\sigma^2}\right)\right]^2}{2 / \frac{1}{\sigma_0^2} + \frac{1}{\sigma^2}}\right\} \quad (8-9)$$

故其后验分布的期望为

$$E\left(\theta_j^t \mid x_j^t\right) = \left(\frac{\overline{x_j^t}}{\sigma_0^2} + \frac{\mu}{\sigma^2}\right) / \left(\frac{1}{\sigma_0^2} + \frac{1}{\sigma^2}\right) = \frac{\left[\sum_{k=1}^n (x_j^t)_{(k)}/n\right] \cdot \sigma_0^{-2} + \mu\sigma^{-2}}{\sigma_0^{-2} + \sigma^{-2}}$$

$$(8-10)$$

后验分布的方差为

$$Var\left(\theta_j^t \mid x_j^t\right) = \frac{1}{\sigma_0^2} + \frac{1}{\sigma^2} \quad (8-11)$$

则给定 x_j^t 的 θ_j^t 的后验分布为

$$N\left(\frac{\left[\sum_{k=1}^n (x_j^t)_{(k)}/n\right] \cdot \sigma_0^{-2} + \mu\sigma^{-2}}{\sigma_0^{-2} + \sigma^{-2}}, \ \sigma_0^{-2} + \sigma^{-2}\right) \quad (8-12)$$

为了估计出患病率 θ_j^t，随机抽取 20 个受灾点进行抽样调查，假定做 100 次独立观察，即随机抽取 100 名患者，此时 $X_j^t \sim B\left(100, \theta_j^t\right)$，记录各受灾点患者出现的次数，观测值用各受灾点样本的平均值表示。不妨设调查结果如表 8-8 所示。

表 8-8　　需求点 1 地区和其他灾区的患病样本数据仿真值

需求点 1 地区样本

9	11	9	8	10	10	10	11	11	10
7	10	11	10	10	9	10	11	9	9

其他样本									
5	5	3	5	3	5	3	4	6	6
5	7	7	6	4	5	5	5	5	6

　　根据以上数据计算样本均值和方差，并按照推论 8 - 1 求出后验分布的期望。

三　影响救治物资 X 供应的感知信息分析

　　关于单位应急物资收集时间损失 τ，定义第 t 阶段供应点 i 平均收集 1 个单位物资 c 的时间损失为

$$\tau\ (\xi_{ci}^t) = E\ (\xi_{ci}^t \mid y_{ci}^t) \tag{8-13}$$

　　其中，$E\ (\xi_{ci}^t \mid y_{ci}^t)$ 为 ξ_{ci}^1 在融合样本 y_{ci}^t 的后验期望。

　　设第 i 阶段供应点 i 平均收集 1 个单位救治物资 X 的平均时间 ξ_{ci}^t 先验分布服从正态分布：$\xi_{ci}^t \sim N\ (\mu,\ \sigma_1^2)$，其中 μ 和 σ_1^2 已知。ξ_{ci}^t 的先验分布函数为

$$\pi\ (\xi_{ci}^t) = (2\pi\sigma_2^2)^{-\frac{1}{2}} \exp\left\{ -\frac{1}{2\sigma_1^2}\ (\xi_{ci}^t - \mu)^2 \right\} \tag{8-14}$$

　　总体服从正态分布 $Y \sim N\ (\xi_{ci}^t,\ \sigma_2^2)$，其中 σ_2^2 已知。$Y_1,\ Y_2,\ \cdots,\ Y_n$ 是来自总体的一个样本，此时 ξ_{ci}^t 的估计值 $\xi_{ci}^t = \bar{y}_{ci}^t$（$\bar{y}_{ci}^t$ 为样本均值），样本方差 $\sigma_0^2 = \sigma_2^2/n$。样本的联合密度函数为

$$p\ (y \mid \xi_{ci}^t) = (2\pi\sigma_2)^{-\frac{n}{2}} \exp\left\{ -\frac{1}{2\sigma_2^2} \sum_{i=1}^n\ (y_i - \mid \xi_{ci}^t)^2 \right\} \tag{8-15}$$

　　由此，ξ_{ci}^t 与样本 y_{ci}^t 的联合密度函数为

$$h\ (y_{ci}^t,\ \xi_{ci}^t) = (2\pi)^{-\frac{n+1}{2}} \sigma_1^{-1} \sigma_2^{-n} \exp$$

$$\left\{ -\frac{1}{2}\left[\frac{n(\xi_{ci}^t)^2 - 2n\xi_{ci}^t \dfrac{\sum\limits_{k=1}^n\ (y_{ci}^t)_{(k)}}{n} + \sum\limits_{k=1}^n\ (y_{ci}^t)_{(k)}^2}{\sigma_2^2} + \frac{(\xi_{ci}^t - \mu)^2}{\sigma_1^2} \right] \right\} \tag{8-16}$$

　　即得 ξ_{ci}^t 的后验分布

$$\pi_{t+1}\ (\xi_{ci}^{t+1}) = \pi_t^*\ (\xi_{ci}^t \mid y_{ci}^t) = \frac{h\ (y_{ci}^t,\ \xi_{ci}^t)}{n\ (y_{ci}^t)} = \frac{P(y_{ci}^t \mid \xi_{ci}^t)\pi(\xi_{ci}^t)}{\displaystyle\int_\Theta P(y_{ci}^t \mid \xi_{ci}^t)\pi(\xi_{ci}^t)d\xi_{ci}^t}$$

$$= \left(2\pi \middle/ \frac{1}{\sigma_0^2} + \frac{1}{\sigma_1^2} \right)^{-\frac{1}{2}} \exp \left\{ - \frac{\xi_{ci}^t - \left(\dfrac{\overline{y}_{ci}^t}{\sigma_0^2} + \dfrac{1}{\sigma_1^2} \right)}{2 \middle/ \dfrac{1}{\sigma_0^2} + \dfrac{1}{\sigma_1^2}} \right\} \qquad (8-17)$$

其后验分布的期望为

$$E\left(\xi_{ci}^t \mid y_{ci}^t \right) = \left(\frac{\overline{y}_{ci}^t}{\sigma_0^2} + \frac{\mu}{\sigma_1^2} \right) \middle/ \left(\frac{1}{\sigma_0^2} + \frac{1}{\sigma_1^2} \right) \qquad (8-18)$$

不妨设救治物资 X 历史收集时间如表 8 - 9 所示。

表 8 - 9		救治物资 X 的收集时间						单位：小时	
救治物资 X 收集时间的样本									
0.7396	1.3699	1.2378	1.0959	0.3553	1.3447	1.2325	0.6206	0.7235	1.2145
1.1028	1.0000	1.1401	0.7239	0.9902	1.0005	0.1230	1.1646	1.1798	1.3592
0.6222	0.9780	1.5001	0.7394	0.2205	0.9717	0.0723	1.2708	1.0403	0.9472
0.4713	1.3645	1.3719	1.4768	1.4082	0.0055	1.0320	1.3431	1.3304	0.9411

应用 SPSS 作为求解工具，并用单样本的柯尔莫诺夫—斯米尔诺夫检验方法检验了表 8 - 9 的数据。图 8 - 2 给出了救治物资 X 收集时间的正态曲线频率条状图。表 8 - 10 给出了单样本柯尔莫戈诺夫—斯米尔诺夫正态检验结果。

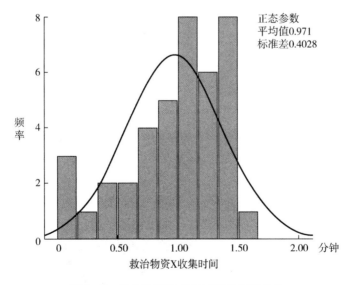

图 8 - 2　救治物资 X 收集时间的频率分布

表 8 - 10　　　　　　　　单样本的柯尔莫诺夫—斯米尔诺夫检验

救治物资 X 收集时间		个案数
		40
正态参数	平均值	0.971
	标准偏差	0.4028
最极端差值	绝对	0.171
	正	0.094
	负	- 0.171
柯尔莫诺夫—斯米尔诺夫 Z 值		0.119

因此，ξ_{ci}^t 服从先验分布：$\xi_{ci}^t \sim N$（0.971，0.4028）。同时，样本 y_{ci}^t 服从的分布为：$y_{ci}^t \sim N$（ξ_{ci}^t，0.4028）。

为了进一步确定 π_t^*（$\xi_{ci}^t \mid y_{ci}^t$），可对灾区的单位救治物资 X 收集时间 y_{ci}^t 进行调查，当获得 y_{ci}^t 的观测值，代入式（8-3），即可获得 ξ_{ci}^t 的后验分布。随机抽取 20 个受灾点进行抽样调查，不妨设调查结果如表 8-11 所示。

表 8 - 11　　　　　　　　救治物资 X 收集时间的样本仿真值　　　　　　　单位：小时

国内样本									
0.70	0.88	0.96	0.67	0.80	0.93	0.63	0.92	0.67	0.64
0.64	0.92	0.65	0.65	0.74	0.65	0.82	0.72	0.79	0.80

y_{ci}^t 的观测值用各受灾点样本的平均值表示，由此，代入 π_t^*（$\xi_{ci}^t \mid y_{ci}^t$），可获得 ξ_{ci}^t 的后验分布，并求得 ξ_{ci}^t 在融合样本 y_{ci}^t 的后验期望，即可得应急救治物资 X 的收集时间损失。

第三节　救治物资 Y 感知信息分析

一　数据设置

（一）通用数据

不妨设救治物资 Y 为某一器械，采用确定环境下的多阶段协同配置策略优化模型、不确定环境下的多阶段协同配置策略优化模型和组群信息刷新下的多阶段协同配置策略优化模型确定配置方案。三种模型的特征均属于双层多对多网络，由 5 个供应点向 17 个需求点配置物资，参与物资配送的主要空运工具为直升机，它们之间的运输距离和时间如表 8 - 12 所示。考虑到病例演变的动态性和供应的不确定性，本书考虑将某段时间的救治物资 Y 需求划分为五个阶段，并实现多阶段的协同配置。假定五个供应点的物资供应量如表 8－13 所示。

表 8－12　　　　　　　　　　　　运输时间

城市	供应点 1	供应点 2	供应点 3	供应点 4	供应点 5
需求点 1	2 小时 10 分钟	2 小时 30 分钟	1 小时 30 分钟	1 小时 5 分钟	—
需求点 2	2 小时 10 分钟	2 小时 30 分钟	1 小时 40 分钟	1 小时 5 分钟	14 分钟
需求点 3	2 小时 20 分钟	2 小时 30 分钟	2 小时	1 小时 5 分钟	30 分钟
需求点 4	2 小时 25 分钟	3 小时 40 分钟	2 小时	1 小时 5 分钟	1 小时 25 分钟
需求点 5	2 小时 25 分钟	3 小时 30 分钟	2 小时	1 小时	1 小时
需求点 6	2 小时 20 分钟	2 小时 10 分钟	2 小时 30 分钟	1 小时 5 分钟	17 分钟
需求点 7	2 小时 25 分钟	3 小时 15 分钟	2 小时 40 分钟	1 小时 5 分钟	1 小时
需求点 8	2 小时 15 分钟	2 小时 40 分钟	2 小时 40 分钟	1 小时 15 分钟	45 分钟
需求点 9	2 小时 15 分钟	3 小时	2 小时 15 分钟	1 小时 5 分钟	40 分钟
需求点 10	2 小时 10 分钟	3 小时 50 分钟	2 小时 40 分钟	1 小时 20 分钟	2 小时
需求点 11	2 小时 25 分钟	3 小时 10 分钟	2 小时	1 小时 10 分钟	1 小时 15 分钟
需求点 12	2 小时 20 分钟	2 小时 10 分钟	2 小时	1 小时 5 分钟	15 分钟
需求点 13	2 小时 20 分钟	2 小时 30 分钟	2 小时	1 小时 5 分钟	25 分钟
需求点 14	2 小时 30 分钟	4 小时 40 分钟	4 小时 30 分钟	1 小时 5 分钟	2 小时 15 分钟
需求点 15	2 小时 15 分钟	2 小时 45 分钟	2 小时	1 小时 5 分钟	25 分钟
需求点 16	2 小时 15 分钟	2 小时 50 分钟	2 小时	1 小时 5 分钟	35 分钟
需求点 17	2 小时 10 分钟	3 小时 50 分钟	3 小时	1 小时 10 分钟	1 小时 50 分钟

注：飞行速度：200km/h。

表 8－13　　　　　　　供应点救治物资 Y 补给量　　　　　　单位：台

阶段	供应点 1	供应点 2	供应点 3	供应点 4	供应点 5
阶段 1	4	4	4	2	2
阶段 2	2	3	2	2	1
阶段 3	4	4	4	2	2
阶段 4	3	2	2	2	1
阶段 5	4	3	3	1	2

（二）确定环境下多阶段协同配置模型的需求数据

救治物资 Y 的需求量与病例总数相关，假定某时间段内某地区各需求点的病例数量如表 8－14 所示。

表 8 - 14　　　　　　　　某时间段某地区各需求点病例数量　　　　　　　单位：人

现有确诊	时间点 1	时间点 2	时间点 3	时间点 4	时间点 5	时间点 6	时间点 7	时间点 8	时间点 9	时间点 10
需求点 1	34289	35314	36385	37152	38020	37994	37448	36680	36174	35674
需求点 2	2739	2783	2760	2722	2690	2648	2562	2414	2263	2180
需求点 3	797	782	762	750	696	660	626	578	530	485
需求点 4	799	740	715	694	674	652	636	612	599	591
需求点 5	1254	1191	1159	1160	1094	1062	989	914	852	798
需求点 6	960	974	995	1038	1005	980	959	950	922	878
需求点 7	762	762	750	724	687	671	646	581	520	494
需求点 8	1117	1119	1103	1055	1000	953	878	824	772	719
需求点 9	99	148	158	152	139	129	124	114	105	104
需求点 10	495	484	484	480	472	454	445	418	398	374
需求点 11	1025	1011	984	960	913	851	804	745	682	624
需求点 12	2138	2032	1915	1803	1700	1630	1519	1396	1266	1142
需求点 13	705	692	670	654	597	556	511	467	427	380
需求点 14	169	167	164	156	150	144	135	131	125	101
需求点 15	434	419	405	404	394	364	339	321	304	286
需求点 16	391	410	436	434	402	343	315	283	249	223
需求点 17	2	2	2	0	0	0	0	1	1	1

　　根据表 8 - 14 中病例的仿真数据，可以使用时间序列法，选取与仿真值拟合效果最好的函数来预测某时间段病例的数量，预测结果如表 8 - 15 所示。

表 8 - 15　　　　　　　某时间段某地区病例预测　　　　　　单位：人

预测	阶段 1	阶段 2	阶段 3	阶段 4	阶段 5
需求点 1	34000	32000	30000	28000	26000
需求点 2	2000	1700	1500	1300	1000
需求点 3	400	380	360	340	320
需求点 4	552	531	509	487	466
需求点 5	772	722	672	622	572
需求点 6	793	769	744	720	696
需求点 7	486	455	423	392	360

预测	阶段 1	阶段 2	阶段 3	阶段 4	阶段 5
需求点 8	688	639	591	543	494
需求点 9	100	97	93	90	88
需求点 10	349	318	284	247	208
需求点 11	605	559	513	467	420
需求点 12	1061	953	845	737	629
需求点 13	358	320	282	244	206
需求点 14	95	90	85	82	80
需求点 15	274	257	241	224	207
需求点 16	200	180	160	140	120
需求点 17	0	0	0	0	0

假定在某时间段，某地区需要救治物资 Y 的患者的数量介于 1041 例至 1249 例，可以假设需要救治物资 Y 的患者对救治物资 Y 的需求率约为 9%。假定某地区各需求点需要救治物资 Y 的患者比率一致，根据表 8-15 的预测值和重大突发公共卫生事件中需要救治物资 Y 的患者比率，可以计算出某地区在某时间段对救治物资 Y 的需求量。同时，考虑到该时间段前，某地区拥有救治物资 Y 共计 48 台，假定需求点 1 拥有 44 台，需求点 2、需求点 5、需求点 6 和需求点 12 各拥有 1 台，则该时间段某地区各需求点对救治物资 Y 的需求缺口量如表 8-16 所示。

表 8-16　　某时间段某地区各地市对救治物资 Y 的需求缺口　　单位：台

	阶段 1	阶段 2	阶段 3	阶段 4	阶段 5
需求点 1	78	71	64	57	50
需求点 2	6	5	4	4	3
需求点 3	1	1	1	1	1
需求点 4	2	2	2	2	2
需求点 5	2	2	1	1	1
需求点 6	2	2	2	2	2
需求点 7	2	2	2	1	2
需求点 8	2	2	2	2	2
需求点 9	0	0	0	0	0
需求点 10	1	1	1	1	1
需求点 11	2	2	2	2	2

续表

	阶段1	阶段2	阶段3	阶段4	阶段5
需求点12	3	2	2	2	1
需求点13	1	1	1	1	1
需求点14	0	0	0	0	0
需求点15	1	1	1	1	1
需求点16	1	1	1	1	0
需求点17	0	0	0	0	0
合计	104	95	86	78	68

二　影响救治物资 Y 需求的感知信息分析

假设某类患者需要使用救治物资 Y，某地区某时间段重大突发公共卫生事件数据如表 8 – 17 所示。

表 8 – 17　　　　　　　　某地区重大突发公共卫生事件数据

	时间点1	时间点2	时间点3	时间点4	时间点5	时间点6	时间点7	时间点8	时间点9	时间点10
确诊病例（人）	48175	49030	49847	50338	50633	50091	48936	47429	46189	45054
使用物资 Y 的患者数量（人）	1957	1773	1853	1957	2050	2018	2492	1845	1654	1585
使用物资 Y 的患者比率（%）	4.06	3.62	3.72	3.89	4.05	4.03	5.09	3.89	3.58	3.52

由于需要使用物资 Y 的患者数量过少，无法从已获得的数据中拟合出准确的分布，但需要使用物资 Y 的患者比率总体值不超过 0.06。因此，假定需要使用物资 Y 的患者比率服从（0，0.06）的均匀分布，即 $\theta_j^t \sim U$（0，0.06）。需要使用物资 Y 的患者比率后验分布和后验期望的具体推导过程与患病率的过程类似，为避免重复，这里不赘述。

为了估计确诊患者中需要使用物资 Y 的患者的概率 θ_j^t，做 n 次独立观察，其确诊患者中需要使用物资 Y 的患者出现的次数 X_j^t 服从二项分布 B（n，θ_j^t）。假定做 100 次独立观察，即随机抽取 100 名患者，此时 $X_j^t \sim$

B（100，θ_j^t），记录需要使用物资 Y 的患者出现的次数。不妨设需要使用物资 Y 的患者样本数据仿真值如表 8 - 18 所示。

表 8 - 18			需要使用物资 Y 的患者样本数据仿真值					单位：人	
某地区样本									
36	36	31	26	27	33	33	36	38	39
25	40	35	22	38	30	38	17	41	31

x_j^t 的观测值用地区样本的平均值表示，代入 π_t^*（$\theta_j^t \mid x_j^t$），可获得地区的后验分布。

三 影响救治物资 Y 供应的感知信息分析

不妨设某时间段救治物资 Y 供应如表 8 - 19 所示。

表 8 - 19			某段时间救治物资 Y 收集时间					单位：小时		
	时间点 1	时间点 2	时间点 3	时间点 4	时间点 5	时间点 6	时间点 7	时间点 8	时间点 9	时间点 10
物资供应时间	6	12	7	4	5	3	1	9	8	7

图 8 - 3 为救治物资 Y 收集时间的频率分布。

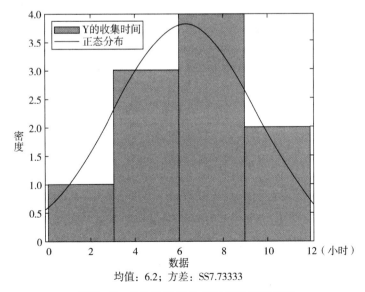

均值：6.2；方差：SS7.73333

图 8 - 3 救治物资 Y 收集时间的频率分布

因此，ξ_{ci}^t 服从先验分布：$\xi_{ci}^t \sim N$（6.2，7.733）。同时，样本 y_{ci}^t 服从的分布为：$y_{ci}^t \sim NN$（ξ_{ci}^t，1）。救治物资 Y 的具体推导过程与上文的过程类似，这里不赘述。

为了进一步确定 $\pi_t^*(\theta_j^t \mid x_j^t)$，可对灾区的救治物资 Y 收集时间 y_t^t 进行调查，获得 y_{ci}^t 的观测值，代入式（8－3），即可获得 ξ_{ci}^t 的后验分布。随机抽取 20 个受灾点进行抽样调查，不妨设调查结果如表 8－20 所示。

表 8－20　　　　　　　救治物资 Y 收集时间数据仿真值　　　　　　　单位：分钟

国内样本									
320	241	248	317	292	193	216	435	279	496
268	207	328	544	325	302	353	390	186	555

根据以上数据计算样本均值和方差，并按照推论 8－1 求出后验分布的期望，即可得救治物资 Y 的收集时间损失。

第四节　防护物资 Z－1 和防护物资 Z－2 感知信息分析

一　数据设置

防护物资 Z－1 和防护物资 Z－2 采用全球多方两层网络协同配置策略优化模型、不确定环境下的全球多方三层网络协同配置策略优化模型和组群信息刷新下的全球多方三层网络协同配置策略优化模型来确定配置方案。这三种模型均属于三层多对多网络。考虑到全球多方三层网络协同供应，供应中心涉及国内与国外，本书从国内选取了供应点 1、供应点 2、供应点 3 三个供应点，国外选取了供应点 4、供应点 5 两个供应中心，其中，供应点 1、供应点 2、供应点 3、需求点 1 设为转运点。"组群信息刷新下的全球多方协同配置策略优化模型"的模型特征属于双层多对多网络。防护物资 Z－1 和防护物资 Z－2 需要从供应中心配置到转运点，然后从转运点配置到需求点。在配送过程中，某运输工具在一个周期内仅运输 1 次。参与物资配送的主要空运工具为运载飞机或直升机，配送网络各节点间的驾驶距离和时间如表 8－21 所示。配运网络各节点到各需求点的飞行小时数如表 8－22 所示。同时，考虑到全球多方供应协同下配置策略优化的三个模型中，全球多方两层网络协同配置策略优化模型考虑了多阶段的配置，但是其他两个优化模型并没有考虑多阶段问题，而多阶段协同配置问题已经在第五章有系统研究,为方便对比仿真结果,本部分仿真只采取一个阶段的情况。

表 8 – 21   配送网络各节点间飞行时长   单位:小时

转运点	供应点 4	供应点 5
转运点 1(供应点 1)	7.75	5.5
转运点 2(供应点 2)	9	7
转运点 3(供应点 3)	9	3
转运点 4(需求点 1)	9	4

表 8 – 22   配送网络各节点到需求点的飞行时间

		供应点 1	供应点 2	供应点 3	需求点 1
需求点 1	陆运	12 小时 18 分钟	9 小时 4 分钟	3 小时 59 分钟	0
	空运	2 小时 10 分钟	1 小时 40 分钟	1 小时 5 分钟	—
需求点 2	陆运	12 小时	9 小时 22 分钟	4 小时 18 分钟	1 小时 16 分钟
	空运	2 小时 10 分钟	1 小时 40 分钟	1 小时 5 分钟	—
需求点 3	陆运	12 小时 20 分钟	8 小时 8 分钟	4 小时 17 分钟	1 小时 39 分钟
	空运	2 小时 20 分钟	1 小时 40 分钟	1 小时 5 分钟	—
需求点 4	陆运	13 小时 52 分钟	12 小时 15 分钟	4 小时 34 分钟	4 小时 23 分钟
	空运	2 小时 25 分钟	2 小时 5 分钟	1 小时 5 分钟	—
需求点 5	陆运	13 小时 9 分钟	11 小时 3 分钟	3 小时 38 分钟	3 小时 4 分钟
	空运	2 小时 25 分钟	1 小时 50 分钟	1 小时	—
需求点 6	陆运	12 小时 19 分钟	8 小时 16 分钟	4 小时 21 分钟	1 小时 25 分钟
	空运	2 小时 20 分钟	1 小时 40 分钟	1 小时 5 分钟	—
需求点 7	陆运	12 小时 35 分钟	11 小时 14 分钟	4 小时 42 分钟	2 小时 59 分钟
	空运	2 小时 25 分钟	1 小时 55 分钟	1 小时 5 分钟	—
需求点 8	陆运	11 小时 23 分钟	10 小时 22 分钟	4 小时 56 分钟	2 小时 1 分钟
	空运	2 小时 15 分钟	1 小时 55 分钟	1 小时 15 分钟	—
需求点 9	陆运	12 小时 52 分钟	10 小时 21 分钟	3 小时 23 分钟	2 小时 35 分钟
	空运	2 小时 15 分钟	1 小时 45 分钟	1 小时 5 分钟	—
需求点 10	陆运	12 小时 22 分钟	12 小时 52 分钟	7 小时 32 分钟	4 小时 51 分钟
	空运	2 小时 10 分钟	2 小时 35 分钟	1 小时 20 分钟	—
需求点 11	陆运	11 小时 14 分钟	11 小时 45 分钟	5 小时 44 分钟	3 小时 25 分钟
	空运	2 小时 25 分钟	2 小时 10 分钟	1 小时 10 分钟	—

续表

		供应点 1	供应点 2	供应点 3	需求点 1
需求点 12	陆运	11 小时 56 分钟	8 小时 24 分钟	4 小时 27 分钟	1 小时 23 分钟
	空运	2 小时 20 分钟	1 小时 40 分钟	1 小时 5 分钟	—
需求点 13	陆运	13 小时 7 分钟	9 小时 2 分钟	3 小时 19 分钟	1 小时 39 分钟
	空运	2 小时 20 分钟	1 小时 40 分钟	1 小时 5 分钟	—
需求点 14	陆运	12 小时 19 分钟	8 小时 16 分钟	4 小时 21 分钟	6 小时 57 分钟
	空运	2 小时 30 分钟	2 小时 30 分钟	1 小时 5 分钟	—
需求点 15	陆运	13 小时 2 分钟	9 小时 51 分钟	3 小时 31 分钟	1 小时 37 分钟
	空运	2 小时 15 分钟	1 小时 45 分钟	1 小时 5 分钟	—
需求点 16	陆运	12 小时 38 分钟	10 小时 12 分钟	3 小时 38 分钟	2 小时 5 分钟
	空运	2 小时 15 分钟	1 小时 45 分钟	1 小时 5 分钟	—
需求点 17	陆运	15 小时 1 分钟	14 小时 30 分钟	7 小时 35 分钟	4 小时 59 分钟
	空运	2 小时 10 分钟	2 小时 35 分钟	1 小时 10 分钟	—

注：航空运输速度 200Km/h；公路运输时间参考百度地图查询。

5 个供应点的运输工具信息如表 8 – 23 所示；各供应点运输工具的数量如表 8 – 24 所示；防护物资 Z – 2 和防护物资 Z – 1 的单位重量与单位体积如表 8 – 25 所示。同时根据相关部门发布的数据，按比例将相关应急医用物资分配到相关的供应点，设定如表 8 – 26 所示。

表 8 – 23　　　　　　　　运输工具信息

运输方式 运输工具	公路运输	航空运输	
	类型 I	类型 II	类型 III
载重（吨）	10	2	5
容积（立方米）	30	5	50

表 8 – 24　　　　　　　　各供应点运输工具的数量

	公路运输	航空运输	
	类型 I	类型 I	类型 II
转运点 1（供应点 1）	10	0	2
转运点 2（供应点 2）	10	0	2
转运点 3（供应点 3）	10	10	1
转运点 4（需求点 1）	20	10	2
供应点 4	—	—	3

续表

	公路运输	航空运输	
	类型 I	类型 I	类型 II
供应点 5	—	—	1
总和	50	20	11

表 8 – 25　　　　　　　防护物资 Z – 2 和防护物资 Z – 1 信息

	防护物资 Z – 2（个）	防护物资 Z – 1（套）
人均需求量	1	1
单位重量（千克）	0.005	0.25
单位体积（立方米）	0.00048	0.0048

表 8 – 26　　　　　　　　　5 个供应点物资供应量

	防护物资 Z – 1			防护物资 Z – 2		
	数量（套）	重量（千克）	体积（立方米）	数量（个）	重量（千克）	体积（立方米）
供应点 1	223260	1116.3	107.1648	26745	6686.25	128.376
供应点 2	372100	1860.5	178.608	44575	11143.75	213.96
供应点 3	148840	744.2	71.4432	17830	4457.5	85.584
供应点 4	1760	8.8	0.8448	3000	750	14.4
供应点 5	300000	1500	144	2200	550	10.56
总和	1045960	5229.8	502.0608	94350	23587.5	452.88

二　影响防护物资 Z – 1 和防护物资 Z – 2 需求的感知信息分析

不妨设，某重大突发公共卫生事件爆发后，某些地区工作人员使用的防护物资有 Z – 1 和 Z – 2。第 j 个需求点防护物资 Z – 1 和防护物资 Z – 2 的需求计算如下：

$$d_{ej}^t = \lambda_c \cdot N_j^t \cdot E\ (\theta_j^t \mid x_j^t) \qquad (8 – 19)$$

其中，λ_c 为物资的相关参数（根据现实情况设定，可看作每天每个工作人员平均使用防护物资的数量），N_j^t 阶段第 t 个需求点的工作人员数量，为第 t 阶段第 j 个需求点 $E\ (\theta_j^t \mid x_j^t)$ 为 θ_j^t 在融合样本 x_j^t 的后验期望。不妨设对于防护物资 Z – 2 来说，$\lambda_c = 1.2$；对于防护物资 Z – 1 来说，λ_c。根据以上讨论，结合专家经验判断，再设 θ_j^t 服从如下分布：

$$\theta_j^t \sim U\ (1,\ 3)，即\ \pi\ (\theta_j^t) = \begin{cases} 1/2, & 1 \leqslant \theta_j^t \leqslant 3 \\ 0, & \theta_j^t < 1\ or\ \theta_j^t > 3 \end{cases} \qquad (8 – 20)$$

同时，设样本服从的分布为：$x_j^t \sim N\left(\theta_j^t,\ 1\right)$

$$P\left(x_j^t \mid \theta_j^t\right) = (2\pi)^{-\frac{1}{2}}\exp\left\{-\frac{1}{2}\left(x_j^t - \theta_j^t\right)\right\} \tag{8-21}$$

$$\pi_{t+1}\left(\theta_j^{t+1}\right) = \pi_t^*\left(\theta_j^t \mid x_j^t\right) = \frac{h\left(x_j^t,\ \theta_j^t\right)}{m\left(x_j^t\right)}$$

$$= \frac{P(x_j^t \mid \theta_j^t)\,\pi(\theta_j^t)\,\theta_j^t}{\displaystyle\int_\Theta P(x_j^t \mid \theta_j^t)\,\pi(\theta_j^t)\,d\theta_j^t}$$

$$= \frac{\exp\left\{-\dfrac{1}{2}\right\}(x_j^t - \theta_j^t)^2}{\displaystyle\int_1^3 \exp\left\{-\dfrac{1}{2}(x_j^t - \theta_j^t)^2\right\}d\theta_j^t} \tag{8-22}$$

$\pi_{t+1}\left(\theta_j^{t+1}\right) = \pi_t^*\left(\theta_j^t \mid x_j^t\right)$ 为具有变量 θ_j^t 和 x_j^t 的函数，为了进一步确定 θ_j^t 的分布，可对灾区的工作人员使用数量 x_j^t 进行调查，获得 x_j^t 的观测值，代入 $\pi_t^*(\theta_j^t \mid x_j^t)$，即可获得 θ_j^t 的后验分布。由于主要灾区和其他灾区的重大突发公共卫生事件情况严重不同，不妨将调查分为两类：需求点 1 的样本和其他地区的样本，在各类里随机抽取 20 次样本，如表 8 - 27 所示。

表 8 - 27　　　　　　　防护物资 Z - 1 单位需求仿真值　　　　　单位：套

需求点 1 样本

1.51	1.82	2.05	1.94	2.61	2.11	2.81	2.31	2.81	1.28
2.53	1.74	2.60	2.59	1.19	1.67	1.56	2.40	2.47	1.67

其他需求点样本

1.77	1.99	1.02	1.28	1.05	1.61	2.63	1.21	2.76	1.98
1.17	1.67	1.34	1.02	1.66	2.92	1.21	1.46	1.19	1.10

x_j^t 的观测值用地区样本的平均值表示，主要需求点 1 样本的平均值为 2.08 和其他需求点样本的平均值为 1.59，由此，代入 $\pi_t^*(\theta_j^t \mid x_j^t)$，可分别获得需求点 1 地区和需求点 14 地区的后验分布。

三　影响防护物资 Z - 1 和防护物资 Z - 2 供应的感知信息分析

设第 t 阶段供应点 i 平均收集 1 个单位物资 C 的平均时间 ξ_{ci} 服从如下分布：

$$\xi_{ci}^t \sim U\left(0.1,\ 2.1\right),\ \text{即}\ \varphi\left(\xi_{ci}^t\right) = \left\{\begin{array}{l} 1/2,\ 0.1 \leqslant \xi_{ci}^t \leqslant 2.1 \\ 0,\ \xi_{ci}^t < 0.1\ \text{or}\ \xi_{ci}^t > 2.1 \end{array}\right\}$$

$$\tag{8-23}$$

同时，样本 y_{ci}^t 服从的分布为：$y_{ci}^t \sim N\ (\xi_{ci}^t,\ 1)$

$$p\ (y_{ci}^t \mid \xi_{ci}^t) = (2\pi)^{-\frac{1}{2}} \exp\left\{ -\frac{1}{2}\ (y_{ci}^t - \xi_{ci}^t) \right\} \qquad (8-24)$$

$$\pi_{t+1}\ (\xi_{ci}^{t+1}) = \pi_t^*\ (\xi_{ci}^t \mid y_{ci}^t)$$

$$= \frac{h\ (y_{ci}^t,\ \xi_{ci}^t)}{m\ (y_{ci}^t)} = \frac{P(y_{ci}^t \mid \xi_{ci}^t)\,\pi(\xi_{ci}^t)}{\int_\Theta P(y_{ci}^t \mid \xi_{ci}^t)\,\pi(\xi_{ci}^t)\,\mathrm{d}\xi_{ci}^t}$$

$$= \frac{\exp\left\{ -\frac{1}{2}(y_{ci}^t - \xi_{ci}^t)^2 \right\}}{\int_{0.62}^{1.62} \exp\left\{ -\frac{1}{2}(y_{ci}^t - \xi_{ci}^t)^2 \right\}\mathrm{d}\xi_{ci}} \qquad (8-25)$$

为了进一步确定 ξ_{ci}^t 的分布，可对供应点的物资收集情况进行调查。不妨将调查分为两类：在国内的样本和国外的样本，在各类中随机抽取 20 个受灾点进行抽样调查，不妨设调查结果如表 8-28 所示。

表 8-28　　　　　防护物资 Z-1 收集时间数据仿真值　　　单位：小时

国内样本									
1.17	0.11	1.22	1.23	1.29	1.03	1.53	0.40	1.09	0.01
1.09	0.35	0.27	0.01	1.14	1.24	1.13	0.05	2.17	0.51
国外样本									
0.40	1.26	1.82	1.61	0.64	1.97	1.34	2.03	2.09	1.61
0.84	1.58	1.29	1.39	0.79	2.03	0.73	1.87	1.47	1.62

y_{ci}^t 的观测值用地区样本的平均值表示，由此，代入 $\pi_t^*\ (\theta_j^t \mid x_j^t)$，可分别获得国内地区和国外地区的后验分布，并求得 ξ_{ci}^t 在融合样本 y_{ci}^t 的后验期望，即可得到防护物资 Z-2 与防护物资 Z-1 的收集时间损失。

第九章　大规模应急医用物资优化配置策略仿真结果

第一节　风险均衡下的救治物资 X 优化配置策略仿真

一　确定环境下的均衡配置策略

根据第八章第二节的仿真数据设置，应用确定环境下的均衡配置策略优化模型，可以求得某时间段某地区各需求点均衡配置策略，如表 9-1 所示。

表 9-1　　　　　　　　　确定环境下的均衡配置　　　　　　　　单位：盒

	供应点 1	供应点 2	供应点 3	供应点 4	供应点 5	合计
需求点 1	2246	2315	3600	1800	1800	11761
需求点 2	1182	41	0	0	0	1223
需求点 3	87	760	0	0	0	847
需求点 4	100	323	0	0	0	423
需求点 5	370	101	0	0	0	470
需求点 6	410	155	0	0	0	565
需求点 7	438	126	0	0	0	565
需求点 8	88	336	0	0	0	423
需求点 9	100	229	0	0	0	329
需求点 10	173	15	0	0	0	188
需求点 11	117	118	0	0	0	235
需求点 12	68	191	0	0	0	259
需求点 13	0	118	0	0	0	118
需求点 14	0	80	0	0	0	80
需求点 15	19	19	0	0	0	38

续表

	供应点 1	供应点 2	供应点 3	供应点 4	供应点 5	合计
需求点 16	0	470	0	0	0	470
需求点 17	2	2	0	0	0	5

注：小数四舍五入，保留整数。

由表 9 - 1 可以发现，从需求端来看，考虑到重大突发公共卫生事件初期病人多集中在需求点 1，因此 65% 的救治物资 X 送往了需求点 1，其他需求量较大的地点依次为需求点 2、需求点 3、需求点 6、需求 7 等，而需求点 13、需求点 14 和需求点 17 由于病患较少，因此救治物资 X 分配的比重较低。从供应端来看，由于供应点 1 和供应点 2 的供应较为充足，因此主要由这两个供应点根据需求对 17 个需求点进行救治物资 X 分配。考虑到均衡配置原则，需求较多的地点一般由供应点 1、供应点 2 和供应点 3 进行相对均衡的供应，而需求较少的地点则由供应点 1 或者供应点 2 的某一个供应点进行相对集中的供应。考虑到供应点 4 和供应点 5 的救治物资 X 较少而需求点 1 的需求占比高，因此将供应点 3、供应点 4 和供应点 5 的救治物资 X 全部运往需求点 1。这种配置方式是在确定环境下均衡性与集中性相对妥协的结果，但是考虑到重大突发公共卫生事件的动态变化性，还应当考虑不确定环境下的均衡配置策略。

二　不确定环境下的均衡配置策略

根据第八章第二节的仿真数据设置，应用不确定环境下的均衡配置策略优化模型，可以获得某时间段某地区各需求点不确定环境下的均衡配置策略，如表 9 - 2 所示。

表 9 - 2　　　　　　　　不确定环境下的均衡配置　　　　　单位：盒

	供应点 1	供应点 2	供应点 3	供应点 4	供应点 5	合计
需求点 1	3937	3098	2983	255	1488	11761
需求点 2	0	793	52	222	156	1223
需求点 3	19	463	52	157	156	848
需求点 4	0	245	52	126	0	423
需求点 5	316	12	43	99	0	470
需求点 6	19	367	52	126	0	564
需求点 7	148	246	51	119	0	564
需求点 8	269	12	43	99	0	423

续表

	供应点1	供应点2	供应点3	供应点4	供应点5	合计
需求点9	175	12	43	99	0	328
需求点10	0	50	44	95	0	189
需求点11	94	0	43	99	0	236
需求点12	106	12	43	99	0	260
需求点13	0	33	24	61	0	118
需求点14	0	23	15	42	0	80
需求点15	0	23	14	0	0	38
需求点16	316	12	43	99	0	470
需求点17	0	0	1	4	0	5

注：小数四舍五入，保留整数。

由表9－2可知，在不确定环境下从需求端来看，由于设置的前提条件是均衡配置，因此配置的结果与确定环境下的配置模型结果几乎一致，但是供应发生了较大的变化。供应变化最大的是供应点3，考虑到供应点3和供应点4与各需求点的距离较近，因此，不确定环境下供应点3和供应点4进行了相对均衡的配置。供应点4的救治物资X主要运往了需求点1，剩余的平均分配给了需求较多的需求点2和需求点3。供应点1和供应点2的救治物资X配置也进行了相应的调整。与确定环境下的配置模型相比，各供应点都采取了相对均衡的配置策略以最大限度消解因重大突发公共卫生事件大规模暴发而造成的无救治物资X可分配的情况，该配置方案造成了更多的运输，但是考虑到重大突发公共卫生事件的严峻性和紧迫性，更多运输资源的使用仍是可以接受的。

三　组群信息刷新下的均衡配置策略

根据第八章第二节的仿真数据设置，应用组群信息刷新下的均衡配置策略优化模型，可以获得某时间段某地区各需求点的组群信息更新下的均衡配置策略，如表9－3所示。

表9－3　　　　　　组群信息刷新下的均衡配置　　　　　单位：盒

	供应点1	供应点2	供应点3	供应点4	供应点5	总和
需求点1	3590	3416	3092	301	1362	11762
需求点2	41	923	40	109	109	1223
需求点3	430	158	40	109	109	847

	供应点 1	供应点 2	供应点 3	供应点 4	供应点 5	总和
需求点 4	0	165	40	109	109	423
需求点 5	0	212	40	109	109	470
需求点 6	258	158	40	109	0	565
需求点 7	415	0	40	109	0	565
需求点 8	164	110	40	109	0	423
需求点 9	180	0	40	109	0	329
需求点 10	0	0	34	154	0	188
需求点 11	86	0	40	109	0	235
需求点 12	0	110	40	109	0	259
需求点 13	0	37	21	59	0	118
需求点 14	0	25	15	40	0	80
需求点 15	0	0	0	38	0	38
需求点 16	235	86	40	109	0	470
需求点 17	0	0	0	5	0	5

由表9-3可知，从需求端来看，由于考虑了均衡配置，因此该配置结果与确定环境下的模型和不确定环境下的模型的配置结果几乎一致，但是供应端仍有变化。比如需求点15和需求点17的供应更改为供应点4统一配送。各个供应点也都采取了相对均衡的配置策略，以尽可能接近重大突发公共卫生事件灾情变化的物资需求。与需求量相比，大约为各个需求点提供了47%的救治物资X满足率。

四　讨论

为直观对比上述三个模型的配置效率，本部分将某时间段某地区各需求点救治物资X的配置结果进行对比，如图9-1所示。由于确定环境下的救治物资X均衡配置策略优化模型（图中的模型一）没有考虑重大突发公共卫生事件发展不确定性的影响，需要在决策之前从预防医学家等专家那里得到具体的预测结果，进而预测具体的需求量，因此模型一进行了相对集中的配置，考虑到重大突发公共卫生事件的变化，该配置策略会产生一定的风险。

而不确定环境下的均衡配置模型（图中的模型二）和组群信息刷新下的均衡配置模型（图中的模型三）考虑了重大突发公共卫生事件发展的不确定

性,其需求会根据事件的发展而变化。其中,均衡配置模型用期望需求进行决策,同时考虑了供应中心在重大突发公共卫生事件环境下救治物资 X 收集时间的不确定性,因此在图 9 - 1 中,该模型得出的配置方案中,配送到需求点 1 的救治物资 X 量更多的是来自供应点 1 和供应点 2,这是由于模型二考虑了供应延迟时间损失,而模型一只是用运输时间进行配置规划。

不确定环境下的均衡配置模型虽然考虑了不确定性,但是相关随机变量的分布是事先确定的,不能将最新的样本信息融进去。而组群信息刷新下的均衡配置模型不仅考虑了重大突发公共卫生事件发展和供应时间的不确定性,同时应用贝叶斯组群信息刷新技术,在相关随机变量的先验分布的基础上,融入新的样本信息,应用贝叶斯需求和供应延迟时间损失的贝叶斯风险进行优化决策。在实践应用中,该模型将会更准确。

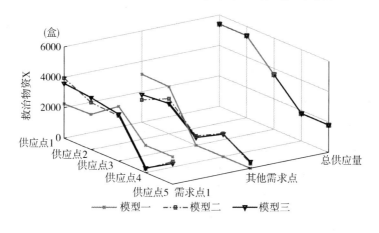

图 9 - 1   三种模型的配置结果对比

第二节   多阶段协同下的救治物资 Y 优化配置策略仿真

一   确定环境下的多阶段协同配置策略

根据第八章第三节的仿真数据设置,应用确定环境下的多阶段协同配置模型,可以求得某时间段某地区各需求点在确定环境下的多阶段协同配置策略,如表 9 - 4 所示。从表 9 - 4 中可知,从配置数量来看,由于供应点 1 的需求量最大,累计有 47 台救治物资 Y 运往供应点 1,特别是在第一阶段供应点 1、供应点 2 和供应点 3 的救治物资 Y 全部运往了需求点 1 来缓解需求点 1 的供需压力;其余城市累计获得 18 台,其中需求点 2 获得 4 台，需求点 4、需求点 6、需求点 8、需求点 11 和需求点 12 各获得 2 台，需求点 3、需求点 5 和需求点 15 各获得 1 台，由于需求点 9、需求点 13、需求点 16 和需求点 17 病例较少，没有获得救治物资 Y 的配置。

从最后的需求缺口来看，由于一些需求点的病例出现了下降趋势，使得早期的救治物资 Y 配置出现了剩余，比如需求点 2 和需求点 12 有 1 台的富余；而一些需求点仍然有缺口，比如需求点 1 缺口最大，缺口是 3 台，需求点 10 和需求点 13 缺口各为 1 台。这表明，该配置方案虽然获得了较好的配置效果，但仍然不是最优解。因此，要在模型中增加考虑重大突发公共卫生事件的发展变化情况，避免出现由于病例减少而后续救治物资 Y 继续错误配置的资源浪费。

表 9 - 4　　　　　确定环境下的多阶段救治物资 Y 协同配置　　　　单位：台

	供需	需求点1	需求点2	需求点3	需求点4	需求点5	需求点6	需求点7	需求点8	需求点9	需求点10	需求点11	需求点12	需求点13	需求点14	需求点15	需求点16	需求点17
阶段1	供应点1	4	0	0	0	0	0	0	0	0	0	0	0	0	0	0	0	0
	供应点2	4	0	0	0	0	0	0	0	0	0	0	0	0	0	0	0	0
	供应点3	4	0	0	0	0	0	0	0	0	0	0	0	0	0	0	0	0
	供应点4	0	0	0	0	1	0	0	0	0	0	1	0	0	0	0	0	0
	供应点5	0	1	0	0	0	0	0	0	0	0	1	0	0	0	0	0	0
阶段2	供应点1	2	0	0	0	0	0	0	0	0	0	0	0	0	0	0	0	0
	供应点2	2	0	0	1	0	0	0	0	0	0	0	0	0	0	0	0	0
	供应点3	2	0	0	0	0	0	0	0	0	0	0	0	0	0	0	0	0
	供应点4	1	1	0	0	0	0	0	0	0	0	0	0	0	0	0	0	0
	供应点5	1	0	0	0	0	0	0	0	0	0	0	0	0	0	0	0	0
阶段3	供应点1	4	0	0	0	0	0	0	0	0	0	0	0	0	0	0	0	0
	供应点2	4	0	0	0	0	0	0	0	0	0	0	0	0	0	0	0	0
	供应点3	4	0	0	0	0	0	0	0	0	0	0	0	0	0	0	0	0
	供应点4	0	1	0	0	0	0	1	0	0	0	0	0	0	0	0	0	0
	供应点5	0	0	0	0	0	1	0	1	0	0	0	0	0	0	0	0	0
阶段4	供应点1	3	0	0	0	0	0	0	0	0	0	0	0	0	0	0	0	0
	供应点2	1	0	0	0	0	0	0	0	0	0	1	0	0	0	0	0	0
	供应点3	1	0	0	0	0	0	0	0	0	0	0	0	0	0	0	0	0
	供应点4	1	1	0	0	0	0	0	0	0	0	0	0	0	0	0	0	0
	供应点5	1	0	0	0	0	0	0	0	0	0	0	0	0	0	0	0	0

续表

供需		需求点1	需求点2	需求点3	需求点4	需求点5	需求点6	需求点7	需求点8	需求点9	需求点10	需求点11	需求点12	需求点13	需求点14	需求点15	需求点16	需求点17
阶段5	供应点1	4	0	0	0	0	0	0	0	0	0	0	0	0	0	0	0	0
	供应点2	3	0	0	0	0	0	0	0	0	0	0	0	0	0	0	0	0
	供应点3	1	0	0	1	0	1	0	0	0	0	0	0	0	0	0	0	0
	供应点4	0	0	1	0	0	0	0	0	0	0	0	0	0	0	0	0	0
	供应点5	0	0	0	0	0	0	0	1	0	0	0	0	0	0	1	0	0

二　不确定环境下的多阶段协同配置策略

根据多阶段协同配置方法，可以求得考虑重大突发公共卫生事件发展变化和多阶段协同配置下某时间段某地区各需求点救治物资 Y 的配置策略，如表 9 - 5 所示。从表 9 - 5 中可以看出，从配置数量来看，需求点 1 获得 50 台救治物资 Y，其中阶段 1 和阶段 3 的供应点 1、供应点 2 和供应点 3 的救治物资 Y 全部运往了需求点 1。需求点 2 获得 3 台救治物资 Y，需求点 6、需求点 8 和需求点 11 获得 2 台，需求点 3、需求点 5、需求点 7 和需求点 10 各获得 1 台，其余需求点由于病例较少，比如需求点 12、需求点 13、需求点 14、需求点 15、需求点 16 和需求点 17 没有获得救治物资 Y 配置。从需求缺口来看，需求点 12、需求点 13 和需求点 15 各短缺 1 台。

与确定环境下的配置模型相比，由于考虑到了多阶段的协同，优化了配置，没有出现救治物资 Y 富余的情况，需求点 1 最大的缺口也得以弥补。由于总供给的不足，病例相对较少的需求点 12 等三个需求点出现了部分短缺，各缺 1 台，也体现了较好的配置效果。

表 9 - 5　　　　不确定环境下的多阶段救治物资 Y 协同配置　　　　单位：台

供需		需求点1	需求点2	需求点3	需求点4	需求点5	需求点6	需求点7	需求点8	需求点9	需求点10	需求点11	需求点12	需求点13	需求点14	需求点15	需求点16	需求点17
阶段1	供应点1	4	0	0	0	0	0	0	0	0	0	0	0	0	0	0	0	0
	供应点2	4	0	0	0	0	0	0	0	0	0	0	0	0	0	0	0	0
	供应点3	4	0	0	0	0	0	0	0	0	0	0	0	0	0	0	0	0
	供应点4	0	0	1	0	0	1	0	0	0	0	0	0	0	0	0	0	0
	供应点5	0	1	0	0	0	0	0	0	0	0	0	0	0	0	0	0	0

续表

供需		需求点1	需求点2	需求点3	需求点4	需求点5	需求点6	需求点7	需求点8	需求点9	需求点10	需求点11	需求点12	需求点13	需求点14	需求点15	需求点16	需求点17
阶段2	供应点1	2	0	0	0	0	0	0	0	0	0	0	0	0	0	0	0	0
	供应点2	2	0	0	0	0	1	0	0	0	0	0	0	0	0	0	0	0
	供应点3	1	1	0	0	0	0	0	0	0	0	0	0	0	0	0	0	0
	供应点4	2	0	0	0	0	0	0	0	0	0	0	0	0	0	0	0	0
	供应点5	1	0	0	0	0	0	0	0	0	0	0	0	0	0	0	0	0
阶段3	供应点1	4	0	0	0	0	0	0	0	0	0	0	0	0	0	0	0	0
	供应点2	4	0	0	0	0	0	0	0	0	0	0	0	0	0	0	0	0
	供应点3	4	0	0	0	0	0	0	0	0	0	0	0	0	0	0	0	0
	供应点4	0	0	1	0	0	1	0	0	0	0	0	0	0	0	0	0	0
	供应点5	0	1	1	0	0	0	0	0	0	0	0	0	0	0	0	0	0
阶段4	供应点1	3	0	0	0	0	0	0	0	0	0	0	0	0	0	0	0	0
	供应点2	1	0	0	0	0	0	0	0	0	0	0	0	0	0	0	0	0
	供应点3	1	1	0	0	0	0	0	0	0	0	0	0	0	0	0	0	0
	供应点4	2	0	0	0	0	0	0	0	0	0	0	0	0	0	0	0	0
	供应点5	1	0	0	0	0	0	0	0	0	0	0	0	0	0	0	0	0
阶段5	供应点1	4	0	0	0	0	0	0	0	0	0	0	0	0	0	0	0	0
	供应点2	2	0	0	0	1	0	0	0	0	0	0	0	0	0	0	0	0
	供应点3	2	0	0	0	0	0	0	0	0	0	0	0	0	0	0	0	0
	供应点4	1	0	0	0	0	0	0	0	0	0	0	0	0	0	0	0	0
	供应点5	1	0	0	0	0	0	0	0	0	0	0	0	1	0	0	0	0

三　组群信息刷新下的均衡配置策略

根据组群信息刷新下的均衡配置优化方法，可以求得组群信息刷新和多阶段协同下、某时间段某地区各需求点救治物资 Y 的配置策略，如表9-6所示。从表9-6中可以看出，从配置数量来看，该模型与不确定环境下优化模型的配置结果较为一致，其中需求点 1 配置了 50 台救治物资 Y，需求点 2 获得 3 台，需求点 4、需求点 6、需求点 8 和需求点 11 各获得 2台，需求点 3、需求点 5、需求点 7、需求点 12 和需求点 15 各获得 1 台。从需求缺口来看，病例数量较少的需求点 10、需求点 13 和需求点 15 各缺1台。该配置结果相对不确定环境下优化模型配置结果来说，更加高效和公平。

　　另外，考虑到救治物资 Y 这种医疗器械数量很少，几个模型间的配置效果相差不大。如果是针对一些量大的重大突发公共卫生事件应急医用物资，不同模型得出的配置方案就会呈现较大的差别，也更能凸显组群信息刷新下均衡配置策略优化方法的优势。

表9-6　　　　　　　　组群信息刷新下的救治物资 Y 均衡配置　　　　　　单位：台

		需求点1	需求点2	需求点3	需求点4	需求点5	需求点6	需求点7	需求点8	需求点9	需求点10	需求点11	需求点12	需求点13	需求点14	需求点15	需求点16	需求点17
阶段1	供应点1	4	0	0	0	0	0	0	0	0	0	0	0	0	0	0	0	0
	供应点2	3	1	0	0	0	0	0	0	0	0	0	0	0	0	0	0	0
	供应点3	4	0	0	0	0	0	0	0	0	0	0	0	0	0	0	0	0
	供应点4	2	0	0	0	0	0	0	0	0	0	0	0	0	0	0	0	0
	供应点5	1	0	0	0	0	0	0	0	0	0	0	1	0	0	0	0	0
阶段2	供应点1	2	0	0	0	0	0	0	0	0	0	0	0	0	0	0	0	0
	供应点2	3	0	0	0	0	0	0	0	0	0	0	0	0	0	0	0	0
	供应点3	1	0	0	1	0	0	0	0	0	0	0	0	0	0	0	0	0
	供应点4	1	0	0	0	0	0	0	0	0	0	1	0	0	0	0	0	0
	供应点5	0	1	0	0	0	0	0	0	0	0	0	0	0	0	0	0	0
阶段3	供应点1	4	0	0	0	0	0	0	0	0	0	0	0	0	0	0	0	0
	供应点2	1	1	0	0	0	1	1	0	0	0	0	0	0	0	0	0	0
	供应点3	4	0	0	0	0	0	0	0	0	0	0	0	0	0	0	0	0
	供应点4	2	0	0	0	0	0	0	0	0	0	0	0	0	0	0	0	0
	供应点5	1	0	1	0	0	0	0	0	0	0	0	0	0	0	0	0	0
阶段4	供应点1	3	0	0	0	0	0	0	0	0	0	0	0	0	0	0	0	0
	供应点2	1	0	0	1	0	0	0	0	0	0	0	0	0	0	0	0	0
	供应点3	1	0	0	0	0	1	0	0	0	0	0	0	0	0	0	0	0
	供应点4	2	0	0	0	0	0	0	0	0	0	0	0	0	0	0	0	0
	供应点5	0	0	0	0	0	0	0	0	1	0	0	0	0	0	0	0	0
阶段5	供应点1	4	0	0	0	0	0	0	0	0	0	0	0	0	0	0	0	0
	供应点2	2	0	0	0	0	0	0	0	0	0	0	0	0	0	0	1	0
	供应点3	3	0	0	0	0	0	0	0	0	0	0	0	0	0	0	0	0

续表

		需求点1	需求点2	需求点3	需求点4	需求点5	需求点6	需求点7	需求点8	需求点9	需求点10	需求点11	需求点12	需求点13	需求点14	需求点15	需求点16	需求点17
阶段5	供应点4	1	0	0	0	0	0	0	0	0	0	0	0	0	0	0	0	0
	供应点5	0	0	0	0	1	0	0	1	0	0	0	0	0	0	0	0	0

四　讨论

为对比三种模型配置的差异，将某时间段某地区各需求点救治物资Y三种模型的配置结果进行对比，如图9-2所示。其中，模型一为确定环境下的多阶段协同配置模型，模型二为不确定环境下多阶段协同配置模型，模型三为组群信息刷新下的多阶段协同配置模型。从图9-2中可以看出，确定环境下的配置结果相对较差，出现了部分需求点救治物资Y配置富余的情况，加重了其他需求点救治物资Y短缺的风险；而不确定环境下和组群信息刷新下的配置结果相对较好，实现了与需求较为匹配的救治物资Y配置；并且组群信息刷新下的配置结果更好地反映了不同需求点病例数量的变化趋势，使得救治物资Y优先向病例数量演变较多的需求点进行配送，由于供给总量的有限性，最终病例数量最少的三个需求点没有获得救治物资Y配置，这也是可求得的最佳配置方案。

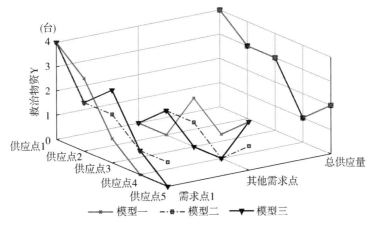

图9-2　救治物资Y三种模型配置结果对比

之所以会出现这些差别，其原因在于，确定环境下的多阶段协同配置优化模型中，没有考虑重大突发公共卫生事件发展和物资供应的不确定性，需要相关专家事先给出具体的供应和需求预测量，其准确度完全取决于预测结果。而多阶段协同配置优化模型，既考虑了重大突发公共卫生事件发展的不确定性，也考虑了不同供应点在重大突发公共卫生事件环境下、收集相关物资所需时间的不确定性，用期望需求和期望供应延迟时间损失进行优化决策，相对来说更能体现重大突发公共卫生事件下的物资配置实情。

然而，多阶段协同配置优化模型中相关随机变化的分布是事先拟合的，没有考虑样本信息。而对于组群信息刷新下的多阶段协同配置优化模型来说，不仅考虑了重大突发公共卫生事件发展和不同供应点收集相关物资所需时间的不确定性，还在多阶段协同配置模型的基础上，融入了感知组群信息刷新技术，在先验分布的基础上，融入样本信息，进行综合决策，不仅能更准确地反映重大突发公共卫生事件发展和供应变化的现实情况，还能通过样本信息的刷新，实时更新对应的配置策略。

第三节　全球多方供应协同下的防护物资 Z – 1 和
防护物资 Z – 2 优化配置策略仿真

一　全球多方两层网络协同配置策略

应用第六章第五节设计的遗传算法，可以对全球多方两层网络协同配置策略的优化模型进行求解。以 MATLAB 为求解软件，通过 500 次迭代，获得具体的配置策略，其中的每一代的最优个体适应度函数值如图 9 – 3 所示。从图 9 – 3 可知，所设计的遗传算法具有很好的收敛性，在前 100 次迭代过程中就有多次优化，在第 100 次之后，还有一次优化，之后就趋于平稳。

通过遗传算法，可以求得某时间段某地区 17 个需求点的防护物资 Z – 2 和防护物资 Z – 1 的均衡配置策略，如表 9 – 7 和表 9 – 8 所示。从表 9 – 7 可知，防护物资 Z – 2 主要由国内供应点 1 通过货运飞机运往需求点 1，通过直升机运往需求点 8、需求点 12；国内供应点 2 的医用物资主要通过卡车运往需求点 1、需求点 2、需求点 5、需求点 10，通过直升机运往需求点 9；国内供应点 3 的医用物资主要通过卡车运往需求点 3，通过直升机运输方式运往需求点 8，通过货运飞机运往需求点 10、需求点 13；国外供应点 1 的物资通过货运飞机运往需求点 6、需求点 15；国外供应点

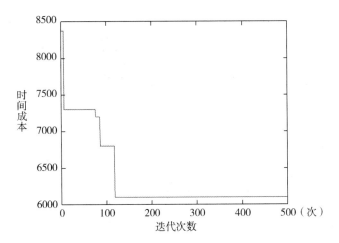

图9-3　遗传算法进化曲线

2的物资通过直升机运输方式运往需求点1，通过货运飞机运往需求点6和需求点7。从表9-8可知，防护物资Z-1主要由国内供应点1通过直升机运往需求点1，通过货运飞机运往需求点15；国内供应点2的医用物资主要通过卡车运往需求点1，通过直升机运往需求点4；国内供应点3的医用物资通过卡车运往需求点3，通过直升机运往需求点8；国外供应点1的物资通过货运飞机运往需求点6；国外供应点2的物资通过货运飞机运输方式运往需求点7、需求点12和需求点16。

表9-7　　　　全球多方两层网络协同下的防护物资Z-2配置　　　单位：个

城市	运输方式	国内供应点1	国内供应点2	国内供应点3	国外供应点1	国外供应点2
需求点1	卡车	0	118693	0	0	0
	直升机	0	0	0	0	149996
	货运飞机	137143	0	0	0	0
需求点2	卡车	0	32788	0	0	0
	直升机	0	0	0	0	0
	货运飞机	0	0	0	0	0
需求点3	卡车	0	0	0	0	0
	直升机	0	0	0	0	0
	货运飞机	0	0	0	0	0

城市	运输方式	国内供应点1	国内供应点2	国内供应点3	国外供应点1	国外供应点2
需求点4	卡车	0	0	67837	0	0
	直升机	0	0	0	0	0
	货运飞机	0	0	0	0	0
需求点5	卡车	0	91743	0	0	0
	直升机	0	0	0	0	0
	货运飞机	0	0	0	0	0
需求点6	卡车	0	0	0	0	0
	直升机	0	0	0	0	0
	货运飞机	0	0	0	1723	17241
需求点7	卡车	0	0	0	0	0
	直升机	0	0	0	0	0
	货运飞机	0	0	0	0	132763
需求点8	卡车	0	0	0	0	0
	直升机	60077	0	13165	0	0
	货运飞机	0	0	0	0	0
需求点9	卡车	0	0	0	0	0
	直升机	0	37866	0	0	0
	货运飞机	0	0	0	0	0
需求点10	卡车	0	91010	0	0	0
	直升机	0	0	0	0	0
	货运飞机	0	0	33919	0	0
需求点11	卡车	0	0	0	0	0
	直升机	0	0	0	0	0
	货运飞机	0	0	0	0	0
需求点12	卡车	0	0	0	0	0
	直升机	26040	0	0	0	0
	货运飞机	0	0	0	0	0
需求点13	卡车	0	0	0	0	0
	直升机	0	0	0	0	0
	货运飞机	0	0	33919	0	0

续表

城市	运输方式	国内供应点 1	国内供应点 2	国内供应点 3	国外供应点 1	国外供应点 2
需求点 14	卡车	0	0	0	0	0
	直升机	0	0	0	0	0
	货运飞机	0	0	0	0	0
需求点 15	卡车	0	0	0	0	0
	直升机	0	0	0	0	0
	货运飞机	0	0	0	37	0
需求点 16	卡车	0	0	0	0	0
	直升机	0	0	0	0	0
	货运飞机	0	0	0	0	0
需求点 17	卡车	0	0	0	0	0
	直升机	0	0	0	0	0
	货运飞机	0	0	0	0	0

表 9 - 8　　　　全球多方两层网络协同下的防护物资 Z - 1 配置　　　单位：套

	运输方式	国内供应点 1	国内供应点 2	国内供应点 3	国外供应点 1	国外供应点 2
需求点 1	卡车	0	40709	0	0	0
	直升机	0	0	0	0	0
	货运飞机	0	0	0	0	0
需求点 2	卡车	0	0	0	0	0
	直升机	0	0	0	0	0
	货运飞机	0	0	0	0	0
需求点 3	卡车	0	0	219	0	0
	直升机	0	0	0	0	0
	货运飞机	0	0	0	0	0
需求点 4	卡车	0	0	0	0	0
	直升机	0	3866	0	0	0
	货运飞机	0	0	0	0	0
需求点 5	卡车	0	0	0	0	0
	直升机	0	0	0	0	0
	货运飞机	0	0	0	0	0

续表

	运输方式	国内供应点 1	国内供应点 2	国内供应点 3	国外供应点 1	国外供应点 2
需求点 6	卡车	0	0	0	0	0
	直升机	0	0	0	0	0
	货运飞机	0	0	0	460	0
需求点 7	卡车	0	0	0	0	0
	直升机	0	0	0	0	0
	货运飞机	0	0	0	0	1842
需求点 8	卡车	0	0	0	0	0
	直升机	0	0	17611	0	0
	货运飞机	0	0	0	0	0
需求点 9	卡车	0	0	0	0	0
	直升机	0	0	0	0	0
	货运飞机	0	0	0	0	0
需求点 10	卡车	0	0	0	0	0
	直升机	0	0	0	0	0
	货运飞机	0	0	0	0	0
需求点 11	卡车	0	0	0	0	0
	直升机	0	0	0	0	0
	货运飞机	0	0	0	0	0
需求点 12	卡车	0	0	0	0	0
	直升机	2861	0	0	0	0
	货运飞机	0	0	0	0	358
需求点 13	卡车	0	0	0	0	0
	直升机	0	0	0	0	0
	货运飞机	0	0	0	0	0
需求点 14	卡车	0	0	0	0	0
	直升机	0	0	0	0	0
	货运飞机	0	0	0	0	0
需求点 15	卡车	0	0	0	0	0
	直升机	0	0	0	0	0
	货运飞机	23884	0	0	0	0

续表

	运输方式	国内供应点 1	国内供应点 2	国内供应点 3	国外供应点 1	国外供应点 2
需求点 16	卡车	0	0	0	0	0
	直升机	0	0	0	0	0
	货运飞机	0	0	0	0	2540
需求点 17	卡车	0	0	0	0	0
	直升机	0	0	0	0	0
	货运飞机	0	0	0	0	0

从需求来看，某时间段某地区 17 个需求点获得的防护物资 Z-2 和防护物资 Z-1 的总量如表 9-9 所示。从表 9-9 可知，需求点 1 获得了最多的供应，这与需求点 1 的情况最严重相符。但是，该配置结果整体的配置公平性和效率一般，因此需要在后续的模型中进行优化求解。

表 9-9　17 个需求点防护物资 Z-2 和防护物资 Z-1 的总供应情况

需求点	防护物资 Z-2 供应	防护物资 Z-1 供应
需求点 1	405832	40709
需求点 2	32788	0
需求点 3	0	219
需求点 4	67837	3866
需求点 5	91743	0
需求点 6	18964	460
需求点 7	132763	1842
需求点 8	73242	17611
需求点 9	37866	0
需求点 10	124929	0
需求点 11	0	0
需求点 12	26040	3219
需求点 13	33919	0
需求点 14	0	0
需求点 15	37	23884
需求点 16	0	2540
需求点 17	0	0

注：防护物资 Z-2 的单位为个，防护物资 Z-1 的单位为套。

从运输方式来看，防护物资的运输方式如表9－10所示。由表9－10可知，38%的防护物资Z－2和43%的防护物资Z－1通过卡车进行运输，考虑到国内供应点3和国内供应点2距离需求点较近，因而选择了卡车运输。考虑到防护物资Z－2的重量和体积较小，有27%的防护物资Z－2通过直升机进行运输，25%的防护物资Z－1通过直升机进行运输；考虑到供应点1以及国外供应点距离需求点较远，有34%的防护物资Z－2和30%的防护物资Z－1通过货运飞机进行运输。

表9－10　　　　　　　　　医用物资的运输方式配置策略

防护物资	运输方式		
	卡车	直升机	货运飞机
防护物资Z－2	402071	287144	356745
防护物资Z－1	40928	24338	29084

注：防护物资Z－2单位为个，防护物资Z－1单位为套。

二　不确定环境下全球多方三层网络协同配置策略

根据第六章第五节所设计的多层蚁群算法，应用 MATLAB 作为求解软件，可以对全球多方三层网络协同配置策略的优化模型进行求解，获得具体的配置策略。同时，记录每一代的最优个体适应度值，如图9－4所示。从图9－4可以看出，此次求解结果有六次优化，到300代之后，开始趋于平稳，可见，所设计的多层蚁群算法具有良好的收敛性。

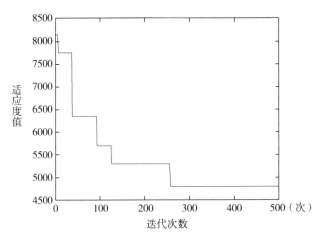

图9－4　多层蚁群算法收敛曲线

　　不妨设某时间段国外供应点 1 和国外供应点 2 的防护物资 Z - 1 和防护物资 Z - 2 运送至国内，本书考虑多阶段的协同供应，因此设置转运点1、转运点 2、转运点 3 和转运点 4 为供应转运点。通过蚁群算法的计算，防护物资 Z - 2 和防护物资 Z - 1 由国外的供应点 1 和国外供应点 2 先转运至国内供应点，再经由国内供应点运往某地区各需求点，考虑到后续的配送时间和数量等，防护物资 Z - 2 和防护物资 Z - 1 的运输配置如表 9 - 11所示。

表 9 - 11　　　　　　　　　**国外向国内运输的防护物资转运量**

供应点	防护物资	国外供应点 1	国外供应点 2
转运点 1 （供应点 1）	防护物资 Z - 2	0	0
	防护物资 Z - 1	0	0
转运点 2 （供应点 2）	防护物资 Z - 2	0	300000
	防护物资 Z - 1	0	2200
转运点 3 （供应点 3）	防护物资 Z - 2	0	0
	防护物资 Z - 1	0	0
转运点 4 （供应点 4）	防护物资 Z - 2	1760	0
	防护物资 Z - 1	3000	0

注：防护物资 Z - 2 的单位为个，防护物资 Z - 1 的单位为套。

　　如表 9 - 11 所示，国外供应点 1 的防护物资直接运往需求量最大的转运点 4（需求点 1），而国外供应点 2 的防护物资则经由供应量较大且距离需求点较近的国内供应点 2 进行转运。经过转运后国内的四个转运点再次向某地区 17 个需求点进行配送，某时间段某地区 17 个需求点的配置策略如表 9 - 12 和表 9 - 13 所示。

　　某时间段，某地区 17 个需求点的防护物资 Z - 2 和防护物资 Z - 1 的全球多方的配置策略如表 9 - 12 和 9 - 13 所示。从供应端来看，转运点 1的防护物资通过货运飞机运往需求点 3、需求点 17，通过直升机运往需求点 4、需求点 8、需求点 11、需求点 13、需求点 14 和需求点 16；转运点2 的物资通过直升机运往需求点 1、需求点 2、需求点 5、需求点 6、需求点 9 和需求点 10，通过货运飞机运往需求点 13；转运点 3 的防护物资通过直升机运往需求点 7 和需求点 15，通过货运飞机运往需求点 9 和需求点 12；转运点 4 的防护物资通过直升机运往需求点 2。从表 9 - 13 可知，防护物资 Z - 1 主要由国内转运点 1 通过直升机运往需求点 4、需求点 8、需求点 9、需求点 11、需求点 13、需求点 14 和需求点 16，通过货运飞机运往需求点 1、需求点 3 和需求点 17；国内转运点 2 的防护物资主要通过直升机运往需求点 1、需求点 2、需求点 5、需求点 6 和需求点 10；国内转运点 3 的防护物资通过直升机运往需求点 7 和需求点 15，通过货运飞机运往需求点 9 和需求点 12；国内转运点 4 的防护物资通过直升机运往需求点 2。

表 9 - 12 　不确定环境下某地区 17 个需求点防护物资 Z - 2 配置策略　单位：个

城市	运输方式	转运点 1	转运点 2	转运点 3	转运点 4
需求点 1	卡车	0	0	0	0
	直升机	0	348340	0	0
	货运飞机	0	0	0	0
需求点 2	卡车	0	0	0	0
	直升机	0	44646	0	1760
	货运飞机	0	0	0	0
需求点 3	卡车	0	0	0	0
	直升机	0	0	0	0
	货运飞机	28022	0	0	0
需求点 4	卡车	0	0	0	0
	直升机	74342	0	0	0
	货运飞机	0	0	0	0
需求点 5	卡车	0	0	0	0
	直升机	0	83510	0	0
	货运飞机	0	0	0	0
需求点 6	卡车	0	0	0	0
	直升机	0	11749	0	0
	货运飞机	0	0	0	0
需求点 7	卡车	0	0	0	0
	直升机	0	0	84889	0
	货运飞机	0	0	0	0
需求点 8	卡车	0	0	0	0
	直升机	45374	0	0	0
	货运飞机	0	0	0	0
需求点 9	卡车	0	0	0	0
	直升机	0	62180	0	0

城市	运输方式	转运点 1	转运点 2	转运点 3	转运点 4
需求点 9	货运飞机	0	0	14311	0
需求点 10	卡车	0	0	0	0
	直升机	0	86074	0	0
	货运飞机	0	0	0	0
需求点 11	卡车	0	0	0	0
	直升机	24874	0	0	0
	货运飞机	0	0	0	0
需求点 12	卡车	0	0	0	0
	直升机	0	0	0	0
	货运飞机	0	0	35768	0
需求点 13	卡车	0	0	0	0
	直升机	19884	0	0	0
	货运飞机	0	35601	0	0
需求点 14	卡车	0	0	0	0
	直升机	1366	0	0	0
	货运飞机	0	0	0	0
需求点 15	卡车	0	0	0	0
	直升机	0	0	13872	0
	货运飞机	0	0	0	0
需求点 16	卡车	0	0	0	0
	直升机	15045	0	0	0
	货运飞机	0	0	0	0
需求点 17	卡车	0	0	0	0
	直升机	0	0	0	0
	货运飞机	14353	0	0	0

表 9 - 13　不确定环境下某地区 17 个需求点防护物资 Z - 1 配置策略　单位：套

城市	运输方式	转运点 1	转运点 2	转运点 3	转运点 4
需求点 1	卡车	0	0	0	0
	直升机	0	29233	0	0
	货运飞机	2196	0	0	0
需求点 2	卡车	0	0	0	0

续表

城市	运输方式	转运点 1	转运点 2	转运点 3	转运点 4
需求点 2	直升机	0	1186	0	3000
	货运飞机	0	0	0	0
需求点 3	卡车	0	0	0	0
	直升机	0	0	0	0
	货运飞机	2527	0	0	0
需求点 4	卡车	0	0	0	0
	直升机	6705	0	0	0
	货运飞机	0	0	0	0
需求点 5	卡车	0	0	0	0
	直升机	0	7533	0	0
	货运飞机	0	0	0	0
需求点 6	卡车	0	0	0	0
	直升机	0	1059	0	0
	货运飞机	0	0	0	0
需求点 7	卡车	0	0	0	0
	直升机	0	0	7657	0
	货运飞机	0	0	0	0
需求点 8	卡车	0	0	0	0
	直升机	4092	0	0	0
	货运飞机	0	0	0	0
需求点 9	卡车	0	0	0	0
	直升机	1203	0	0	0
	货运飞机	0	0	5696	0
需求点 10	卡车	0	0	0	0
	直升机	0	7764	0	0
	货运飞机	0	0	0	0
需求点 11	卡车	0	0	0	0
	直升机	2243	0	0	0
	货运飞机	0	0	0	0
需求点 12	卡车	0	0	0	0
	直升机	0	0	0	0
	货运飞机	0	0	3226	0

城市	运输方式	转运点 1	转运点 2	转运点 3	转运点 4
需求点 13	卡车	0	0	0	0
	直升机	5005	0	0	0
	货运飞机	0	0	0	0
需求点 14	卡车	0	0	0	0
	直升机	123	0	0	0
	货运飞机	0	0	0	0
需求点 15	卡车	0	0	0	0
	直升机	0	0	1251	0
	货运飞机	0	0	0	0
需求点 16	卡车	0	0	0	0
	直升机	1357	0	0	0
	货运飞机	0	0	0	0
需求点 17	卡车	0	0	0	0
	直升机	0	0	0	0
	货运飞机	1294	0	0	0

某时间段某地区 17 个需求点获得的医用防护物资如表 9 – 14 所示。如表 9 – 14 所示，从需求端来看，需求点 1 获得物资最多，防护物资 Z – 2 获得 34 余万个，防护物资 Z – 1 获得 3 余万套，约占物资供应量的三成多。需求点 2、需求点 4、需求点 7、需求点 10 等地由于病例较多，也获得了较多的防护物资，其他需求点获得的防护物资较少。在采用该算法进行求解时，在具体的配置策略中，还出现了部分需求点没有得到物资配置，造成这个结果的原因是在配置模型中，以贝叶斯风险损失最小为目标，在迭代过程中，一些好的个体就会得到保留。为了避免出现这种状况，可以在算法中再加入一个约束条件，设置每个需求点的最小贝叶斯需求满足率。

实际上，在管理决策中，效率与公平经常是难以共同达成，但是又都非常重要。在组群信息刷新下的多方三层网络协同配置策略的优化模型中，其建模目标之一就是供需适配效用损失的贝叶斯风险最小，但是这样做的结果就可能会与本节讨论的解一样，为了追求效率而导致部分需求较少的需求点，没有配置到物资。这种结果虽然效率高了，但是没有考虑公平。因此，在不确定环境下和组群信息刷新下的全球多方三层网络协同配置策略优化模型中，就采用了贝叶斯需求满足率相等，来进行供需适配，通过这样处理，其实也就是在模型中兼顾了公平原则。

表 9 – 14　某地区 17 个需求点防护物资 Z – 2 和防护物资 Z – 1 的配置总量

城市	防护物资 Z – 2 供应	防护物资 Z – 1 供应
需求点 1	348340	31429
需求点 2	46406	4186
需求点 3	28022	2527
需求点 4	74342	6705
需求点 5	83510	7533
需求点 6	11749	1059
需求点 7	84889	7657
需求点 8	45374	4092
需求点 9	76491	6899
需求点 10	86074	7764
需求点 11	24874	2243
需求点 12	35768	3226
需求点 13	55485	5005
需求点 14	1366	123
需求点 15	13872	1251
需求点 16	15045	1357
需求点 17	14353	1294

注：防护物资 Z – 2 单位为个，防护物资 Z – 1 单位为套。

从运输方式来看，各种运输方式的运量如表 9 – 15 所示。考虑到物资需求的紧迫性，医用防护物资没有通过卡车进行运输；考虑到物资相对体积小且重量轻，87% 的防护物资 Z – 2 和 84% 的防护物资 Z – 1 通过直升机进行运输；剩余 13% 的防护物资 Z – 2 和 16% 的防护物资 Z – 1 是通过货运飞机进行运输的，特别是国外供应点 1 和国外供应点 2，由于距离较远，而选择了货运飞机的运输方式。

表 9 – 15　　　　　　　　不确定环境下的防护物资运输方式

防护物资	运输方式		
	卡车	直升机	货运飞机
防护物资 Z – 2	0	917905	128055
防护物资 Z – 1	0	79411	14939

注：防护物资 Z – 2 单位为个，防护物资 Z – 1 单位为套。

三 组群信息刷新下全球多方三层网络协同配置策略

应用第六章第五节设计的多层免疫算法，以 Matlab 为计算软件，可以对组群信息刷新下全球多方三层网络协同配置策略优化模型进行求解。在 500 次迭代过程中，记录每一代的最优适应度值，如图 9 – 5 所示。从图 9 – 5 中可以看出，所设计的多层免疫算法有很好的收敛性，在经过一百多次迭代之后，平均适应度值就开始趋于稳定，并在 100 代到 150 代之间得到最优值。

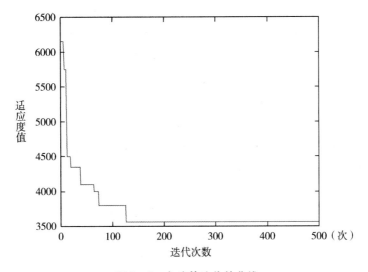

图 9 – 5 免疫算法收敛曲线

不妨设某时间段，国外供应点 1 和国外供应点 2 的防护物资 Z – 1 和防护物资 Z – 2 医用防护物资运送至国内，本书考虑多阶段的协同供应，因此设置转运点 1、转运点 2、转运点 3 和转运点 4 四个转运点，通过免疫算法的计算，防护物资 Z – 2 和防护物资 Z – 1 由国外的供应点 1 和国外供应点 2 先转运至国内供应点，再经由国内供应点运往某地区各需求点，考虑到后续的配送时间和数量等，防护物资 Z – 2 和防护物资 Z – 1 的运输配置如表 9 – 16 所示。

表 9 – 16　　组群信息刷新下国外向国内运输的防护物资中转量

供应点	防护物资	国外供应点 1	国外供应点 2
转运点 1 （供应点 1）	防护物资 Z – 2	0	0
	防护物资 Z – 1	0	0

供应点	防护物资	国外供应点1	国外供应点2
转运点2 （供应点2）	防护物资Z-2	0	0
	防护物资Z-1	0	0
转运点3 （供应点3）	防护物资Z-2	0	0
	防护物资Z-1	0	0
转运点4 （供应点4）	防护物资Z-2	1760	300000
	防护物资Z-1	3000	2200

注：防护物资Z-2单位为个，防护物资Z-1单位为套。

如表9-16所示，国外供应点1和国外供应点2的防护物资直接运往需求量最大的转运点4（需求点1）。经过转运后国内的四个转运点再次向某地区17个需求点进行配送，某时间段某地区17个需求点的配置策略如表9-17和表9-18所示。从表9-17可知，国内转运点1的防护物资Z-2主要由国内直升机运往需求点4、需求点6、需求点8、需求点9、需求点11、需求点12、需求点13、需求点14和需求点16，通过货运飞机运往需求点1、需求点3和需求点17；国内转运点2的防护物资主要通过直升机运往需求点1、需求点2、需求点5、需求点6和需求点10；国内转运点3的防护物资通过卡车运往需求点1、需求点6和需求点8，通过直升机运往需求点2、需求点7、需求点12和需求点15；国内转运点4的防护物资通过货运飞机运往需求点1。从表9-18可知，防护物资Z-1主要由国内转运点1通过直升机运往需求点1、需求点4、需求点8、需求点11、需求点14和需求点16，通过货运飞机运往需求点3，通过卡车运往需求点17；国内转运点2的防护物资Z-1主要通过直升机运往需求点1、需求点2、需求点5、需求点6、需求点9和需求点10，通过卡车运往需求点13；国内转运点3的防护物资Z-1通过卡车运往需求点1、需求点2、需求点3、需求点6和需求点14，通过直升机运往需求点7、需求点12、需求点15和需求点16，通过货运飞机运往需求点9；国内转运点4的防护物资Z-1通过货运飞机运往需求点1。

表9-17 组群信息刷新下的全球多方三层网络
防护物资 **Z-2** 的均衡配置

单位：个

国内供应点	运输方式	转运点1	转运点2	转运点3	转运点4
需求点1	卡车	0	0	9870	0
	直升机	0	38877	0	0
	货运飞机	10681	0	0	2200

续表

国内供应点	运输方式	转运点 1	转运点 2	转运点 3	转运点 4
需求点 2	卡车	0	0	0	0
	直升机	70	1186	2000	3000
	货运飞机	0	0	0	0
需求点 3	卡车	0	0	0	0
	直升机	0	0	0	0
	货运飞机	4527	0	0	0
需求点 4	卡车	0	0	0	0
	直升机	2220	0	0	0
	货运飞机	0	0	0	0
需求点 5	卡车	0	0	0	0
	直升机	0	2466	0	0
	货运飞机	0	0	0	0
需求点 6	卡车	0	0	900	0
	直升机	1000	1059	0	0
	货运飞机	0	0	0	0
需求点 7	卡车	0	0	0	0
	直升机	0	0	2960	0
	货运飞机	0	0	0	0
需求点 8	卡车	0	0	100	0
	直升机	2092	0	0	0
	货运飞机	0	0	0	0
需求点 9	卡车	0	0	0	0
	直升机	1203	0	0	0
	货运飞机	0	0	523	0
需求点 10	卡车	0	0	0	0
	直升机	0	987	0	0
	货运飞机	0	0	0	0
需求点 11	卡车	0	0	0	0
	直升机	1243	0	0	0
	货运飞机	0	0	0	0
需求点 12	卡车	0	0	0	0

续表

国内供应点	运输方式	转运点 1	转运点 2	转运点 3	转运点 4
需求点 12	直升机	100	0	1226	0
	货运飞机	0	0		0
需求点 13	卡车	0	0	0	0
	直升机	705	0	0	0
	货运飞机	0	0	0	0
需求点 14	卡车	0	0	0	0
	直升机	423	0	0	0
	货运飞机	0	0	0	0
需求点 15	卡车	0	0	0	0
	直升机	0	0	251	0
	货运飞机	0	0	0	0
需求点 16	卡车	0	0	0	0
	直升机	2457	0	0	0
	货运飞机	0	0	0	0
需求点 17	卡车	0	0	0	0
	直升机	0	0	0	0
	货运飞机	24	0	0	0

表 9 – 18　组群信息刷新下的全球多方三层网络防护物资 Z – 1 的均衡配置　单位：套

国内供应点	运输方式	转运点 1	转运点 2	转运点 3	转运点 4
需求点 1	卡车	0	0	32874	0
	直升机	84133	266538	0	0
	货运飞机	0	0	0	300000
需求点 2	卡车	0	0	24425	0
	直升机	0	44646	0	1760
	货运飞机	0	0	0	0
需求点 3	0	0	1193	0	
	直升机	0	0	0	0
	货运飞机	48022	0	0	0
需求点 4	卡车	0	0	0	0
	直升机	24311	0	0	0
	货运飞机	0	0	0	0

国内供应点	运输方式	转运点 1	转运点 2	转运点 3	转运点 4
需求点 5	卡车	0	0	0	0
	直升机	0	27012	0	0
	货运飞机	0	0	0	0
需求点 6	卡车	0	0	20000	0
	直升机	0	11749	0	0
	货运飞机	0	0	0	0
需求点 7	卡车	0	0	0	0
	直升机	0	0	33696	0
	货运飞机	0	0	0	0
需求点 8	卡车	0	0	0	0
	直升机	25374	0	0	0
	货运飞机	0	0	0	0
需求点 9	卡车	0	0	0	0
	直升机	0	4597	0	0
	货运飞机	0	0	14311	0
需求点 10	卡车	0	0	0	0
	直升机	0	10805	0	0
	货运飞机	0	0	0	0
需求点 11	卡车	0	0	0	0
	直升机	14874	0	0	0
	货运飞机	0	0	0	0
需求点 12	卡车	0	0	0	0
	直升机	0	0	14857	0
	货运飞机	0	0		0
需求点 13	卡车	0	6753	0	0
	直升机	0	0	0	0
	货运飞机	0		0	0
需求点 14	卡车	0	0	3000	0
	直升机	1366	0	0	0
	货运飞机	0	0	0	0
需求点 15	卡车	0	0	0	0
	直升机	0	0	2187	0

国内供应点	运输方式	转运点 1	转运点 2	转运点 3	转运点 4
需求点 15	货运飞机	0	0	0	0
需求点 16	卡车	0	0	0	0
	直升机	25045	0	2297	0
	货运飞机	0	0	0	0
需求点 17	卡车	135	0	0	0
	直升机	0	0	0	0
	货运飞机	0	0	0	0

从需求端来看，某时间段某地区 17 个需求点的供应物资量与需求如表 9 - 19 所示。从需求的配置来看，需求量最大的需求点 1 获取了防护物资 Z - 2 和防护物资 Z - 1 供应的 65% 左右，需求点 2、需求点 3、需求点 6 和需求点 7 获得了 3% —7% 的防护物资，其他需求点由于病例数量较少，获得了少一些的防护物资配置份额，该配置结果考虑了物资配置的公平性和效率，更加符合各需求点的需求情况，各需求点的物资配置结果如表 9 - 19 所示。

表 9 - 19　　　　某地区 17 个需求点的防护物资 Z - 2 和
防护物资 Z - 1 的供应情况

需求点	防护物资 Z - 2 供应	防护物资 Z - 1 供应
需求点 1	683545	61628
需求点 2	70831	6256
需求点 3	49215	4527
需求点 4	24311	2220
需求点 5	27012	2466
需求点 6	31749	2959
需求点 7	33696	2960
需求点 8	25374	2192
需求点 9	18908	1726
需求点 10	10805	987
需求点 11	14874	1243
需求点 12	14857	1326
需求点 13	6753	705
需求点 14	4366	423

续表

需求点	防护物资 Z - 2 供应	防护物资 Z - 1 供应
需求点 15	2187	251
需求点 16	27342	2457
需求点 17	135	24

注：防护物资 Z - 2 单位为个，防护物资 Z - 1 单位为套。

从运输方式来看，防护物资的运输方式如表 9 - 20 所示。由表 9 - 20 可知，小部分防护物资 Z - 2 和防护物资 Z - 1 通过卡车进行运输，大部分物资通过更快速的空运方式进行运输。其中，考虑到防护物资 Z - 2 的重量和体积较小，约 57% 的防护物资 Z - 2 通过直升机进行了运输，34% 的防护物资 Z - 2 通过货运飞机进行运输；考虑到防护物资 Z - 1 的重量和体积稍大，因此 69% 的防护物资 Z - 1 通过直升机进行运输，19% 的防护物资 Z - 1 通过货运飞机进行运输。

表 9 - 20 防护物资 Z - 2 和防护物资 Z - 1 配置策略的运输方式情况

防护物资	运输方式		
	卡车	直升机	飞机
防护物资 Z - 2	88380	595247	362333
防护物资 Z - 1	10870	65525	17955

注：防护物资 Z - 2 单位为个，防护物资 Z - 1 单位为套。

四 讨论

某地区 17 个需求点的三种模型的防护物资 Z - 2 和防护物资 Z - 1 的配置策略对比如图 9 - 6 至图 9 - 9 所示。在全球多方协同配置策略的优化决策模型中，全球多方两层网络协同配置策略的优化模型采用的是供应点到需求点的两层供应网络，而不确定环境下的全球多方三层网络协同配置策略的优化模型和组群信息刷新下的全球多方三层网络协同配置策略的优化模型综合考虑了国内外供应中心、国内转运点和需求点三层供应网络，所以几个模型之间的结果会有一些差别。

首先，对于全球多方两层网络协同配置策略的优化决策模型来说，综合应用了历史数据，求得影响需求和供应延迟时间的随机变量的先验分布，再应用样本信息，对先验分布进行验证。但是，该模型相对于三层网络协同配置模型，仅考虑了两层供应网络，所以配置效率相对较差。另外，该模型考虑了序贯决策的过程，序贯性主要体现在决策过程中的序贯性。在模型中，第二次决策的先验分布就是直接应用第一次决策时获得的后验分布。需要指出的是，这种序贯特征，也在另外两个模型中得以体现。

其次，对不确定环境下的全球多方三层网络协同配置策略优化模型来说，由于采用的是期望需求满足率和期望供应延迟时间损失，所以相对于其他两个模型，没有考虑样本信息对需求和供应延迟时间的影响，其准确度取决于相关随机变量的分布估计。

最后，对于组群信息刷新下的全球多方三层网络协同配置策略的优化模型来说，由于综合应用了历史数据，求得影响需求和供应延迟时间的随机变量的先验分布，再应用样本信息，通过感知组群信息刷新技术，对先验分布进行刷新。这样获得的配置策略，更能把握重大突发公共卫生事件发展和供应状态的现实情况。同时，还能实现配置策略随着样本信息的刷新而更新，实现更高的配置公平性和效率性。

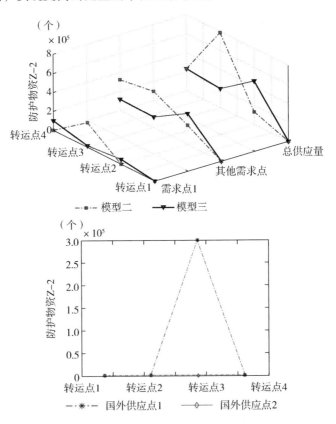

图 9-6　两种模型防护物资 Z-2 配置策略对比

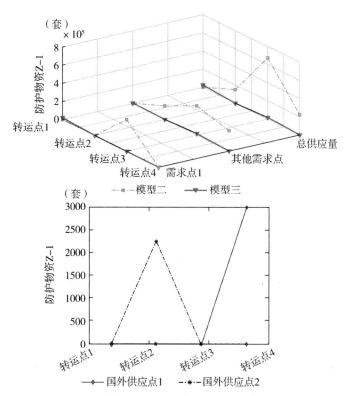

图 9-7　两种模型防护物资 Z-1 配置策略对比

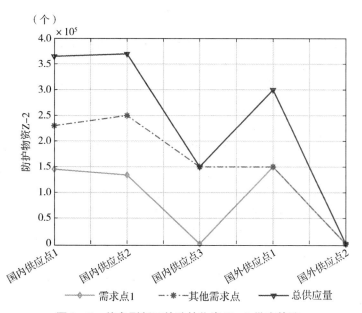

图 9-8　信息刷新下的防护物资 Z-2 供应策略

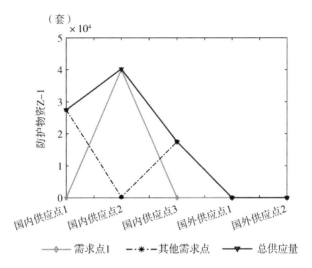

图 9-9　信息刷新下的防护物资 Z-1 供应策略

第四节　政府—企业能力期权合作下的防护物资 Z-1 联合储备策略仿真

一　概述

为了对第三章第四节提出的政府—企业能力期权合作下的应急医用物资联合储备策略，以及第七章构建的策略优化模型进行验证，本节开展仿真分析。不妨设某常住人口接近 1000 万人的城市 W，突然暴发某一重大突发公共卫生事件。在该城市重大突发公共卫生事件中，该市日累计确诊病例达到最高值 500 余例。

在传染病防控体系中，传染病疫情和突发公共卫生事件网络直报系统，已实现对 39 种法定传染病病例个案信息和突发公共卫生事件的实时、在线监测（侯云德，2019），该系统会基于监测数据，对未来可能暴发的重大突发公共卫生事件进行预测分析，进而可以对应急医用物资的需求进行预测。本算例仿真分析主要是对有无能力期权契约下的政府决策行为及其可行性进行研究，不妨设 W 城市在未来五年内发生重大突发公共卫生事件的概率是 0.3，事件发生后防护物资 Z-1 的需求 x 服从以下均匀分布：

$$x \sim U(6000, 8000) \tag{9-1}$$

则，x 的密度函数、分布函数和分布函数的反函数分别为：

$$f(x) = \begin{cases} \dfrac{1}{2000} & 6000 \leqslant x \leqslant 8000 \\ 0 & x < 6000 \text{ or } x > 8000 \end{cases} \quad (9-2)$$

$$F(x) = \begin{cases} 0 & x < 6000 \\ \dfrac{x - 6000}{2000} & 6000 \leqslant x < 8000 \\ 1 & x \geqslant 8000 \end{cases} \quad (9-3)$$

$$F^{-1}(x) = 2000x + 6000 \quad (9-4)$$

同时，不妨设在契约期初政府按市场价格向企业订购应急医用物资的价格为 100 元/件；缺货成本为 300 元/件；期初应急医用物资的单位生产成本为 60 元/件；执行期权时应急医用物资的单位生产成本为 30 元/件（不包括能力建设期投入的固定成本）；在契约期末政府的剩余储备应急医用物资的单位残值为 30 元/件；期权的价格为 15 元/件；期权的执行价格为 150 元/件；银行存款利率为 0.03；政府实物储备应急医用物资的单位库存成本为 5 元/件/年；企业能力建设费用为 5 万元；期初 W 市政府用于重大突发公共卫生事件大规模应急医用物资储备的资金预算额为 80 万元。

二 有无能力期权契约合作下的政府决策

以 Matlab 为求解工具，应用本书提出的模型对重大突发公共卫生事件下 W 市的防护物资 Z-1 政企联合储备情况进行求解，求合作前后的最优储备决策，结果如表 9-21 所示：

表 9-21　　　　　　　　合作前后最优储备决策　　　　　　单位：件

t	Q_{1t}^*	Q_{2t}^*	q_t^*	Q_{2t}^{s*}	q_t^{s*}
1	6010	4427	2886	2837	4143
2	5944	4294	2998	2832	4176
3	5875	4155	3116	2828	4207
4	5803	4009	3239	2823	4238
5	5729	3857	3368	2819	4268
期望值	5872	4148	3121	2828	4206

由表 9-21 可知，W 市的重大突发公共卫生事件发生得越晚，政府

需要提前储备的物资量越少,需要购买的期权数量越多,结果符合推论 7－1 和推论 7－2。根据命题 7－1 和命题 7－2,在期初决策时取其期望值作为储备的数量,所以合作前政府最优实物储备数量 $Q_1^* = 5872$ 件,合作后无资金约束时和有资金约束时的政府最优实物储备量 Q_2^* 分别降为 4148 件和 2819 件,并分别向企业购买 3132 件和 4268 件的能力期权。

三 合作前后各方利益对比分析

本书提出的基于能力期权的应急医用物资政企联合储备模式,以及所建立的两个储备模型能不能为应急管理实践提供充分的理论依据,需要经过合作双方在合作中的利益能否增加的验证,即要满足以下三组约束条件。

第一组:

$$Q_2^* + q^* > Q_1^* \tag{9-5}$$

$$\Pi_g^2/(Q_2^* + q^*) < \Pi_g^1/Q_1^* \tag{9-6}$$

式(9－5)表示政企联合储备后应急医用物资的总储备量大于合作前的储备量,式(9－6)表示合作后单位应急医用物资的政府储备成本比合作前降低。政府作为重大突发公共卫生事件防控的主体,根本目的是所管辖的重大突发公共卫生事件防控系统能够提供更多的应急医用物资来进行重大突发公共卫生事件防控,同时能够提高重大突发公共卫生事件防控效率,以尽可能低的成本来实现防控目的,可见这两个条件是满足政府利益的。

第二组:

$$\Pi_s^2 > \Pi_s^1 \tag{9-7}$$

式(9－7)表示企业的利润在合作后增加。设计期权契约的目的是让企业有更多的动力参加合作,不可否认,很多企业都是出于社会责任感而参与重大突发公共卫生事件防控的,但我们希望这种合作更具有可持续性,那就需要满足营利性组织的根本需求,即提高其经营利润。

第三组:

$$\Pi^2/(Q_2^* + q^*) < \Pi^1/Q_1^* \tag{9-8}$$

式(9－8)表示应急医用物资供应链的单位保障成本在合作后降低。对于由政府和企业组成的应急医用物资供应链系统而言,通过降低单位物资保障的净成本而提高运作效率是其根本利益。

以上算例的最优决策下的各方利益的变化如表 9－22 所示:

表 9 - 22　　　　　　　最优决策下的各方利益　　　　　　单位：元

t	Π_{gt}^1	Π_{st}^1	Π_t^1	Π_{gt}^2	Π_{st}^2	Π_t^2	Π_{gt}^{s2}	Π_{st}^{s2}	Π_t^{s2}
1	607113	279325	327788	685572	405901	279671	691608	322702	368906
2	600443	276226	324217	677932	399599	278333	683459	324040	359419
3	593728	273013	320715	670387	393412	276975	675173	325513	349661
4	586958	269681	317277	662938	387342	275597	666735	327134	339601
5	580126	266226	313899	655589	381389	274201	658128	328918	329211
期望值	593673	272894	320779	670484	393529	276955	675021	325661	349360

对比合作前后的结果可知，合作后无资金约束和有资金约束时的应急系统总的防护物资 Z - 1 储备增加量分别为 1398 件和 1162 件，分别增加了 19.2% 和 16.5%，可见应急医用物资的保障能力大大增强。而且在有资金约束的情况下，政府期初购买量和总储备量均比无资金约束时降低，结果与推论 7 - 2 一致。政府的期望成本虽然有所增加，但总体来讲，政府单位应急保障期望成本分别降低了 8.25 元和 5.78 元，而参与合作的企业的期望利润分别增加了 52767 元和 120634 元，整个应急医用物资保障系统的单位成本分别降低了 6.57 元和 15.25 元，由此判断，由两个模型推出的最优储备方案满足以上提出的四个约束条件，说明合作双方在合作后利益均有增加。

四　契约参数取值范围的讨论

能力期权契约中有两个重要参数，即期权价格和执行价格，研究这两个参数在什么范围内取值时可以确保政企双方利益均有增加，具有重要的意义。

1. 契约参数之期权价格的取值范围分析

保持其他参数不变，研究期权价格对合作双方利益的影响，结果如图 9 - 10 所示。

对图 9 - 10 数据整理可知，无资金约束和有资金约束模型中期权价格在表 9 - 23 所示的变动范围内四个条件是满足的。

表 9 - 23　　　满足合作双方利益增加的期权价格取值范围　　单位：元/件

模型	式 (9 - 5)	式 (9 - 6)	式 (9 - 7)	式 (9 - 8)
无资金约束	(0, 43)	(0, 42)	(0, 34)	(0, 31)
有资金约束	(0, 27)	(0, 21)	(0, 40)	(0, 38)

从表 9 - 23 看出，无资金约束模型和有资金约束模型的执行价格分别在 [0, 31]、[0, 21] 区间时，四个条件均满足，即契约双方的利益均可以

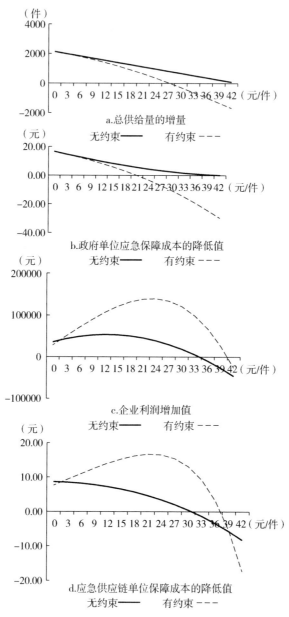

图 9 - 10　改变期权价格对合作双方利益的影响

在合作后增加。由图 9 - 10 知，在共同的取值范围内，对于式 (9 - 5) 和式 (9 - 6)，无资金约束模型比有资金约束模型满足程度更高，可知政府在无资金约束时的合作意愿更强，且在价格为 0 元/件的价格达到最强；而对于式 (9 - 7) 和式 (9 - 8)，有资金约束模型比无资金约束模型满足程度更高，可知企业在政府有资金约束时的合作意愿更强，且在价格为 24 元/件时达到最强；而对于整个应急保障系统来说在期权价格是 21 元/件时，单位成本降低得最多。

2. 契约参数之期权执行价格的取值范围分析

保持其他参数不变，研究期权执行价格对合作双方利益的影响，根据参数关系，执行价格的最低值是 115 元/件，则仿真结果如图 9 – 11 所示。

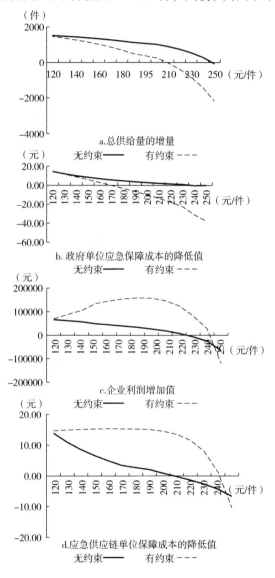

图 9 – 11　改变期权执行价格对合作双方利益的影响

对图 9-11 的数据整理得知，无资金约束和有资金约束模型中期权执行价格在表 9-23 所示的变动范围内四个条件是满足的。

表 9-24   **满足合作双方利益的执行价格取值范围**   单位：元/件

模型	式（9-5）	式（9-6）	式（9-7）	式（9-8）
无资金约束	(115, 248)	(115, 237)	(115, 224)	(115, 198)
有资金约束	(115, 209)	(115, 169)	(115, 242)	(115, 231)

从表 9-24 看出，无资金约束模型和有资金约束模型的执行价格分别在 [115, 198]、[115, 169] 区间时，四个条件均满足，即契约双方的利益均可以在合作后增加。由图 9-11 可知，在共同的取值范围内，对于式（9-5）和式（9-6），无资金约束模型比有资金约束模型满足程度更好，可知政府在无资金约束时的合作意愿更强，且在 115 元/件的价格达到最强；而对于式（9-7）和式（9-8），有资金约束模型比无资金约束模型满足程度更好，可知企业在有资金约束时的合作意愿更强，在 195 元/件的价格时达到高峰，结合其他条件，企业最希望在 169 元/件的价格达成协议。

五　模型的鲁棒性分析

在政企联合储备模型中除了契约参数外，还有其他参数，如重大突发公共卫生事件发生的概率、物资缺货成本可能对模型的鲁棒性产生影响，现保持其他参数不变，研究这些参数对合作双方利益的影响。

（一）重大突发公共卫生事件发生概率的鲁棒性分析

当重大突发公共卫生事件发生概率变化时，对合作双方利益的影响结果如表 9-25 所示。

表 9-25   **重大突发公共卫生事件发生概率对合作双方利益的影响**

λ	总供给量的增量		政府单位应急保障成本的降低值		企业总利润的增加量		供应链单位应急保障成本的降低值	
	无约束	有约束	无约束	有约束	无约束	有约束	无约束	有约束
0.1	4194	4984	134.38	115.35	274485	142708	148.08	101.88
0.2	2097	2117	22.68	18.15	140043	92924	30.66	19.19
0.3	1398	1162	8.25	5.78	52767	120634	6.57	15.25
0.4	1048	684	2.08	-6.61	25052	181390	-1.10	14.49
0.5	839	398	-1.33	-17.74	8424	251718	-5.37	15.01

由表 9 - 25 可知，重大突发公共卫生事件发生概率对合作双方利益的影响为：对于无资金约束模型，发生概率越大，四个条件满足的程度均越低，说明重大突发公共卫生事件发生的概率越小，期权契约对合作双方和应急供应链管理方均越有利；对于有资金约束模型，发生概率越大，总供给量的增量、政府单位应急保障成本的降低值越小，而企业总利润的增加量和供应链单位应急保障成本的降低值均呈先下降后上升的趋势。总的来讲，在概率值小于 0.4 的情况下，无论哪种模型，参与合作的四个约束条件均满足，这说明本书提出的两种能力期权契约模型均适合于发生概率较小的重大突发公共卫生事件的应急物资的储备，与本书的研究假设相符。

（二）缺货成本的鲁棒性分析

在不同的重大突发公共卫生事件下，不同的应急物资的缺货成本不同，当缺货成本发生变化时，对合作双方利益的影响结果如表 9 - 26 所示。

表 9 - 26　　　　　　　　缺货成本对合作双方利益的影响

缺货成本	总供给量的增量		政府单位应急保障成本的降低值		企业总利润的增加量		供应链单位应急保障成本的降低值	
	无约束	有约束	无约束	有约束	无约束	有约束	无约束	有约束
200	1177	600	10.04	4.21	44213	62018	8.24	10.74
300	1398	1162	8.25	5.78	52767	120634	6.57	15.25
400	1117	970	6.29	4.29	34506	110828	3.99	13.16
500	913	806	3.98	2.79	26097	97535	2.21	11.03
600	768	684	4.52	2.81	13876	95379	1.71	11.10
700	662	593	4.06	2.41	7838	90461	1.12	10.55
800	581	522	3.72	2.12	3296	86681	0.70	10.15
900	517	466	3.47	1.90	-239	83699	0.38	9.85

由表 9 - 26 知，缺货成本对合作双方利益的影响为：缺货成本在 300 元左右时，合作双方利益的增加程度均比较大，在高于 300 元时，增加程度均在降低；在缺货成本相同的情况下，对于总供给量的增量、政府单位应急保障成本的降低值和企业总利润的增加量，无资金约束模型比有资金约束模型表现更好，而对于供应链单位应急保障成本却相反，有资金约束模型表现更好。总的来讲，当缺货成本在 900 元以下时，无论哪种模型，参与合作的四个约束条件均满足，这说明本书提出的两种能力期权契约模型适用于范围较大的不同缺货成本的物资储备。

第十章 大规模应急医用物资优化配置策略应用的实证研究

第一节 概述

面对可能发生的重大突发公共事件，应急医用物资的优化配置不仅可以提高有限应急医用物资的效用，还能通过应急医用物资的快速精准配置，有效降低重大突发公共事件扩大的风险，从而更好地应对重大突发公共事件。因此，本书在第一篇提出风险均衡配置策略、多阶段协同配置策略、全球多方供应协同配置策略三种策略的基础上，第二篇建立了 9 个模型，对相关策略进行优化。同时，为了验证所提出的策略和建立的优化模型的有效性、科学性和可行性，第三篇中的第八章和第九章对策略的优化篇所建立的 9 个模型进行了重大突发公共卫生事件背景下的应用仿真分析。同时，为了进一步验证重大突发公共事件大规模应急医用物资的优化配置策略与决策方法在实际应用中的可行性，本章通过实证分析的方法，对本书研究结果的实践应用可行性进行验证。

第二节 理论基础

一 技术接受模型的选择

本书所提出的优化配置策略与决策方法在实践中的应用，主要是在采取相关策略的基础上，根据优化决策模型开发决策支持系统，验证医疗与应急等相关单位对实施本书研究成果的认同度和执行意愿，本章将以技术接受模型（technology acceptance model，TAM）为理论基础，进一步对其进行验证。技术接受模型的发展，初始时期主要是针对用户接受新的信息系统的行为进行探讨所设计。该模式由 Davis 于 1986 年发展，目的是找出一种有效的行为模式，用于解释用户接受新信息系统的行为，同时分析影响使用者接受的各项因素。该模型事实上提供了一套理论基础，以此评估外部因子（系统本身）对用户内部的信念、态度以及使用意愿的影响。

那么，为什么本书采取技术接受模型进行实证验证呢？原因在于：技术接受模型用于评估信息系统应用后，是否会让使用者认为该系统有用与易用，进而产生正面的认同行为与使用态度。近年来，越来越多的研究也开始通过技术接受模型去评估相关策略应用后，是否能产生实际效果而获得使用者认同。例如 Benamati 与 Rajkumar（2002）采取技术接受模型去评估制造商对外包决策策略的接受状况，从而判定该策略是否有效；Naspetti 等（2017）采取技术接受模型去评估可持续性生产策略；Zhang 等（2019）采取该模式去评估绿色人力资源管理策略的效益等。因此，技术接受模型的应用已不再局限于信息系统。在现今研究中，更多的是应用于评估策略是否有效，从而让使用者感受到效益而产生接受的行为与态度。

为应用技术接受模型开展相关研究，本书所提出的大规模应急医用物资优化配置策略将作为外部变量，其他变量不变。主要评估，当该优化配置策略应用于重大突发公共事件防控的应急管理体系，且作为相关部门的应急物资优化配置策略时，相关工作人员是否认为该配置策略确实有用且易用，从而产生使用该策略的正向行为与态度。

二　相关变量说明

根据 Davis 等（1989）的研究成果，在科技接受模式中，共由五个变量组成，分别为外部变量（External variables）、认知有用（Perceived usefulness）、认知易用（Perceived ease of use）、行为意愿（Behavioral intention to use）、使用者态度（Attitude toward using）。其观念架构图如图 10-1 所示，每一变量的定义说明如下。

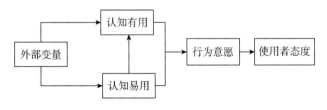

图 10-1　技术接受模型基本模型

（1）外部变量：属于用户所操作的信息系统。有时候又会涉及用户在操作该系统时的外在环境问题等，或是使用者本身内在的特质如个人风格或者习惯等。外部变量通常是探讨使用者是否会因为这些外在变量的出现而影响其使用意愿、使用上的感受以及对系统是否有效的认知等。

（2）认知有用：是指当用户相信操作该系统时会增加其相关绩效或是效能的评价指标。即当个人采用某种信息系统时，其主观认定该系统确实带来正面效益的评价。

（3）认知易用：主要是指当使用者感受到所使用的信息系统容易使用的程度。此处所指的容易使用，有可能是该系统容易上手，或是操作上能快速进入状态，帮助用户有效控制该系统。若使用者针对易用性产生正面感受，其对该系统的有用性会产生效果，态度偏向会更为正面。

（4）行为意愿：信息系统的使用状况会决定行为意愿，所谓的行为意愿是使用上的行为偏好，也就是当用户对该信息系统产生正面的态度，且感受到确实有效果，产生的行为意愿会更为强烈。

（5）使用者态度：当感受到系统有用且易用时，对于系统的使用态度会变得更为正面。

第三节　调查问卷设计和调研结果分析

一　研究模型与假设建立

根据以上概述，优化配置策略将作为外部变量，结合认知有用、认知易用、行为意愿、使用者态度等构建本书验证模型。通过模型验证，可证明本书所提出的优化配置策略是否获得相关工作人员的认同。事实上，相关工作人员的认同等同于验证该策略确实能够优化应急医用物资的配置情况，从而提高应对重大突发公共事件应急医用物资配置的效率和效果，且对重大突发公共事件防控产生积极的效果。因此，本书将以技术接受模型为基础，来验证本书的优化配置策略与决策方法是否有效。因此，根据图10－1的架构，以及外部变量替换为本书提出的优化配置策略后，本书进一步建立研究模型内的假说。

（一）认知易用与认知有用的关系

优化配置策略，是根据重大突发公共事件防控需求，将应急医用物资快速配送至不同需求点。在本书中，外部变量被定义为所提出的策略。因此，若相关工作人员了解该策略操作模式，其是否认同优化配置策略确实易用以及有用需要进一步验证。事实上，过去相关研究，如 Hu（1998）、Hsieh 等（2017）以及 Ye 等（2019）曾经对应急医疗资源优化配置是否会让相关工作人员感受到配置策略的易用以及有用进行探讨，研究发现，若某一种应急医疗资源配送策略能够实时满足一线工作人员的需求，则工作人员将会对所提出的策略产生易用以及有用的认知。基于此，可以推论，若本书所提出的优化配置策略确实为第一线医疗工作人员带来正面效益，这些工作人员将会对该策略产生易用与有用的认知。

除此之外，当工作人员对应急医用物资优化配置策略感到易用时，也可能相对造成他们对策略有用的感受。事实上，从心理角度与行为角度，当人对某项事物的使用认知是易用的时候，那么他的确可能会对该事物的使用产生有用的认知。对此，相关研究，如 Subramanian（1994）以及 Sánchez 和 Hueros（2010）曾经从人类行为与激励的角度，针对认知易用与认知有用的关系进行探讨，发现两者确实会存在因果关系，一般情况下，认知易用会对认知有用产生影响。相关研究，如 Chau（2001）、Ramayah 与 Ignatius（2005）、Wu 与 Cheng（2018）等诸多学者的研究也发现，当认知易用与认知有用都因某些系统或是相关事物带来的正向影响产生正向效果时，两者也必然出现因果关系。因此我们可以推论，当优化配置策略的效益让相关工作人员产生认知易用与认知有用时，认知易用必然会影响认知有用。基于此，本书建立以下三项假设：

假设 H1：优化配置策略的正面效益会让一线工作人员产生易用的认知。

假设 H2：优化配置策略的正面效益会让一线工作人员产生有用的认知。

假设 H3：当优化配置策略的正面效益让一线工作人员同时产生易用与有用的认知时，认知易用会对认知有用产生正面影响力。

（二）认知易用和认知有用与行为意愿的关系

当一线工作人员感受到优化配置策略的效益且进而产生易用与有用的认知时，他可能会进一步产生深入使用的行为意愿。事实上，过去相关研究都证实，当人产生认知易用与认知有用时，他必定会产生更为强烈与正向的使用行为意愿。这一部分的推论在相关研究，如 Srite 与 Karahanna（2006）、Ong 与 Lai（2006）、Gumussoy 与 Calisir（2009）、Shanmugam 与 Savarimuthu（2014）等，得到证实。主要在于，易用与有用的认知会增强使用者信心与信任，且产生认同感，从而对行为意愿产生影响。基于上述，本书建立以下两项假设：

假设 H4：当工作人员使用本书策略产生易用性认知会增加其对优化配置策略的使用行为意愿。

假设 H5：当工作人员使用本书策略产生有用性认知会增加其对优化配置策略的使用行为意愿。

（三）行为意愿与工作人员使用本书策略态度的关系

当一线工作人员对优化配置策略产生强烈的使用行为意愿时，他的态度将会转向更为正面。事实上，这也是技术接受模型中最后的假设。可见，行为意愿的增减会对用户使用系统或是相关事务的态度造成影响。现有研究也验证了这一关系，例如 Bao 等（2011）的研究，都对这一关系有所分析，且证实行为意愿确实会对使用者态度造成影响。因此，根据上述技术接受模型的探讨，如果优化配置策略确实有效果，一线工作人员必定会对该策略产生容易使用与有用的认知。在重大突发公共事件发生时，有限的应急医用物资分配必须快速且精准到位。因此当工作人员感受到该策略有用易用，配合当前环境，自然可能提升使用行为意愿，且对该策略自然形成高度认同的态度。基于上述，本书建立以下假设来验证最后的行为意愿与一线工作人员使用本书策略的态度的关系：

假设 H6：当工作人员增加对本书策略使用意愿时，其对本书策略的使用态度自然转向正面且提升。

二　调查问卷设计与发放

根据研究模型与假说，本书将进一步进行实际调研、收集数据，并且进一步分析与验证研究所提出的优化配置策略是否确实获得第一线医疗工作人员的认同，且该策略是否确实能起到重大的作用。因此，在调研与搜集数据之前，必须先进行问卷设计，再进行发放。

根据技术接受模型以及研究假设，本书在实证部分共有五个变量。除外部变量为优化配置策略外，其他变量与技术接受模型的原始变量相同。但是不同的是，该模型在本书的应用为探讨当一线工作人员接触，且了解本书所提出的优化配置策略后，是否会产生易用以及有用的认知，从而产生高度使用本书策略行为的意愿，且产生正面态度。为此，相关问卷设计，仍然需要根据本书的探讨目的进行。因此，参考相关文献，我们设计出如表 10-1 的问卷结构。同时，考虑到认知有用、认知易用、行为意愿以及使用者态度都属于行为导向，因此，除优化配置策略部分的问卷问题是根据本书所提出的策略特点进行设计外，其他四个变量仍参考现有行为研究所开发的量表进行问卷内容设计。如表 10-2 所示，根据五个变量其相应的问卷问题、在本书中的操作性定义以及问卷设计参考文献等都包含其中。

表 10 - 1　　　　　　　　　　　　　　问卷设计

变量	问卷题目项	操作性定义	参考文献
优化配置策略（E）	E1. 结合相关工作人员经验，优化配置策略确实能在重大突发公共事件发生时，优化配置应急医用物资	有关优化配置策略应用后所带来的正面效益	参考本书所提出的优化配置策略正向效益与特性
	E2. 优化配置策略确实能在重大突发公共事件不同阶段优化配置应急医用物资		
认知易用（EA）	EA1. 面对重大突发公共事件时，优化配置策略是一项很容易操作的应急医用物资分配工具	对优化配置策略是否容易使用进行衡量	Hsieh 等（2017）；Ye 等（2019）
	EA2. 该策略能够轻易地应用于应急医用物资分配		
	EA3. 该策略观念容易理解，容易用于重大突发公共事件防控		
认知有用（US）	US1. 通过优化配置策略，可以更容易进行医疗资源分配	对优化配置策略是否能在重大突发公共事件环境下发挥作用进行衡量	Hsieh 等（2017）；Ye 等（2019）
	US2. 通过优化配置策略，可以更有效地对应急医用物资存货进行规划		
	US3. 通过优化配置策略，面对不同阶段重大突发公共事件的变化都能有效配置应急医用物资		
行为意愿（IN）	IN1. 身为一线工作人员，我会很乐意让这套策略被应用	衡量优化配置策略的使用行为	Hsieh 与 Lai（2020）
	IN2. 我很乐意通过这套配置策略来优化配置应急医用物资		
	IN3. 当这套优化配置策略能够应用到当前医疗环境以及因重大突发公共事件发生时的防控救治分配，我会很乐意学习如何使用与操作		
使用者态度（AT）	AT1. 我对该优化配置策略有期待感	相关工作人员在了解优化配置策略后，对其感受与态度的变化	Mehari（2021）
	AT2. 我会认同该优化配置策略确实能优化重大突发公共事件下的医疗资源分配		
	AT3. 我接受这套优化配置策略应用于未来可能发生的重大突发公共事件环境		

在问卷发放方面，本书面向应急医用物资筹备相关单位，以及相关工作人员进行随机发放此问卷。共发放 500 份，回收 423 份。回收率达 84.6%，属于高度回收率。

三　研究方法与效度信度分析

研究方法方面，为验证研究模型与假说，本书将采取偏最小二乘法（Partial Least Squares，PLS）。Sosik 等（2009）指出，偏最小二乘法是一种对路径分析与变量关系测试能展现相当好的分析效果的一种方法。针对此类路径分析与变量因果关系分析问题的研究，多数会采取该方法进行验证，主要是因为该方法能够精确分析路径回归系数且判断因果关系。而根据本书的问题，偏最小二乘法非常适合应用在本书所构建的研究模型验证。而在分析工具方面，将 SmartPLS 3.0 作为主要工具。

然而，在验证研究模型与假说之前，我们必须进行共同方法偏差、区分效度、结构效度与信度检测。首先在区别效度检测方面，主要采取以下几种方法进行。共同方法偏差（common method bias，CMB），该方法的数据来源于类似工作环境，有可能因为在共同环境下有共同特征，导致所搜集的数据经过分析后出现误导结果的现象。其次，区分效度方面，主要采取三种方法进行，分别为交叉载荷（Cross-loadings）、Fornell-Larcker crite-rion 以及异质单质比率（Heterotrait-Monotrait Ratio，HTMT）。交叉载荷测试题目对其所属变量的贡献；Fornell-Larcker criterion 则是考虑平均萃取变异量是否大于构面与其他构面的平方；异质单质比率为特质间相关与特质内相关的比率。最后，在结构效度与信度方面，主要包括因素负荷量（factor loading）、组合信度（composite reliability，CR）以及平均萃取变异量（average variance extracted，AVE）等指标。据此，完成数据收集之后，我们进行如下分析。

首先在共同方法偏差方面，分析结果如表 10 - 2 所示。根据分析结果，共同方法偏差分析结果符合要求，可见，分析结果并不会被误导。

表 10 - 2　　　　　　　　　　共同方法偏差分析结果

	优化配置策略	认知易用	认知有用	行为意愿	使用者态度
优化配置策略		1.051	1.049	1.070	1.043
认知易用	1.908		1.293	1.362	1.700
认知有用	1.504	1.269		1.402	1.788
行为意愿	1.446	1.132	1.164		1.203

	优化配置策略	认知易用	认知有用	行为意愿	使用者态度
使用者态度	1.203	1.196	1.194	1.204	

　　其次，在区分效度部分，交叉载荷、Fornell - Larcker criterion 以及异质单质比率三项分析结果分别展示于表 10 - 3 至表 10 - 5。首先在交叉载荷方面，确实各变量所属问题都能够明显与其他变量所属问题区分开来，因此交叉载荷分析结果符合要求。其次，在 Fornell - Larcker criterion 方面，其标准是每一变量的平均萃取变异量必须大于自身变量相关系数的平方。而根据表 10 - 4 的结果，可知平均萃取变异量都会大于相关系数的平方，因此符合要求。最后，在异质单质比率方面，计算出的比率通常不得大于 0.85，但是若是构面概念相近，例如都是本书探讨的对优化配置策略接受状况以及产生的接受行为与态度，都属于行为面探讨，则可扩大至0.9。根据表 10 - 5，可以发现所有的比率都低于 0.9，可见结果是可以接受的。

表 10 - 3　　　　　　　　　交叉载荷分析结果

	优化配置策略	认知易用	认知有用	行为意愿	使用者态度
E1	0.731	0.161	0.118	0.112	0.168
E2	0.825	0.142	0.192	0.053	0.135
EA1	0.205	0.820	0.387	0.327	0.247
EA2	0.111	0.799	0.451	0.243	0.322
EA3	0.154	0.816	0.610	0.240	0.337
US1	0.177	0.550	0.819	0.219	0.334
US2	0.093	0.605	0.851	0.244	0.354
US3	0.191	0.237	0.615	0.676	0.176
IN1	0.104	0.269	0.472	0.894	0.187
IN2	0.090	0.287	0.421	0.860	0.179
IN3	0.072	0.306	0.436	0.862	0.231
AT1	0.211	0.390	0.376	0.252	0.917
AT2	0.061	0.137	0.122	0.070	0.534
AT3	0.117	0.268	0.294	0.141	0.835

表 10 – 4　　　　　　　　　　Fornell-Larcker criterion 分析结果

AVE		优化配置策略	认知易用	认知有用	行为意愿	使用者态度
0.608	优化配置策略	0.780				
0.659	认知易用	0.193	0.812			
0.591	认知有用	0.202	0.607	0.769		
0.761	行为意愿	0.102	0.509	0.509	0.872	
0.608	使用者态度	0.192	0.377	0.377	0.229	0.779

表 10 – 5　　　　　　　　　　异质单质比率分析结果

	优化配置策略	认知易用	认知有用	行为意愿
认知易用	0.376			
认知有用	0.414	0.864		
行为意愿	0.192	0.678	0.419	
使用者态度	0.327	0.498	0.452	0.251

最后，还需要进行结构效度与信度分析，分析结果如表 10 – 6 所示。根据 Hair 等（2011）的研究结果，因素负荷量必须超过 0.5，而组合信度必须大于 0.7，平均萃取变异量必须大于 0.5。根据表 10 – 7 的结果，所有要求都满足。因此，在结构效度与信度分析方面，满足要求。

表 10 – 6　　　　　　　　　　结构效度与信度分析结果

	题项	因素负荷量	组合信度	平均萃取变异量
优化配置策略	E1	0.731	0.755	0.608
	E2	0.825		
认知易用	EA1	0.820	0.853	0.659
	EA2	0.799		
	EA3	0.816		
认知有用	US1	0.819	0.810	0.591
	US2	0.851		
	US3	0.615		
行为意愿	IN1	0.894	0.905	0.761
	IN2	0.860		
	IN3	0.862		

	题项	因素负荷量	组合信度	平均萃取变异量
使用者态度	AT1	0.917		
	AT2	0.534	0.816	0.608
	AT3	0.835		

第四节　结果分析

一　偏最小二乘法分析结果

进入实证分析，通过偏最小二乘法的分析，我们得到如表10-7的结果。首先是内衍变量解释程度，认知易用约3.7%；认知有用约37.6%；行为意愿约26%；使用者态度约5.2%。根据表10-7，优化配置策略对认知有用的路径系数为0.089，其t-value为1.341，p-value>0.05，因此假设H2不成立；但是优化配置策略对认知易用的路径系数为0.193，其t-value为2.613，p-value<0.01，因此假设H1成立；认知易用对认知有用的路径系数为0.589，其t-value为11.018，p-value<0.01，因此假设H3成立；认知易用对行为意愿的路径系数为0.033，其t-value为0.409，p-value>0.05，因此假设H4不成立；认知有用对行为意愿的路径系数为0.489，其t-value为6.231，p-value<0.01，因此假设H5成立；最后，行为意愿对使用者态度的路径系数为0.229，其t-value为3.704，p-value<0.01，因此假设H6成立。最后在模型配适度方面，整体结果采用SRMR为主要指标，分析结果小于0.08，配适度适宜。

表10-7　　　　　　　　偏最小二乘法分析结果

	假设	标准化系数	t值	结果
H1	优化配置策略→认知易用	0.193	2.613**	同意
H2	优化配置策略→认知有用	0.089	1.341**	不同意
H3	认知易用→认知有用	0.589	11.018**	同意
H4	认知易用→行为意愿	0.033	0.409**	不同意
H5	认知有用→行为意愿	0.489	6.231**	同意
H6	行为意愿→使用者态度	0.229	3.704**	同意

内衍变量解释程度

认知易用	$R^2 = 0.037$	

续表

假设	标准化系数	t 值	结果
认知有用	$R^2 = 0.376$		
行为意愿	$R^2 = 0.260$		
使用者态度	$R^2 = 0.052$		

注：* * p – value < 0.01。

二 讨论与结论

根据上述针对模型与假说的分析结果，可以进一步深入讨论实证研究结果。事实上，问卷一开始就针对优化配置策略模型的内容与操作，以及预期可实现效果等做了说明。回答者在了解该策略后，根据自身经验，就可以判断该策略若应用于重大突发公共事件发生时，能否确实发挥作用，从而提升重大突发公共事件防控效率。根据分析结果，可以发现相关工作人员对本书所提出的策略，第一感受是容易使用，但是是否有用则采取保守态度，也就否决假设 H1 但是认同假设 H2。但是同时也发现，相关工作人员对于容易使用的感受会直接影响该策略是否有用的感受，也就是认同假设 H3。因此，从这种间接关系上来看，相关工作人员并非直接认定本策略没有效用，而是认为该策略会在容易操作且长期操作的情况下才会产生效用。也就是说，他们是认可本策略的作用的。另外，根据第一线医疗从业人员的习惯分析，他们对于任何一种药物或是医疗策略都会持一种怀疑态度。若某种药物或是医疗策略使用方便且能快速大规模操作后，随时间推进，多数工作人员都会在长期操作之下认同药物与医疗策略的效果。所以，这样的结果也说明，本书所提出的优化配置策略，会在快速应用且容易操作的情况下，逐渐发挥效用。

以上述推论，以及后续研究假设结果为基础，可以发现，分析结果中，认知易用并不会直接地对一线工作人员的使用意愿产生直接影响，也就是假设 H4 不成立；而是认知有用会对使用该策略的行为意愿产生直接影响，也就是假设 H5 成立。同时，根据问卷设计的操作性定义来推测，在容易使用且长期使用的情况下，许多一线工作人员看到长期使用状况会逐渐提高他们对策略有用性的认同，从而增加使用行为意愿。因此，需要通过应用与推广，才会引导越来越多人有使用的行为。当更多人开始使用，自然影响他们使用态度转变为正面感受，这也正是假说 6 的结果。同时，虽然本书没有针对优化配置策略对用户接受的态度做一假说，并验证其关系；然而，这两者的路径系数为 0.172，它的 t – value 为 2.601，p –

value < 0.01。由此可见，一线工作人员本身对本书所提出的优化配置策略是持接受使用且认同的态度的。

根据上述讨论，可以得出如下结论：调研结果显示，一线工作人员在大胆假设与小心求证的职业态度上，并不会立即展现出对本书所提出的优化配置策略是否对重大突发公共事件医疗资源分配有直接认同有效的态度，但是却认为，该策略在推广并长期使用的情况下，会产生相应的效果，且多数人的感受也认同该策略的推广会产生有用性。但是若从间接的角度去看，其实相关工作人员是认可本书所提出的优化配置策略的效果的，而且认为其会提高重大突发公共事件下的医疗资源分配效率。

第四篇

策略的启示

本篇主要是对第一、第二、第三篇策略的提出、策略的优化和策略的应用研究结果进行总结，提出提高重大突发公共事件大规模应急医用物资配置能力的管理启示和健全统一的重大突发公共事件大规模应急医用物资配置体系的对策建议，并对本书研究结论进行总结和提出未来研究方向。

管理启示包括：

- 精确量化方法可以提高配置策略的精准性、鲁棒性、协同性和科学性
- 配置失误损失与不及时配置损失的均衡是策略实施确定的重要指标
- 前后多阶段的供应协同可以提高配置策略应对未来不确定风险的能力
- 全球应急供应网络构建可以加强配置策略的全球协同应对能力
- 政企联合产能储备模式可以提升应急物资保障能力和效率，实现双赢。

对策建议包括：

- 完善应急资源管理平台
- 优化关键应急物资生产调度体系
- 推进应急医用物资的全球多方供应网络建设
- 推行实物、实物期权和产能期权的应急物资储备策略
- 开发重大突发公共事件大规模应急医用物资配置决策支持子系统
- 加强保障机制建设

第十一章　管理启示与对策建议

第一节　提高重大突发公共事件大规模应急医用物资配置能力的管理启示

一　精确量化方法可以提高配置策略的精准性、鲁棒性、协同性和科学性

随着大数据技术、深度学习算法等的发展，人类的管理决策已经越来越科学，其中精确量化方法的应用功不可没。但是，在应急状态下，由于存在更大的不确定性，给应急管理决策的科学量化带来了更多的挑战。不确定环境下的应急医用物资配置策略及其优化模型的应用，可以为重大突发公共事件应急医用物资配置体系建设提供精确的量化方法，以提高配置策略的精准性、鲁棒性、协同性和科学性。

本书在实时感知重大突发公共事件演化态势的基础上，应用 Bayes 组群信息刷新技术等，融合历史重大突发公共事件应急医用物资信息、感知信息和预测信息，构建组群信息刷新下的配置策略优化决策模型，确保在正确的时间将正确数量的物资从正确的供应中心配置到正确的需求点，精准解决救灾一线的物资配置问题，为重大突发公共事件应急医用物资配置体系建设提供理论支撑。

二　配置失误损失与不及时配置损失的均衡是策略实施确定的重要指标

在重大突发公共事件发生发展初期，特别是针对人类首次遇到的有传染性的重大突发公共卫生事件，由于人类掌握的相关信息非常少，难以准确知道传播途径、传染性、严重性、防治难度等信息，此时如果做出相关决策，就可能因为信息不充分、决策不准确，导致出现配置失误损失较大

的情况。但是，如果此时不做出配置，而是要等到人类掌握足够多的信息，对该传染病的致病力、毒力、致死率等相关信息了解更充分之后再做配置计划，虽然决策更准确、配置失误损失会更小，但是可能会因为决策时间太晚，导致不及时配置从而产生较大损失。

因此，本书提出大规模应急医用物资的风险均衡配置策略，在应急医用物资配置策略优化决策中，必须要考虑决策时间、相关信息的充分性等，根据决策者偏好确定配置失误损失和不及时配置损失的均衡方案，以实现两者的均衡。同时，在配置失误风险和不及时配置风险的量化界定过程中，除了要考虑相关策略对重大突发公共事件本身的影响外，还需综合考虑社会经济损失等的影响。

三 前后多阶段的供应协同可以提高配置策略应对未来不确定风险的能力

一直以来，每一次重大突发公共事件来袭时，人类都承受了长期的侵害。因此，重大突发公共事件环境下的防控策略必须考虑一个长期的应对过程，大规模应急医用物资优化配置策略的制定更是需要考虑前后多个阶段的供应协同问题。特别是在应急医用物资需求急速增加而供应无法及时跟上，供不应求的重大突发公共事件初期，更是要考虑有限应急医用物资的前后阶段供应协同，以实现有限物资的最大效用。

因此，本书提出大规模应急医用物资的多阶段协同配置策略，在重大突发公共事件大规模应急医用物资配置策略制定过程中，综合考虑前后多阶段之间的供应协同问题，必要情况下，后续阶段可以协同共享前面阶段的部分物资。通过多阶段的供应协同，可以提高重大突发公共事件大规模应急医用物资优化配置策略的鲁棒性，更好地应对重大突发公共事件发展的不确定性带来的巨大风险。

四 全球应急供应网络构建可以加强配置策略的全球协同应对能力

组建全球应急物资供应联盟，实现重要应急医用物资的全球协同共享，以提高应急医用物资配置体系的协同供应能力。目前，"一带一路"建设已取得阶段性成果，应在此基础上，秉持人类命运共同体理念，组建全球应急物资的供应联盟，建立全球应急医用物资供应网络，实现重要应急医用物资的全球协同共享。

本书关于全球多方供应协同下的优化配置策略研究表明，灾区受工厂破坏（地震），以及停工、停产等重大突发公共卫生事件防控措施的影响，物资生产供应能力减弱，通过重大突发公共事件影响较小国家的协同供应，不仅可以更好地缓解灾区国家的物资短缺，更能提高重大突发公共事件的整体防控效果。

五　政企联合产能储备模式可以提升应急医用物资保障能力和效率，实现双赢

应用期权契约理论，推行实物、产能等多种政企联合储备模式，以降低相关物资储备成本，并提高应急物资的保障能力和效率。重大突发公共事件的发生具有很大的不确定性，但是一旦发生，就会给人类带来巨大的灾难。为了应对可能发生的重大突发公共事件，政府必须对某些医用物资进行储备。事实上，世界各国政府也都在医用物资储备方面投入很大的资金。

目前，关于实物储备，不论是政府单独采购还是政企联合采购储备，都正在推行，且取得了一定的成果。但是，在重大突发公共事件应对过程中，很容易出现应急医用物资短缺的问题。这是由于政府在医用物资储备方面的投入总是有限的，原有的储备难以满足激增的需求。

因此，综合考虑了一些防护物资易于组织生产但需要特殊的材料和设备的特点，本书提出了基于能力期权契约的政企联合储备模式，为政府应急管理部门解决物资储备问题提供了新思路。在该模式中，政府在重大突发公共事件爆发前与一些企业签订契约，帮助企业提高临时增加一些医用物资生产的能力。一旦重大突发公共事件发生，相关企业可以迅速组织生产，满足激增的应急医用物资需求。同时，本书的模型为在这种模式下进行储备决策提供了科学依据，政府和企业签订协议时，可以据此确定期权价格和期权执行价格。最后，数值仿真分析结果表明，本书提出的模型不仅可以降低政府应急医用物资储备成本、提高企业利润，更能提高应急物资保障能力和效率。

第二节　健全统一的重大突发公共事件大规模应急医用物资配置体系的对策建议

历史上的重大突发公共事件给全人类带来巨大的灾害，人类日益重视重大突发公共事件的防治。公共管理者可以通过建立完善公共治理机制，实现对重大突发公共事件的防治（高翔、郁建兴，2020）。为了健

全统一的重大突发公共事件大规模应急医用物资配置体系，根据本书相关研究的管理启示，提出如下几点对策建议。

一　完善应急资源管理平台

目前，通过开展应急资源管理平台的建设可以实现"集中管理、统一调拨、平时服务、灾时应急、采储结合、节约高效"的目标，以提高应急响应能力。然而，应急资源生产调度平台建设是一个长期的系统工程，特别是在不同灾害情景下，会有不同的困难和挑战。建议：

（1）进一步完善应急资源数据库，不仅包括应急物资，也包括医护人员等人力资源。

（2）扩大应急资源管理平台的应用开发，提高需求预测分析、供需匹配、仓储优化和智能决策的科学性和可行性。

（3）强化重大突发公共事件信息感知能力，提高各类重大突发公共卫生事件的感知能力，提前做好预防工作。

二　优化关键应急物资生产调度体系

应急物资的储备情况、生产能力以及空间布局对应急物资调度效率的影响很大。因此，在布局关键应急物资时，必须综合考虑各类供应主体的一体化生产储备体系，实现各类供应主体的协同管理。本书建议：

（1）应用应急资源管理平台的相关数据，综合考虑不同地区的历史灾害特征和各类现状信息，对关键应急物资生产储备的空间布局进行优化。

（2）加强关键应急物资供应链韧性，在重大突发事件情境下，特别是在重大突发公共卫生事件情景下，一些防控措施会出现原材料供应匮乏、工人不足等情况，造成供应链中断，极大地影响了应急物资的有效供应。因此，必须根据不同类型应急物资的生产特征，有针对性地加强应急物资供应链的韧性。

（3）完善应急物流网络，充分发挥陆运、空运、水运的优势，整合中国邮政以及顺丰等民办物流企业，提高各种重大突发公共事件下的应急物资运输能力。

（4）加强重大突发公共事件大规模应急医用物资临时增产能力培育。

三　推进应急医用物资的全球多方供应网络建设

在重大突发公共事件发生发展过程中，暴露出全球公共卫生治理体系的脆弱等问题。在全球性的重大突发公共事件下，全球采购供应链中断、商业航班停飞，加之物资储备不足，相关主体在获取物资方面遭遇严峻挑战，因此，构建应急医用物资的全球多方供应网络，提高全球多方三层网络协同应对重大突发公共事件的能力，是健全重大突发公共事件大规模应急医用物资保障体系的重要部分。本书建议：

（1）以"一带一路"建设为基础，进一步深化"一带一路"沿线国家（地区）的多方协同应急管理能力。

（2）加强与西方发达国家的合作，发挥各自优势，提高一些全球性共同灾害的协同应对能力。

（3）基于强大的电商、物流基础，构建一个社会协同参与的全球应急物资采购调配体系。

四　推行实物、实物期权和产能期权的应急物资储备策略

重大突发公共事件的发生具有极大的不确定性，而且，即便是重大突发公共事件发生后，对其发展的预测也是不确定的。因此，在重大突发公共事件发生之前，如何科学确定相关应急医用物资的储备量，是一个巨大的挑战。首先，从重大突发公共事件防控的角度，需要储备尽可能多的应急医用物资，但需要投入大量的资金，还存在物资浪费的风险。其次，从成本控制的角度，需要储备尽可能少的应急医用物资，但一旦发生重大突发公共事件，会造成应急医用物资的短缺，还会造成重大突发公共事件扩散、医护感染等重大风险。同时，不同于帐篷等生活类应急物资，一些医用物资对重大突发公共事件防控更重要，但是它的保质期更短，材料供应和生产组织更难。重大突发公共事件的发生，更是凸显了一些基本应急医用物资储备制度面临的挑战。为了更有效地应对重大突发公共事件，必须完善应急医用物资储备和储备企业应急产能。

因此，考虑重大突发公共事件发展的不确定性、应急医用物资的生产特性和重大突发公共事件对生产的潜在影响等问题，需要推行实物、实物期权和产能期权相结合的应急医用物资储备策略，实现政府—企业的联合储备。首先，某些应急医用物资是适合采取能力储备的。这些物资的生产启动周期较短、原材料供应充足、峰值需求量大，如提前储备实物会造成库存体积和库存成本过大，非常适合能力储备。其次，需要考虑库存和资金成本，但政企合作最大的意义在于利用协议企业提前进行能力储备，需要时能够快速生产的优势，而且在较长的契约周期内，不同时间点的资金成本有显著差异。最后，通过推行实物、实物期权和产能期权相结合的应急医用物资储备策略，实现政府—企业的联合储备，不仅可以降低政府应

急物资储备成本、提高应急物资保障能力，还能提高企业利润、增强企业参与应急物资储备的积极性和主动性。本书建议：

（1）加强与企业合作，构建政府—企业联合应急物资储备体系。

（2）对不同的物资采取不同的储备方式，包括政府采购实物储备、企业储备、产能储备。

（3）针对不同类型的重大突发事件特征及其应对过程中可能出现的特殊情况，为合作企业提供特殊的政策支持。

五　开发重大突发公共事件大规模应急医用物资配置优化决策支持子系统

重大突发公共事件大规模应急医用物资配置优化决策，信息的快速传递是关键环节。针对重大突发公共事件发展态势信息不完备的特征，构建历史重大突发公共事件应对信息库，建立重大突发公共事件演化态势感知系统，并开发统一的大规模应急医用物资优化配置策略的决策支持系统，全面提升应急物资保障的网络化、数字化、智能化水平。在应急资源管理平台的基础上，构建融合重大突发公共事件大规模应急医用物资配置特征，并涵盖应急医用物资生产储备、捐赠分配、配送、需求等各方面信息的应急医用物资优化配置决策支持子系统。本书建议：

（1）完善重大突发公共事件大数据库建设，发挥数字技术在重大突发公共事件防控中的作用。

（2）深化疾病监测网络体系，提高对人类首次遇到的、传染性、群体性、不明原因疾病的预警预报能力。

（3）综合应用多种优化决策方法，提高决策支持系统的科学性。

六　加强保障机制建设

重大突发公共事件的发生，对应急物资供应保障有特殊要求，重大突发公共事件具有突发性、范围广、危害大、应对难度大等特点，因此，应构建重大突发公共事件环境下的应急物资保障供应体系，提高快速反应能力，保障应对需要，保障人民群众生命安全的战略目标。本书建议：

（1）优化物资保障体系的制度顶层设计。

（2）建立统一的集中生产和调度机制。

（3）建设重大突发公共事件防控物资采购储备基金制度。

第十二章　结论与展望

第一节　研究结论

（1）重大突发公共事件的发生发展具有极大的不确定性，应用 Bayes 组群信息刷新技术，可以实现重大突发公共事件发展态势相关组群信息的实时刷新，进而实现应急医用物资配置策略的实时动态更新。重大突发公共事件发生发展的不确定性导致预测结果具有不确定性，且相关决策信息具有不充分性，这给重大突发公共事件应对策略的科学决策带来巨大的挑战。首先，通过对重大突发公共事件发展情况、地震次生灾害、传染率、重症率、病死率等信息以及应急医用物资的储备、供应、运力、运输方式等相关信息分析，确定关键组群信息；其次根据相关数据，应用 SPSS 进行假设检验，确定组群信息的先验分布函数；最后应用 Bayes 分析理论，将道路损毁信息、严重性信息、防治难度信息、风险评估信息和其他信息进行刷新，为配置策略的实时动态更新奠定基础。

（2）重大突发公共事件大规模应急医用物资优化配置策略与决策模型的应用，可以为应急医用物资配置体系建设提供精确的量化方法。本书通过传染病直报系统等，实时感知重大突发公共事件的演化态势，并应用 Bayes 组群信息刷新技术等，融合历史重大突发公共事件防控救治信息、感知信息和预测信息，构建组群信息刷新下的配置策略优化模型，确定应急医用物资随重大突发公共事件演化而实时更新的优化配置策略。目前，国家已经逐步深化重大突发公共事件大规模应急医用物资保障体系的建设，急需能为其提供精确储备方案和配置策略的理论方法。本书针对重大突发公共事件大规模应急医用物资优化配置的七大核心问题，提出的三个优化配置策略、一个储备策略和九个策略优化模型，不仅可以为其提供理论支撑，更能为其提供具体配置策略的生成方法，实现应急物资配置的精确管理。

（3）组建全球应急物资联合供应联盟，可以提高应急医用物资配置体系的协同性。目前，"一带一路"建设已取得阶段性成果，应在此基础上，秉持人类命运共同体理念，组建全球应急物资的联合供应联盟，建立全球应急供应网络，实现重要应急医用物资的全球协同共享。特别是重大突发公共卫生事件防控，短则数月长则数年，单一国家难以解决重大突发公共卫生事件大规模应急医用物资的短缺问题，需要从其他国家寻求供应。本书关于全球多方供应协同下的优化配置策略研究结果表明，灾区受停工、停产等重大突发公共事件防控措施的影响，物资生产供应能力减弱，更难满足长期需求。通过重大突发公共事件影响较小的国家的协同供应，不仅可以更好地缓解灾区国家的物资短缺，更能提高重大突发公共事件的防控效果，提升人类应对突发重大突发公共事件的整体能力和效率。

（4）应用期权契约理论，推行实物、产能等多种政企联合储备策略，以降低国家相关物资储备成本，并提高应急物资保障能力和效率。除应急物资的实物储备策略外，根据物资的功能效用、生产调度、品类规模等特征，与相关企业签订实物期权契约或者能力期权契约，开展政府—企业联合实物储备策略和政府—企业联合产能储备策略。单靠实物储备，不仅成本巨大，还存在物资浪费的风险。本书应用期权契约理论，提出耐用医疗器械采用实物储备、易于组织生产但缺货成本特别大的物资采用政企联合产能储备、易于组织生产但缺货成本相对较低的物资采用有资金约束的政企联合产能储备，这不仅可以降低政府应急物资储备成本、提高企业利润，更能提高应急物资保障能力和效率。

（5）重大突发公共事件大规模应急医用物资配置存在多阶段协同配置等问题，通过多阶段协同配置策略，以及多阶段协同配置策略的协同共享优化模型，可以为重大突发公共事件防控救治提供精准的物资配置策略。本书应用多目标随机规划理论等，定义由于供应与需求不匹配和供应延迟而导致的配置效用损失，并以两种损失最小为目标，建立组群信息刷新下的多阶段协同配置策略优化模型，仿真分析结果表明：在供应难以满足需求的情况下，应视不同需求点的长期供需情况，协同配置相关物资，以提高配置策略的协同鲁棒性。

（6）重大突发公共事件大规模应急医用物资的配置存在全球多方供应协同等问题，通过全球多方供应协同配置策略，以及全球多方供应协同的时间—空间一体化配置模型，可以为重大突发公共事件大规模防控救治提供精准的物资配置策略。本书应用贝叶斯决策理论等，构建组群信息刷新下的多阶段协同配置策略优化模型，仿真结果表明：全球多方供应虽然可以缓解灾区的物资短缺问题，但若不能实现多方供应的协同，会降低物资配置效用；同时，对于需求量大的应急医用物资，多阶段协同配置可以避免后续阶段物资供应间断的风险。

（7）重大突发公共事件下的应急医用物资配置策略应用分析结果表明，本书提出的三个优化配置策略和一个储备策略及其优化决策方法，只要通过输入相关数据，就可以得出相应的配置策略。同时，通过不同模型的对比分析，确定环境下的配置优化模型，由于未考虑重大突发公共事件发生发展的态势感知信息，其准确性完全取决于对供应、需求等预测信息的准确性；不确定环境下的配置策略优化决策模型，相对确定环境下的优化决策模型来说，多考虑重大突发公共事件发生发展的态势感知信息的历史数据，是用历史数据来描述重大突发公共事件环境的不确定性，因此其准确性取决于对需求、供应等分布的拟合情况；而组群信息刷新下的配置策略优化决策模型，不仅考虑历史数据，还通过采集样本数据，对先验分布进行刷新，实现了配置策略的实时刷新，更具实用性。

（8）重大突发公共事件大规模应急医用物资优化配置策略应用的仿真分析和实证研究表明，本书提出的优化配置策略及其决策方法具有重要的应用前景。特别是随着大数据技术不断发展，相关数据越来越充分，应急决策走向精确化、科学化是必然趋势。本书提出的优化模型，可以应用于重大突发公共事件应急医用物资优化配置决策支持系统的开发，为其提供精确量化方法。然而，相关配置策略及其优化方法应用需要进一步推广，一线工作人员会在长期使用情况下，逐渐提高他们对策略有用性的认同，从而增加使用意愿，提高大规模应急医用物资的配置效率和效果。

第二节　研究展望

重大突发公共事件大规模应急医用物资配置是一个复杂的系统工程，本书从优化的角度构建了几种配置策略的优化模型。此外，除了应急医用物资的优化配置策略研究外，还需要处理好生产、储备、调运、配送和二次配送的关系等，仅靠一个模型很难解决所有的问题，未来研究还需进一步考虑各个环节的相互协同的问题。同时，还需要开展对医护人员、医疗设施等其他重要的重大突发公共事件防控救治资源的配置策略研究。从医疗救治角度，在重大突发公共事件应对过程中，除了应急医用物资配置问题极其重要外，医护人员的激励与调度、应急分级诊疗网络的构建、医疗设施的配置等也极具挑战性，且非常重要。未来的研究中，可以增加这些资源的配置研究。同时，还需要进一步深化对重大突发公共事件监测预警、快速响应、防控策略方面的研究，包括：

（1）针对首次出现的重大突发公共卫生事件初期认识不足、发展不确定的特点，提炼新型传染性、群体性、不明原因疾病研判的关键指标，进而构建不确定环境下的风险评估模型，充实现有突发公共卫生事件监测预警和风险评估机制。重大突发公共事件爆发的初期，很难通过几个散发病人掌握其传播特点和规律，数据匮乏和巨大的不确定性给定量风险分析带来了巨大挑战。因此，未来研究可以通过收集并分析重大突发公共事件的病例、临床数据、流行病学调查数据和舆情信息等，分析新发传染病在首次出现时的规律和特征，提炼新型传染性、群体性、不明原因疾病研判的关键指标；并应用模糊数学理论，构建此类重大突发公共卫生事件风险评估模型；同时，与现有突发公共卫生事件风险评估方法进行对比分析，根据历史数据，确定关键风险指标的阈值，建立监测预警、疫情研判和风险评估机制。

（2）从管理实践和优化决策角度出发，应用贝叶斯决策、大数据技术、深度学习等理论，构建重大突发公共卫生事件科学决策模型，改善突发公共卫生事件的决策指挥机制。在面对新型传染性、群体性、不明原因疾病等重大突发公共卫生事件时，应对初期的最大问题是信息匮乏和不确定性，使得科学决策难度很大。可见，如何在信息不充分的情况下，在正确的时间做出正确的决策，是一个巨大的挑战，更是突发公共卫生事件应对实践的重中之重。贝叶斯决策理论能很好地处理信息不充足和不确定的情况，其相关研究已经非常丰富，其在概率理解上的"主观性"恰好适合突发公共卫生事件环境下的决策，但在突发公共卫生事件响应决策中的应用却很少。而且，随着未来相关数据越来越多，可以应用深度学习等方法，对潜在重大突发公共事件进行预测。因此，未来研究可以应用贝叶斯决策方法，融合样本信息、历史信息和预测信息等，实现关键决策信息的滚动刷新，同时通过深度学习等方法，提高预测准确度，并考虑生命、经济和社会之间的权衡，构建重大突发公共卫生事件响应决策方法，为应急决策指挥机制构建奠定基础。

（3）从不同主体的定位分析入手，突破部门联动困难、效率不足的问题，设计激发各主体积极主动性的协同合作机制，进而构建多主体协同的快速响应机制。在一些重大突发公共事件应对中，应急响应的"效率"和"速度"极其关键。而目前学界对新型传染性、群体性、不明原因疾病等重大突发公共卫生事件的快速响应机制和决策支持系统的研究也很少。因此，未来研究可以从分析现行的突发公共事件响应机制出发，针对影响应急响应效率的因素，融合不同管理部门的不同定位，设计多主体协同合作的重大突发公共事件快速、高效响应机制。

（4）根据重大突发公共卫生事件发展情况等，开展应急防疫策略和诊疗策略的优化决策研究。事实上，应该何时开展防控、采取何种程度的防控策略以及如何使有限医疗资源发挥最大效用，确保医疗资源不被挤兑，是决定重大突发公共卫生事件走势和防控效果的关键。因此，未来研究可以以新发传染病为研究对象，从重大突发公共卫生事件防控实践出发，比对分析不同防控策略及其对重大突发公共卫生事件控制、社会经济和医疗资源配置的影响，界定影响防控策略和诊疗策略的优化决策的关键限制因素，并探讨其突破方向，进而开展相关防控策略的优化决策方法研究。

（5）考虑重大突发公共卫生事件发展的不确定性和预测结果的模糊属性，以及重大突发公共卫生事件防控导致的社会经济损失，构建基于模糊机会约束规划的应急防控策略启动机制优化决策方法，以确定开展防控的最佳时间。在新发传染病防控中，人们往往是根据重大突发公共事件发展的预测结果进行决策，目前的新发传染病传播模型研究也已非常丰富，在重大突发公共卫生事件应对过程中，也有很多权威机构在不断地更新重大突发公共卫生事件发展预测结果。但是，如何应用这些预测结果做出科学决策的研究却非常少。而且相关预测结果具有很大的模糊不确定性，同时，决策者还必须在重大突发公共卫生事件防控和社会经济成本等之间进行权衡。因此，未来研究可以从重大突发公共卫生事件预测结果的模糊特征出发，考虑重大突发公共事件防控和社会经济成本的权衡，应用模糊机会约束规划，构建应急防控策略启动时间的优化决策方法。

（6）考虑医疗资源的有限性和医疗需求预测结果的模糊属性，综合应用模糊数学和分层选址理论，构建基于模糊—分层选址模型的应急分级诊疗网络优化决策方法，以发挥有限医疗资源的最大效用。无论哪个国家和地区，其医疗资源总是有限的，如何发挥有限医疗资源的最大效用，便成了重大突发公共卫生事件防控中的重要一环，但是相关研究却很少。因此，未来研究可以从医疗资源有限性的基本约束出发，设计兼顾效率与公平的应急分级诊疗策略，进而考虑医疗需求预测结果的模糊属性，应用模糊数学和分层选址理论，构建应急分级诊疗网络的优化决策方法，以最大化发挥有限医疗资源的效用。

（7）考虑决策信息的不充分性，及其随时间推进和重大突发公共卫生事件演化而越来越充分的特性，应用贝叶斯决策理论，融合历史信息、监测信息和预测信息，建立基于组群信息刷新的防控策略模糊动态优化决策模型，以实现应急防控策略和双向转诊策略的实时更新。不同地区的重大突发公共卫生事件发展也各不相同，因此，那些影响决策的基本再生数、潜伏期、病死率等相关信息虽然可以进行预测，但始终是不充分的，而且预测结果也存在不确定性和主观性。同时，重大突发公共卫生事件防控是一个长期的过程，随着时间的推进和重大突发公共事件的演化，人们会掌握越来越多的相关信息。因此，如何在不确定环境下，应用不充分的相关信息，构建重大突发公共卫生事件防控策略优化决策模型，并实现决策方案随着相关信息的不断刷新而动态更新，是一个必须要解决的巨大难题。考虑到贝叶斯决策方法已被广泛应用于解决现实中信息不完全情况下的决策问题，并取得了巨大的成功。因此，未来研究可以将影响决策的相关信息构成组群信息，并应用贝叶斯决策理论，融合历史信息、监测信息和预测信息，构建基于组群信息刷新的重大突发公共卫生事件防控策略的模糊动态优化决策方法，以获取实时更新的防控方案和诊疗方案。

参考文献

艾云飞、吕靖、王军、张丽丽：《应急物资政企联合储备合作机理研究》，《运筹与管理》2015 年第 5 期。

包兴、季建华、邵晓峰等：《应急期间服务运作系统能力的采购和恢复模型》，《中国管理科学》2008 年第 5 期。

暴丽玲、王汉斌：《多点救援资源配置优化模型的建立及应用》，《中国安全科学学报》2013 年第 3 期。

曹策俊：《面向可持续发展的大规模自然灾害应急资源配置决策研究》，博士学位论文，天津大学，2018 年。

陈钢铁、帅斌：《需求不确定条件下应急物资调度优化研究》，《交通运输工程与信息学报》2015 年第 3 期。

陈业华、史开菊：《突发事件灾前应急物资政企联合储备模式》，《系统工程》2014 年第 2 期。

陈志强：《地中海世界首次鼠疫研究》，《历史研究》2008 年第 1 期。

丁斌、邹月月：《基于政企联合储备模式下的应急物资的 EOQ 模型》，《大连理工大学学报》（社会科学版）2012 年第 1 期。

董银红、郑琪、李龙：《考虑供应风险的多源应急物资采购双层规划模型》，《中国管理科学》2021 年。

范维澄：《公共安全与应急管理》，科学出版社 2017 年版。

方嘉奇：《震后医药应急物流供需动态适配决策问题研究》，博士学位论文，北京交通大学，2021 年。

方磊：《基于偏好 EDA 模型的应急救援资源优化配置》，《系统工程理论与实践》2008 年第 5 期。

付德强、王旭、张伟：《基于 NSGA－Ⅱ的应急储备库多目标选址决策模型及算法研究》，《运筹与管理》2014 年第 4 期。

高淑春：《需求不确定条件下的应急物资储备库选址模型构建研究》，硕士学位论文，合肥工业大学，2017 年。

高翔、郁建兴：《新冠肺炎疫情防控中的公共治理机制：信息、决策与执行》，《治理研究》2020 年第 2 期。

郭芳芳、马德青、胡劲松等：《考虑延迟效应的政企应急物资配置动态策略研究》，《青岛大学学报》（自然科学版）2021 年第 4 期。

郭继坤、穆祥静：《应急物资储备点选址问题研究》，《军事运筹与系统工程》2015 年第 4 期。

郭鹏辉、朱建军、王翯华：《考虑异质物资合车运输的灾后救援选址—路径—配给优化》，《系统工程理论与实践》2019 年第 9 期。

郭影：《部分需求分布信息下应急物资储备治理策略研究》，博士学位论文，山东大学，2020 年。

郭志鹏：《公平与效率新论》，解放军出版社 2001 年版。

韩孟宜、丁俊武、陈梦覃、霍珂洵：《基于混合遗传算法的应急物资配送路径优化》，《科学技术与工程》2021 年第 22 期。

何建敏、刘春林、尤海燕：《应急系统多出救点的选择问题》，《系统工程理论与实践》2001 年第 11 期。

贺俊杰、金辉：《灾时消防应急救援物资配置技术研究》，《消防科学与技术》2016 年第 10 期。

侯云德：《重大突发公共事件防控策略与效果》，《新发传染病电子杂志》2019 年第 3 期。

胡超芳、杨娜、王娜：《多无人机模糊多目标分布式地面目标协同追踪》，《控制理论与应用》2018 年第 8 期。

胡信布、何正文、徐渝：《基于资源约束的突发事件应急救援鲁棒性调度优化》，《运筹与管理》2013 年第 2 期。

扈衷权、田军、冯耕中：《基于期权采购的政企联合储备应急物资模型》，《系统工程理论与实践》2018 年第 8 期。

黄锐、卢宁、程爱宝、吴超：《生产经营事故应急物资配置与供应策略研究》，《决策探索（中）》2017 年第 9 期。

惠飞、穆柯楠、赵祥模：《基于动态概率网格和贝叶斯决策网络的车辆变道辅助驾驶决策方法》，《交通运输工程学报》2018 年第 2 期。

计雷、池宏：《突发事件应急管理》，高等教育出版社 2006 年版。

姜卉、黄钧：《罕见重大突发事件应急实时决策中的情景演变》，《华中科技大学学报》（社会科学版）2009 年第 1 期。

蒋建林、徐进澎、文杰：《基于单亲遗传模拟退火算法的 p－中心问题》，《系统工程学报》2011 年第 3 期。

黎玲：《江西省自然灾害应急物资储备与调度研究》，硕士学位论文，福州大学，2019 年。

李秉忠：《关于 1918—1919 年大流感的几个问题》，《史学月刊》2010 年第 6 期。

李春茹：《基于模糊聚类的应急物资储备分类决策》，《物流工程与管理》2017 年第 7 期。

李荷：《灾难中的转变：黑死病对欧洲文化的影响》，《中国人民大学学报》2004 年第 1 期。

李钧：《应急物资库选址的简化算法》，《环境科学与技术》2012 年第 S2 期。

李志红：《考虑需求时间窗和资源有限性的应急物资配送路径规划研究》，硕士学位论文，武汉理工大学，2020 年。

梁永梅、房志明、黄嘉豪：《考虑时效的应急物资配送路径优化方法》，《物流科技》2021 年第 6 期。

刘诚、陈则辉、龚玉燕：《基于时间满意度的应急物资储备库选址问题》，《数学的实践与认识》2014 年第 17 期。

刘春草、徐寅峰、朱志军：《最大调整时间最小的物资调配模型》，《西北大学学报》（自然科学版）2003 年第 2 期。

刘春林、施建军、何建敏：《一类应急医用物资调度的优化模型研究》，《中国管理科学》2001 年第 3 期。

刘晋、邹瑞、韩琦、王文和、齐东川：《基于自适应遗传算法的应急物资储备库选址及物资调配优化研究》，《安全与环境学报》2021 年第 1 期。

刘亮光：《基于自然灾害的福建省应急物资储备研究》，硕士学位论文，福州大学，2018 年。

刘榕榕、董晓佳：《浅议"查士丁尼瘟疫"复发的特征及其影响》，《世界历史》2012 年第 2 期。

刘妍：《突发事件条件下应急交通路径选择模型研究》，博士学位论文，吉林大学，2012 年。

刘阳、高军：《应急作战装备物资供应链研究》，《军械工程学院学报》2005 年第 4 期。

刘阳、田军、冯耕中、扈衷权：《供应商风险规避下基于期权契约的政企联合储备应急物资模型》，《运筹与管理》2020 年第 11 期。

刘阳、田军、周琨：《基于期权契约的应急药品储备模型研究》，《运筹与管理》2021 年第 8 期。

龙吉泽:《90 年来世界 10 大地震》,《湖南农机》2013 年第 4 期。

卢逸群:《基于 DE 算法的应急物资调度建模与方案调整》,硕士学位论文,
　　南京信息工程大学,2019 年。

鲁声威:《价格随机条件下的应急双向期权数量弹性契约》,《工业工程》
　　2019 年第 1 期。

罗静、李从东:《基于演化博弈的应急物资生产能力储备策略》,《工业工
　　程》2015 年第 2 期。

曼昆:《经济学原理》,北京大学出版社 1999 年版。

毛利霞:《19 世纪中叶英国霍乱与公共卫生运动的兴起》,《德州学院学
　　报》2016 年第 1 期。

茆诗松:《贝叶斯统计》,中国统计出版社 1999 年版。

孟庆云:《“人见死鼠如见虎”——鼠疫的三次世界性大流行》,《中国中
　　医基础医学杂志》2003 年第 8 期。

潘郁、余佳、达庆利:《基于粒子群算法的连续性消耗应急医用物资调度》,
　　《系统工程学报》2007 年第 5 期。

庞海云、叶永:《基于实物期权契约的应急物资政企联合储备模型》,《系
　　统管理学报》2020 年第 4 期。

萨缪尔森·保罗、诺德豪斯·威廉:《经济学》,商务印书馆 2014 年版。

史培军:《四论重大疫情研究的理论与实践》,《自然重大疫情学报》2005
　　年第 6 期。

孙超:《大型地震灾害的应急物资需求分类和需求量研究》,硕士学位论
　　文,南京理工大学,2016 年。

孙妮娜:《基于群智能混合算法的应急物流配送路径优化研究》,硕士学
　　位论文,西安建筑科技大学,2015 年。

孙文轩:《反思:人类与疫病的漫长拉锯战》,《四川党的建设》2020 年
　　第 5 期。

田军、张海青、汪应洛:《基于能力期权契约的双源应急物资采购模型》,
　　《系统工程理论与实践》2013 年第 9 期。

田忠琴、吴广谋:《考虑次生灾害的多资源多受灾点资源配置模型》,《物
　　流工程与管理》2014 年第 8 期。

仝倩:《突发事件下城市路网应急动态交通分配模型研究》,硕士学位论
　　文,吉林大学,2013 年。

万孟然、叶春明、董君、赵灵玮、郭静:《考虑备灾的双层规划应急资源调
　　度选址—路径优化模型与算法》,《计算机应用研究》2021 年第 10 期。

王菲：《基于 GIS 的突发事件后应急物资配送路径规划问题的研究》，硕士学位论文，北京邮电大学，2017 年。

王凤彬：《管理学》，中国人民大学出版社 2007 年版。

王付宇、汤涛、李艳等：《疫情事件下多灾点应急资源最优化配置研究》，《复杂系统与复杂性科学》2021 年第 18 卷第 1 期。

王剑、罗东：《基于 BDN 和 Multi-Agent 的突发事件应急风险决策方法研究》，《中国管理科学》2016 年第 S1 期。

王晶、刘昊天：《考虑期权采购的应急物资多种供应方式协调优化模型》，《中国安全生产科学技术》2019 年第 7 期。

王兰英、郭子雪、张玉芬、尚永胜、张露：《基于直觉模糊案例推理的应急物资需求预测模型》，《中国矿业大学学报》2015 年第 4 期。

王亮、邱玉琢：《两级应急物资储备协同预先配置优化决策研究》，《软科学》2015 年第 12 期。

王苏生、王岩：《基于公平优先原则的多需求点应急医用物资配置算法》，《运筹与管理》2008 年第 3 期。

王旭坪、董莉、陈明天：《考虑感知满意度的多需求点应急医用物资分配模型》，《系统管理学报》2013 年第 2 期。

文仁强、钟少波、袁宏永等：《应急医用物资多目标优化调度模型与多蚁群优化算法研究》，《计算机研究与发展》2013 年第 7 期。

翁克瑞、杨超、屈波：《多分配枢纽站集覆盖问题及分散搜索算法实现》，《系统工程》2006 年第 11 期。

吴腊梅：《长沙市洪灾应急物流配送路径研究》，硕士学位论文，长沙理工大学，2018 年。

吴勇刚、王熹徽、梁樑：《灾害应对策略的评估模型及分类框架研究》，《系统工程理论与实践》2015 年第 5 期。

席月、魏麟苏：《基于 AHP 模型的应急物资储备库选址研究——以南京市为例》，《物流工程与管理》2021 年第 8 期。

谢晓君：《基于韧性视角的城市应急资源优化配置研究》，硕士学位论文，西南科技大学，2021 年。

熊立文：《贝叶斯决策理论与归纳逻辑》，《北京师范大学学报》（社会科学版）2005 年第 2 期。

徐先瑞、李响、李小杰：《改进的求解约束 P-Median 问题的分散搜索算法》，《计算机工程与应用》2011 年第 20 期。

薛澜、张强：《SARS 事件与中国危机管理体系建设》，《清华大学学报》

（哲学社会科学版）2003 年第 4 期。

薛澜、朱琴：《危机管理的国际借鉴：以美国突发公共卫生事件应对体系为例》，《中国行政管理》2003 年第 8 期。

薛澜：《疫情恰好发生在应急管理体系的转型期》，《吉林劳动保护》2020 年第 1 期。

杨福兴、王菲：《基于改进蚁群算法的突发事件后应急物资的配送路径规划问题的研究》，《物流工程与管理》2016 年第 11 期。

杨继君、马艳岚、段雪玲等：《基于多灾点非合作博弈的资源调度建模与仿真》，《计算机应用》2008 年第 4 期。

杨茜：《元治理理论视角下应急物资社会化储备机制构建研究》，硕士学位论文，西北大学，2020 年。

杨琴、袁玲玲、廖斌等：《基于 DBR 理论的突发事件中应急医用物资动态调度方法研究》，《中国安全生产科学技术》2013 年第 3 期。

杨然然：《不确定环境下应急物资配送选址—路径决策优化研究》，硕士学位论文，中国石油大学（华东），2017 年。

姚广洲：《基于模糊综合评判的公路应急医用物资分级配置》，《公路交通科技》2012 年第 12 期。

姚红云、牛凯：《应急物流中心选址与配送路径优化研究》，《物流科技》2019 年第 3 期。

叶永、刘南、詹沙磊：《基于信息刷新的应急医用物资配置序贯决策方法》，《浙江大学学报》（工学版）2013 年第 12 期。

应夏晖、孙莉、李锦霞：《模糊环境下应急物资配送路径优化研究》，《公路交通科技》2014 年第 10 期。

詹沙磊、刘南：《基于灾情信息刷新的应急医用物资配送多目标随机规划模型》，《系统工程理论与实践》2013 年第 1 期。

张爱琳、刘晓佳、何利军：《基于免疫优化算法的应急物资储备库选址》，《集美大学学报》（自然科学版）2021 年第 3 期。

张大庆：《历史上重大传染病的始与终》，《中国医学人文》2020 年第 2 期。

张玲、曾倩：《考虑需求点差异性的应急资源配置优化研究》，《电子科技大学学报》（社科版）2021 年第 6 期。

张乃平、张钰林：《基于演化博弈的政企联合应急储备决策研究》，《武汉理工大学学报》（信息与管理工程版）2020 年第 2 期。

张毅：《考虑需求缺口的应急物资二次分配问题研究》，博士学位论文，北京交通大学，2019 年。

张应山、茆诗松：《统计学的哲学思想以及起源与发展》，《统计研究》
2004 年第 12 期。

张钰林：《模糊需求下跨区域应急物资调度研究》，硕士学位论文，武汉
理工大学，2020 年。

张自立、李向阳、王桂森：《基于生产能力储备的应急物资协议企业选择
研究》，《运筹与管理》2009 年第 1 期。

赵建有、韩万里、郑文捷、赵阳：《重大突发公共卫生事件下城市应急医
用物资配送》，《交通运输工程学报》2020 年第 3 期。

赵林度、刘明：《面向脉冲需求的应急医用物资调度问题研究》，《东南大
学学报》（自然科学版）2008 年第 6 期。

赵喜、吴阳清、李芳芳等：《基于 Qpso 算法的应急医用物资调度应用研
究》，《价值工程》2012 年第 34 期。

赵雪峰、李金林、彭春等：《基于概率覆盖选址模型的移动警务站布局优
化》，《系统工程》2017 年第 9 期。

郑思远、葛洪磊、周树尧、孙宇航、孙小朴、毛少寅：《基于供应链契约
的基层应急物资储备政企合作模式创新研究》，《中国市场》2020 年
第 33 期。

周广亮：《基于自然重大疫情的应急医用物资一体化配置研究》，《河南社
会科学》2013 年第 9 期。

周丽莉、丁东洋：《考虑市场学习行为的贝叶斯决策模型构建及应用》，
《中国管理科学》2016 年第 S1 期。

朱莉、曹杰：《超网络视角下重大疫情应急医用物资调配研究》，《软科
学》2012a 年第 11 期。

朱莉、曹杰：《重大疫情风险下应急医用物资调配的超网络优化研究》，《中
国管理科学》2012b 年第 6 期。

Abounacer, R., Rekik, M., Renaud, J., "An Exact Solution Approach
for Multi-objective Location-transportation Problem for Disaster Response",
Computers & Operations Research, 2014, 41（1）: 83 – 93.

Aharon, B., Chung, B. D. & Mandala, S. R., et al., "Robust Optimiza-
tion for Emergency Logistics Planning: Risk Mitigation in Humanitarian
Relief Supply Chains", *Supply Chain Disruption and Risk Management*,
2011, 45（8）: 1177 – 1189.

Albareda-Sambola, M. , Hinojosa, Y. , Marn, A. , Puerto, J. , "When Centers Can Fail: A Close Second Opportunity", *Computers & Operations Research*, 2015, 62 (10): 145 – 156.

Arora, H. , Raghu, T. S. , Vinze, A. , "Resource Allocation for Demand Surge Mitigation during Disaster Response", *Decision Support Systems*, 2010, 50 (1): 304 – 315.

Azoury, K. S. , Miller, B. L. , "Comparison of the Optimal Ordering Levels of Bayesian and Non-Bayesian Inventory Models", *Management Science*, 1984, 30 (8): 993 – 1003.

Balcik, B. , Beamon, B. M. , Krejci, C. C. , Muramatsu, K. M. , Ramirez, M. , "Coordination in Humanitarian Relief Chains: Practices, Challenges and Opportunities", *International Journal of Production Economics*, 2010, 126 (1): 22 – 34.

Balcik, B. Benita & M. Beamon, et al. , "Last Mile Distribution in Humanitarian Relief", *Journal of Intelligent Transportation Systems: Technology, Planning, and Operations*, 2008, 12 (2): 51 – 63.

Ball, M. O. , Lin, F. L. , "A Reliability Model Applied to Emergency Service Vehicle Location", *Operations Research*, 1993, 41 (1): 18 – 36.

Bao, Y. , Wang, X. & Deng, D. , Applying Modified TAM to Privacy Setting Tools on SNS. In 2011 *IEEE Sixth International Conference on Networking, Architecture, and Storage* (2011, July, pp. 40 – 44) . IEEE.

Barzinpour, F. , Esmaeili, V. , "A Multi-objective Relief Chain Location Distribution Model for Urban Disaster Management", *The International Journal of Advanced Manufacturing Technology*, 2014, 70 (5 – 8): 1291 – 1302.

Benamati, J. , Rajkumar, T. , "The Application Development Outsourcing Decision: An Application of the Technology Acceptance Model", *Journal of Computer Information Systems*, 2022, 42: 35 – 43.

Berger, J. O. , "Statistical Decision Theory And Bayesian Analysis", *Berlin: Springer*, 1985.

Bradley, R. , "A Unified Bayesian Decision Theory", *Theory and Decision*, 2007, 63 (3): 233 – 263.

Camacho-Vallejo, J. F. , González-Rodríguez, E. , Almaguer, F-J. , González-Ramírez, R. G. , "A Bi-level Optimization Model for Aid Distribution after the Occurrence of a Disaster", *Journal of Cleaner Production*, 2015, 105 (10): 134 – 145.

Carmen, G. Rawls, Turnquis, M. A., "Pre-positioning of Emergency Supplies for Disaster Response", *Transportation Research Part B*, 2010, 44 (4): 521 – 534.

Chakravarty, A. K., "Humanitarian Relief Chain: Rapid Response Under Uncertainty", *International Journal of Production Economics*, 2014, 151 (5): 146 – 157.

Chang, M. S., Tseng, Y. L. & Chen, J. W., "A Scenario Planning Approach for the Flood Emergency Logistics Preparation Problem under Uncertainty", *Transportation Research Part E*, 2007, 43 (6): 737 – 754.

Chau, P. Y., "Influence of Computer Attitude and Self-efficacy on IT usage Behavior", *Journal of Organizational and End User Computing (JOEUC)*, 2001, 13 (1): 26 – 33.

Chiu, Y. C., Zheng, H., "Real-time Mobilization Decisions for Multi-priority Emergency Response Resources and Evacuation Groups: Model Formulation and Solution", *Transportation Research Part E*, 2007, 43: 710 – 736.

Chu, K., Sakamaki, S., "Highway to Japan Quake Area Opens as Casualties pass 25000", *Published on March*, 2011, 24: 2011.

Clay Whybark D., "Issues in Managing Disaster Relief Inventories", *International Journal of Production Economics*, 2007, 108 (1): 228 – 35.

Das, R., Hanaoka, S., "Relief Inventory Modelling with Stochastic Lead-time and Demand", *European Journal of Operational Research*, 2014, 235 (3): 616 – 623.

Davis, F. D., Bagozzi, R. P., Warshaw, P. R., "User Acceptance of Computer Technology: A Comparison of Two Theoretical Models", *Management Science*, 1989, 35: 903 – 1028.

Davis, L. B., Samanlioglu, F., Qu, X., Root, S., "Inventory Planning and Coordination in Disaster Relief Efforts", *International Journal of Production Economics*, 2013, 141 (2): 561 – 573.

Diavino, S., "Analysis: A month on, Japan Nuclear Crisis Still Scarring", *Reuters*, April, 2011, 8.

Diaz, R., Kumar, S., Behr, J., "Housing Recovery in the Aftermath of a

Catastrophe：Material Resources Perspective", *Computers & Industrial Engineering*, 2015, 81（3）：130 – 139.

Duque, P. A. M. , Dolinskaya, I. S. , Sörensen, K. , "Network Repair Crew Scheduling and Routing for Emergency Relief Distribution Problem", *European Journal of Operational Research*, 2016, 248（1）：272 – 285.

Dutzmann, J. & Nuding, S. , "Allocation of Limited Resources in Intensive and Emergency Medical Care", *Medizinische Klinik-Intensivmedizin und Notfallmedizin*, 2021, 116（3）：190 – 197.

Edrissi, A. , Nourinejad, M. , Roorda, M. J. , "Transportation Network Reliability in Emergency Response", *Transportation Research Part E：Logistics and Transportation Review*, 2015, 80（8）：56 – 73.

Egan, M. J. , "Private Goods and Services Contracts：Increased Emergency Response Capacity or Increased Vulnerability", *International Journal of Production Economics*, 2010,（126）：46 – 56.

Elise, D. , Hooks, M. & Mahmassani, H. S. , "Least Possible Time Paths in Stochastic, Time-varying Networks", *Computer and Operations Research*, 1998, 25（12）：1107 – 1125.

Erman, O. E. , Kaan, O. , "A Secure and Efficient Inventory Management System for Disasters", *Ransportation Research Part C：Emerging Technologies*, 2013, 29（5）：171 – 196.

Fiedrich, F. , Gehbauer, F. , Rickers, U. , "Optimized Resource Allocation for Emergency Response after Earthquake Disasters", *Safety Science*, 2000, 35（1 – 3）：41 – 57.

Florez, J. V. , Lauras, M. , Okongwu, U. , Dupont, L. , "A Decision Support System for Robust Humanitarian Facility Location", *Engineering Applications of Artificial Intelligence*, 2015, 46（11）：326 – 335.

Geng, S. Q. , Hou, H. P. & Zhang, S. G. , "Multi-Criteria Location Model of Emergency Shelters in Humanitarian Logistics", *Sustainability*, 2020, 12（5）.

Gralla, E. , Goentzel, J. , Fine, C. , "Problem Formulation and Solution Mechanisms：A Behavioral Study of Humanitarian Transportation Planning", *Production and Operations Management*, 2015, 25（1）：22 – 35.

Gumussoy, C. A. & Calisir, F. , "Understanding Factors Affecting E-reverse

Auction Use: An Integrative Approach", *Computers in Human Behavior*, 2009, 25 (4): 975 – 988.

Gutjahr, W. J., Dzubur, N., "Bi-objective Bilevel Optimization of Distribution Center Locations Considering User Equilibria", *Transportation Research Part E: Logistics and Transportation Review*, 2016, 85 (1): 1 – 22.

Haghani, A., Oh, S., "Formulation and Solution of a Multi-commodity, Multi-modal Network Flow Model for Disaster Relief Operations", *Transportation Research*, Part A, 1996, 30 (3): 231 – 250.

Haghani, A., Yan, S. & Shih, Y. L., "Optimal Scheduling of Emergency Roadway Repair and Subsequent Relief Distribution", *Computers & Operations Research*, 2009, 36 (6): 2049 – 2065.

Hedetniemi, S. M., Cockayne, E. J., Hedetniemi, S. T., "Linear Algorithms for Finding the Jordan Center and Path Center of a Tree", *Transportation Science*, 1981, 15 (2): 98 – 114.

Hellermann, R., Huchzermeier, A. & Spinler, S., "Options Contracts with Overbooking in the Air Cargo Industry", *Decision Sciences*, 2013, 44 (2): 297 – 327.

Holguín-Veras J., Jaller, M., Van Wassenhove, L. N., Pérez, N., Wachtendorf, T., "On the Unique Features of Post-disaster Humanitarian Logistics", *Journal of Operations Management*, 2012, 30 (7): 494 – 506.

Holguín-Veras J., Pérez, N., Jaller, M., Van Wassenhove, L. N., Aros-Vera, F., "On the Appropriate Objective Function for Post-disaster Humanitarian Logistics Models", *Journal of Operations Management*, 2013, 31 (5): 262 – 280.

Horner, M. W., Downs, J. A., "Optimizing Hurricane Disaster Relief Goods Distribution: Model Development and Application with Respect to Planning Strategies", *Disasters*, 2010, 34 (3): 821 – 844.

Hsieh, H. L., Kuo, Y. M., Wang, S. R., Chuang, B. K. & Tsai, C. H., "A Study of Personal Health Record User's Behavioral Model Based on the PMT and UTAUT Integrative Perspective", *International Journal of Environmental Research and Public Health*, 2017, 14 (1): 8.

Hsieh, P. J. & Lai, H. M., "Exploring People's Intentions to Use the Health Passbook in Self-management: An Extension of the Technology Acceptance and Health Behavior theoretical Perspectives in Health Literacy", *Technological Forecasting and Social Change*, 2020, 161: 120328.

Hu, P. J. H., *Management of Telemedicine Technology in Healthcare Organizations: Technology Acceptance, Adoption, Evaluation, and their Implications*, The University of Arizona, 1998.

Hu, Z., Tian, J. & Feng, G., "A Relief Supplies Purchasing Model Based on a Put Option Contract", *Computers & Industrial Engineering*, 2019, 127: 253 – 262.

Hu, Z. H., "A Container Multimodal Transportation Scheduling Approach Based on Immune Affinity Model for Emergency Relief", *Expert Systems with Applications*, 2011, 38 (3): 2632 – 2639.

Huang, K., Jiang, Y., Yuan, Y., Zhao, L., "Modeling Multiple Humanitarian Objectives in Emergency Response to Large-scale Disasters", *Transportation Research Part E: Logistics and Transportation Review*, 2015, 75 (3): 1 – 17.

Inderfurth, K., Kelle, P., Kleber, R., "Dual Sourcing Using Capacity Reservation and Spot Market: Optimal Procurement Policy and Heuristic Parameter Determination", *European Journal of Operational Research*, 2013, 225 (2): 298 – 309.

Insua, D. R., Ruggeri, F., Soyer, R., et al., "Advances in Bayesian Decision Making in Reliability", *European Journal of Operational Research*, 2020, 282 (1): 1 – 18.

Jabbarzadeh, A., Fahimnia, B., Seuring, S., "Dynamic Supply Chain Network Design for the Supply of Blood in Disasters: A Robust Model with Real World Application", *Transportation Research Part E: Logistics and Transportation Review*, 2014, 70: 225 – 44.

Jacobson, E. U., Argon, N. T., Ziya, S., "Priority Assignment in Emergency Response", *Operations Research*, 2012, 60 (4): 813 – 832.

Jia, H., Ordóñez, F., Dessouky, M. M., "Solution Approaches for Facility Location of Medical Supplies for Large-scale Emergencies", *Computers & Industrial Engineering*, 2007, 52 (2): 257 – 276.

Jin, M., Wu, S. D., "Modeling Capacity Reservation in High-tech Manufacturing", *European Journal of Operational Research*, 2007, 176: 1659 – 1677.

Jotshi, A. , Gong, Q. , Ba, R. , "Dispatching and Routing of Emergency Vehicles in Disaster Mitigation Using Data Fusion", *Socio-Economic Planning Sciences*, 2009, 43 (1): 1 – 24.

Kilci, F. , Kara, B. Y. , Bozkaya, B. , "Locating Temporary Shelter Areas After an Earthquake: A Case for Turkey", *European Journal of Operational Research*, 2015, 243 (1): 323 – 332.

Kim, V. , "Japan Damage Could Reach $235 Billion, World Bank Estimates", *Los Angeles Times*, 2011, 21.

Kong, S. , Jia, Y. & Ding, W. , " 'The PSIMT' Model for Emergency Supplies Process Management: A Case Study of Shanghai Chemical Industry Park", *Process Safety Progress*, 2020, 39 (4): e12143.

Lassiter, K. , Khademi, A. , Taaffe, K. M. , "A Robust Optimization Approach to Volunteer Management in Humanitarian Crises", *International Journal of Production Economics*, 2015, 163 (5): 97 – 111.

Li, J-c, Zhou, Y-w, Huang, W. , "Production and Procurement Strategies for Seasonal Product Supply Chain under Yield Uncertainty with Commitment-option Contracts", *International Journal of Production Economics*, 2017, 183: 208 – 222.

Liu, B. , Sheu, J. -B. , Zhao, X. , Chen, Y. & Zhang, W. , "Decision Making on Post-disaster Rescue Routing Problems from the Rescue Efficiency Perspective", *European Journal of Operational Research*, 2020, 286 (1): 321 – 335.

Liu, J. , Bai, J. Y. & Wu, D. S. , "Medical Supplies Scheduling in Major Public Health Emergencies", *Transportation Research Part of E-logistics and Transportation Review*, 2021, 154.

Liu, N. , Ye, Y. , "Humanitarian Logistics Planning for Natural Disaster Response with Bayesian Information Updates", *Journal of Industrial and Management Optimization*, 2014, 10: 665 – 689.

Liu, Y. , Tian, J. , Feng, G. Z. & Hu, Z. Q. , "A Relief Supplies Purchasing Model Via Option Contracts", *Computer & Industrial Engineering*, 2019, 137.

Lodree, Jr. E. J. , Taskin, S. , "Supply Chain Planning for Hurricane Response with Wind Speed Information Updates", *Computers & Operations Research*, 2009, 36: 2 – 15.

Lu, L., Yang, L. G. & Luo, X. C., "Graph Evaluation and Review Technique for Emergency Logistics Distribution in Complex Environment", *Discrete Dynamics in Nature and Society*, 2021.

Lubashevskiy, V., Kanno, T., Furuta, K., "Resource Redistribution Method For Short-Term Recovery Of Society After Large-Scale Disasters", *Advances in Complex Systems*, 2014, 17 (5): 1450026.

Mete, H. O., Zabinsky, Z. B., "Stochastic Optimization of Medical Supply Location and Distribution in Disaster Management", Int. J. *Production Economics*, 2010, 126 (1): 76 – 84.

Na, H. S., Banerjee, A., "A Disaster Evacuation Network Model for Transporting Multiple Priority Evacuees", *IIE Transactions*, 2015, 47 (11): 1287 – 1299.

Najafi, M., Farahani, R. Z., De Brito, M. P., Dullaert, W., "Location and Distribution Management of Relief Centers: a Genetic Algorithm Approach", *International Journal of Information Technology & Decision Making*, 2015, 14 (4): 769 – 803.

Nappi, M. M. L., Souza, J. C., "Disaster Management: Hierarchical Structuring Criteria for Selection and Location of Temporary Shelters", *Natural Hazards*, 2015, 75 (3): 2421 – 2436.

Naspetti, S., Mandolesi, S., Buysse, J., Latvala, T., et al., "Determinants of the Acceptance of Sustainable Production Strategies among Dairy Farmers: Development and Testing of a Modified Technology Acceptance Model", *Sustainability*, 2017, 9 (10): 1805.

Nejat, A., Javid, R. J., Ghosh, S., et al., "A Spatially Explicit Model of Post Disaster Housing Recovery", *Computer-Aided Civil and Infrastructure Engineering*, 2020, 35 (2): 150 – 161.

Nikkhoo, F., Bozorgi-Amiri, A., Heydari, J., "Coordination of Relief Items Procurement in Humanitarian Logistic Based on Quantity Flexibility Contract", *International Journal of Disaster Risk Reduction*, 2018, 31: 331 – 340.

Ong, C. S. & Lai, J. Y., "Gender Differences in Perceptions and Relationships Among Dominants of E-learning Acceptance", *Computers in Human Behavior*, 2006, 22 (5): 816 – 829.

Ortuño, M., Tirado, G., Vitoriano, B., "A Lexicographical Goal Program-

ming Based Decision Support System for Logistics of Humanitarian Aid",
Top, 2011, 19 (2): 464 –479.

Ozguven, E. E. , Ozbay, K. , "A Secure and Efficient Inventory Manage-
ment System for Disasters", *Transportation Research Part C: Emerging
Technologies*, 2013, 29 (4): 171 –196.

Ozguven, E. E. , Ozbay, K. , "An RFID-based Inventory Management Frame-
work for Emergency Relief Operations", *Transportation Research Part C:
Emerging Technologies*, 2015, 57 (8): 166 –187.

Papoulis, A. , "Probability, Random Variables, and Stochastic Processes '
2nd ED", New York: *McGraw-Hill*, 1984.

Rabbani, M. , Arani, H. V. , Rafiei, H. , "Option Contract Application in
Emergency Supply Chain", *International Journal of Services and Opera-
tions Management*, 2015, 20 (4): 385 –397.

Ramayah, T. & Ignatius, J. , "Impact of Perceived Usefulness, Perceived Ease
of Use and Perceived Enjoyment on Intention to Shop Online", *ICFAI
Journal of Systems Management (IJSM)*, 2005, 3 (3): 36 –51.

Rancourt, M-È, Cordeau, J-F, Laporte, G. , Watkins, B. , "Tactical Network
Planning for Food Aid Distribution in Kenya", *Computers & Operations Re-
search*, 2015, 56 (4): 68 –83.

Rath, S. , Gutjahr, W. J. , "A Math-heuristic for the Warehouse Location-routing
Problem in Disaster Relief", *Computers & Operations Research*, 2014, 42
(2): 25 –39.

Renkli, Ç. , Duran, S. , "Pre-positioning Disaster Response Facilities and Re-
lief Items", *Human and Ecological Risk Assessment: An International Jour-
nal*, 2015, 21 (5): 1169 –1185.

Rennemo, S. J. , Rø, K. F. , Hvattum, L. M. , Tirado, G. , "A three-stage Sto-
chastic Facility Routing Model for Disaster Response Planning", *Transpor-
tation Research Part E: Logistics and Transportation Review*, 2014, 62
(2): 116 –135.

Ritchken, H. , Tapiero, C. S. , "Contingent Claims Contracting for Purchasing
Deisions in Inventorry Management", *Operations Research*, 1986, 34 (6):
864 –870.

Serel, D. , Dada, M. , Moskowitz, H. , "Souring Decision with Capacity Res-
ervation Contracts", *European Journal of Operational Research*, 2001,

131（3）：635 – 648.

Shanmugam, A. , Savarimuthu, M. T. & Wen, T. C. , "Factors Affecting Malaysian Behavioral Intention to Use Mobile Banking with Mediating Effects of Attitude", *Academic Research International*, 2014, 5 (2)：236.

Shen, B. , You, J. , Li, J. H. , et al. , "Problems of Establishment of Emergency Medical Supplies System in Mega-cities and the Countermeasures", *Chinese Hospital Management*, 2020, 40：1 – 4.

Sheu, J. B. , Pan, C. , "Relief Supply Collaboration for Emergency Logistics Responses to Large-scale Disasters", *Transportmetrica A：Transport Science*, 2015, 11 (3)：210 – 242.

Sheu, J. B. , "Post-disaster Relief-service Centralized Logistics Distribution with Survivor Resilience Maximization", *Transportation Research Part B：Methodological*, 2014, 68 (10)：288 – 314.

Sheu, J. B. , Chen, Y. H. & Lan, L. W. , "A Novel Model for Quick Response to Disaster Relief Distribution", *Proceedings of the Eastern Asia Society for Transportation Studies*, 2005, 5：2454 – 2462.

Sheu, J. B. , "An Emergency Logistics Distribution Approach for Quick Response to Urgent Relief Demand in Disasters", *Transportation Research Part E*, 2007, 43 (6)：687 – 709.

Sheu, J. B. , "Dynamic Relief-demand Management for Emergency Logistics Operations under Large-scale Disasters", *Transportation Research Part E-logistics and Transportation Review*, 2010, 46 (1)：1 – 17.

Soheil Davari, Mohammad Hossein Fazel Zarandi, I. Burhan Turksen, "A Greedy Variable Neighborhood Search Heuristic for the Maximal Covering Location Problem with Fuzzy Coverage Radii", *Knowledge-Based Systems*, 2013, 41：68 – 76.

Sosik, J. J. , Kahai, S. S. & Piovoso, M. J. , "Silver Bullet or Voodoo Statistics? A Primer for Using the Partial Least Squares Data Analytic Technique in Group and Organization Research", *Group & Organization Management*, 2009, 34 (1)：5 – 36.

Srite, M. & Karahanna, E. , "The Role of Espoused National Cultural Values in Technology Acceptance", *MIS Quarterly*, 2006：679 – 704.

Subramanian, G. H. , "A Replication of Perceived Usefulness and Perceived Ease of Use Measurement", *Decision Sciences*, 1994, 25 (5 – 6)：863 –

874.

Sánchez, R. A. & Hueros, A. D. , "Motivational Factors That Influence the Acceptance of Moodle Using TAM", *Computers in Human Behavior*, 2010, 26 (6): 1632 – 1640.

Tan, C. , Lee, V. , Chang, G. , Ang, H. , Seet, B. , "Medical Response to the 2009 Sumatra Earthquake: Health Needs in the Post-disaster Period", *Singapore Medical Journal*, 2012, 53 (2): 99 – 103.

Taskin, S. , Lodree, E. J. , "A Bayesian Decision Model with Hurricane Forecast Updates for Emergency Supplies Inventory Management", *Journal of the Operational Research Scociety*, 2011, 62 (6): 1098 – 1108.

Thompson, S. , Nunez, M. , Garfinkel, R. , "Dean MD. OR Practice-efficient Short-term Allocation and Reallocation of Patients to Floors of a Hospital During Demand Surges", *Operations Research*, 2009, 57 (2): 261 – 273.

Toregas, C. , Swaim, R. , ReVelle, C. , Bergman, L. , "The Location of Emergency Service Facilities", *Operations Research*, 1971, 19: 1363 – 1373.

Tzeng, G. H. , Cheng, H. J. & Huang, T. D. , "Multi-objective Optimal Planning for Designing Relief Delivery Systems", *Transportation Research Part E*, 2007, 43 (6): 673 – 686.

Vitoriano, B. , Ortuño, M. T. , Tirado, G. , Montero, J. , "A Multi-criteria Optimization Model for Humanitarian Aid Distribution", *Journal of Global Optimization*, 2011, 51 (2): 189 – 208.

Vitoriano, B. , Rodríguez, J. T. , Tirado, G. , Martín-Campo, F. J. , Ortuño, M. T. , Montero, J. , "Intelligent Decision-making Models for Disaster Management", *Human and Ecological Risk Assessment: An International Journal*, 2015, 21 (5): 1341 – 1360.

Wan, N. A. , "Option Contract Design for a Multi-period VMI Supply Chain", *Arabian Journal For Science and Engineering*, 2020, 45 (8): 7017 – 7032.

Wang, H. C. & Ma, X. Y. , "Research on Multi-objective Location of Urban Emergency Logistics under Major Emergencies", *Mathematical Problems in Engineering*, 2021b: 1 – 12.

Wang, X. , Zhang, X. , He, J. , "Challenges to the System of Reserve Medical Supplies for Public Health Emergencies: Reflections on the Outbreak of the Severe Acute Respiratory Syndrome Coronavirus 2 (SARS-CoV – 2) Epidemic in China", *Biosci Trends*, 2020, 14 (1): 3 – 8.

Wang, X. H., Li, F., etc., "Pre-purchasing with Option Contract and Coordination in a Relief Supply Chain", Int. J. *Production Economics*, 2015, 167: 170 – 176.

Wang, Y. & Sun, B., "Multiperiod Optimal Emergency Material Allocation Considering Road Network Damage and Risk Under Uncertain Conditions", *Operational Research*, 2021a, 22 (3): 2173 – 2208.

Wang, Y., Peng, S. G. & Xu, M., "Emergency Logistics Network Design Based on Space-time Resource Configuration", *Knowledge-Based Systems*, 2021c, 223.

Wang, Y. Y., Bier, V. M. & Sun, B. Q., "Measuring and Achieving Equity in Multi-period Emergency Material Allocation", *Risk Analysis*, 2019, 39 (11): 2408 – 2426.

Wu, H. C. & Cheng, C. C., "An Empirical Analysis of Tourists' Switching Intention: The Case of Jiufen", *Journal of China Tourism Research*, 2018, 14 (2): 193 – 220.

Wu, H. C. & Cheng, C. C., "What Drives Experiential Loyalty Toward Smart Restaurants? The Case Study of KFC in Beijing", *Journal of Hospitality Marketing & Management*, 2018, 27 (2): 151 – 177.

Xu, H., "Managing Production and Procurement Through Option Contracts in Supply Chains with Random Yield", *International Journal of Production Economics*, 2010, 126 (2): 306 – 313.

Yan, X. X., Hou, H. P., Yang, J. L. & Fang, J. Q., "Site Selection and Layout of Material Reserve Based on Emergency Demand Graduation under Large-Scale Earthquake", *Sustainability*, 2021, 13 (3).

Ye, Y., Hong, Z. J., Fang, J. Q., et al., "A Follow-up Sharing Scheduling Method for Resource Distribution in Mountain Earthquakes Response", *IEEE Access*, 2019, 7 (1): 145259 – 145271.

Ye, Y., Pan, L. L., Fang, J. Q., et al., "A Two-stage Scheduling Method for Global Humanitarian Logistics in Large-scale Disaster Response", *International Journal of Shipping and Transport Logistics*, 2017, 9 (1): 54 – 84.

Yi Tao, Ek Peng Chew, Loo Hay Lee, Wang, L., "A Capacity Pricing and Reservation Problem under Option Contract in the Air Cargo Freight Industry", *Computers & Industrial Engineering*, 2017, 110: 560 – 572.

Yuan, Y., Wang, D., "Path Selection Model and Algorithm for Emergency Logistics Management", *Computers & Industrial Engineering*, 2009, 56 (3): 1081 – 1094.

Zhan, S. L., Liu, N., Ye, Y., "Coordinating Efficiency and Equity in Disaster Relief Logistics Via Information Updates", *International Journal of Systems Science*, 2014, 45 (8): 1607 – 1621.

Zhang, Y. J., Luo, Y. L., Zhang, X. J., Zhao, J., "How Green Human Resource Management Can Promote Green Employee Behavior in China: A Technology Acceptance Model Perspective", *Sustainability*, 2019, 11 (19): 5408.

Zhang, Y., Li, Z., Jiao, P., Zhu, S., "Two-stage Stochastic Programming Approach for Limited Medical Reserves Allocation Under Uncertainties", *Complex & Intelligent Systems*, 2021, 7 (6): 3003 – 3013.

Zhao, Y., Wang, S., Cheng, T. C. E., et al., "Coordination of Supply Chains by Option Contracts: A Cooperative Game Theory Approach", *European Journal of Operational Research*, 2010, 207 (2): 668 – 675.

Zhu, J., Liu, S. & Ghosh, S., "Model and Algorithm of Routes Planning for Emergency Relief Distribution in Disaster Management with Disaster Information Update", *Journal of Combinatorial Optimization*, 2019, 38 (1): 208 – 223.

Zhu, N., Zhang, D. Y., Wang, W. L., et al., "A Novel Coronavirus from Patients with Pneumonia in China, 2019", *The New England Journal of Medicine*, 2020, 382: 727 – 733.

Özdamar, L., Ekinei, E. & Küçükyazici, B., "Emergency Logistics Planning in Natural Disasters", *Annals of Operations Research*, 2004, 29 (1 – 4): 217 – 245.

Özdamar, L., Ertem, M. A., "Models, Solutions and Enabling Technologies in Humanitarian Logistics", *European Journal of Operational Research*, 2015, 244 (1): 55 – 65.

Özdamar, L., Yi, W., "Greedy Neighborhood search for disaster relief and evacuation logistics", *IEEE Intelligent Systems*, 2008, 23 (1): 14 – 23.